ILLUSTRATED BASIC SURGERY

カラーイラストでみる外科手術の基本

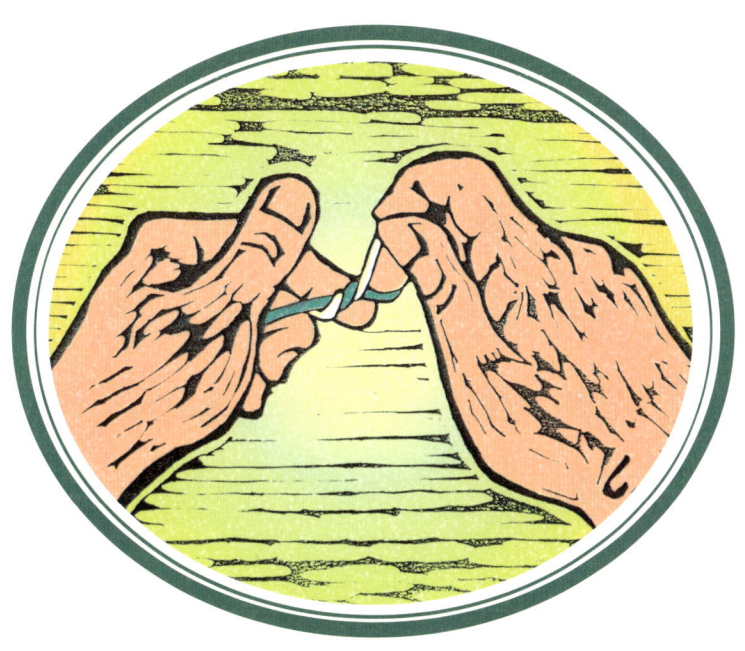

SCIENCE-ORIENTATED SURGICAL ART

下間正隆
M.SHIMOTSUMA MD

照林社

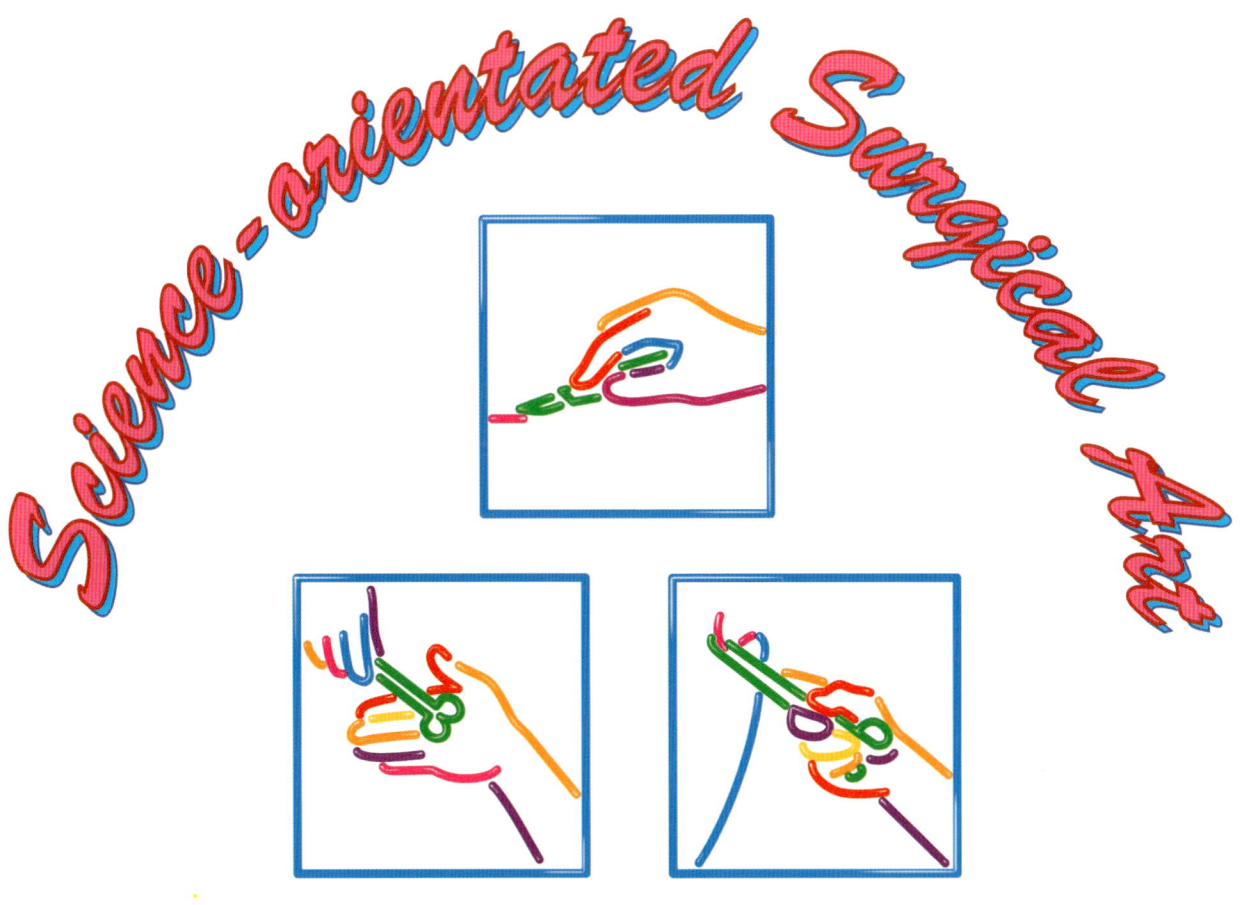

はじめに

　剣道で竹刀を握るときは、小指と薬指を締め、中指は締めず緩めず、親指と人差指は浮かせて握ります。正面を打つときは、左拳を振り上げると同時に、右足を前に踏み込みます。この基本を知らなければ、剣道ではなく、竹の棒を振っているのにすぎません。

　手術は「切る、縫う、結紮する」といった単純な手作業の繰り返しで、どのように大きな手術も、基本手技の積み重ねで成り立っています。申すまでもなく、この基本をおろそかにしては、完成度の高い手術は行えません。

　日本には外科手術の基本について、秋山洋先生が1975年にお書きになられた「手術基本手技」というバイブルがあります。

　このご本には、単に手術における技術的な面だけではなく、「左手の重要さ」「大切な術者の心遣い」などといった外科医としての心得・心構えまでもが説かれています。秋山先生は「手術そのものを一回の真剣勝負と心得たいものである」と書いておられます。

　原則にかなった基本手技を一つ一つ積み重ねて、着実に一歩一歩、過ちの少ない手術を行えるスマートな外科医になりたい、と私は切に願ってきました。

　この本では、手術の基本について諸先輩から教えていただき、自分なりに経験・工夫してきた知識と、さらに書物で得た知識を整理しました。

　外科研修中の医師や手術室勤務の看護師の皆さんに、この本が少しでもお役に立てば幸いです。

2004年3月
下間正隆

■著者紹介

下間 正隆 しもつま・まさたか

1956年　奈良市にて生まれる。
1982年　京都府立医科大学卒業。
京都府立医科大学、京都第二赤十字病院、西陣病院、オーストラリア国立大学ジョン・カーチン医学研究所（キャンベラ）、舞鶴赤十字病院、堀川病院などに勤務後、2002年より京都第二赤十字病院 外科副部長。2011年より感染制御部 部長

著書
1. エキスパートナースMOOK14「まんがで見る手術と処置」（照林社、1993年）
2. エキスパートナースMOOK22「続まんがで見る手術と処置」（照林社、1996年）
3. エキスパートナースMOOK36「まんがで見る術前・術後ケアのポイント」（照林社、2000年）
4. 「漫画　普通外科手術」（中国西安市・第4軍医大学出版社、2003年）
5. 「수술과처치（まんがで見る手術と処置）」（韓国・E＊PUBLIC社、2007年）
6. 「イラストみんなの感染対策」（照林社、2016年）

CONTENTS

ILLUSTRATED BASIC SURGERY
カラーイラストでみる外科手術の基本

はじめに——1

PART I 基本的な手術手技

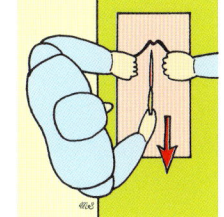

Chapter① 切る　メス——6
　　　　　　　　剪刀——12

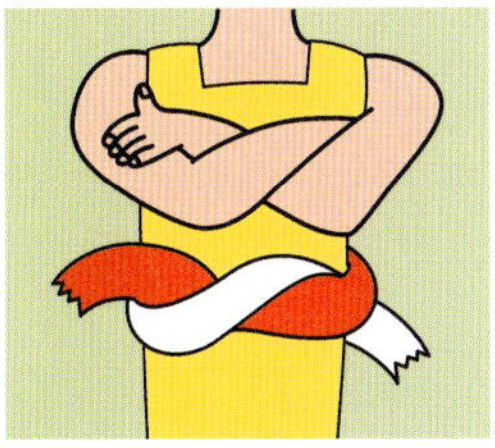

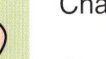

Chapter② 結ぶ　糸結び——18

Chapter③ 止血する　止血鉗子——26
　　　　　　　　　　電気メス——36

Chapter④ 把持・牽引する　鑷子・把持鉗子・鉤——48

Chapter⑤ 縫う　持針器・針と縫合糸——54
　　　　　　　　皮膚縫合——60
　　　　　　　　消化管の手縫い吻合——70
　　　　　　　　器械縫合・吻合——86
　　　コラム　腸管圧排・排除法——81

Chapter⑥ ハンドシグナル——98

Chapter⑦ 手術体位——102

PART II 基本的な手術

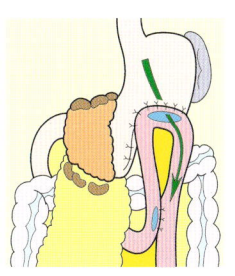

Chapter① 開腹術——112

Chapter② 閉腹術——116

Chapter③ 胃空腸吻合術——122

Chapter④ 虫垂切除術——128

Chapter⑤ 鼠径ヘルニアの手術——136

Chapter⑥ 腹腔鏡下胆嚢摘出術——144

参考図書——154
索引——156
奥付——160

カバー表紙デザイン——Caro
本文デザイン——node
撮影——浮田輝雄
イラスト協力——村上正子

PART I
基本的な手術手技

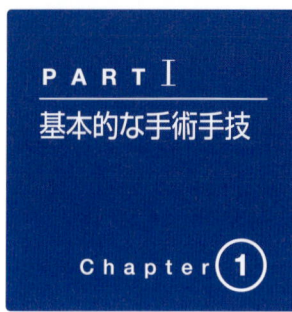

PART I 基本的な手術手技

Chapter 1

切る
メス Scalpel, das Messer

Pray before surgery, but remember
God will not alter a faulty incision.——Arthur H. Keeney
手術の前に祈りなさい。もっとも、神様は間違った切開を直してはくれませんよ。

図1 尖刃刀と円刃刀

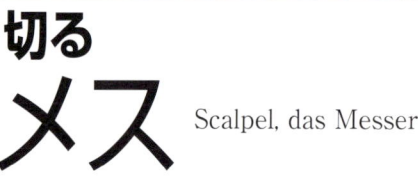

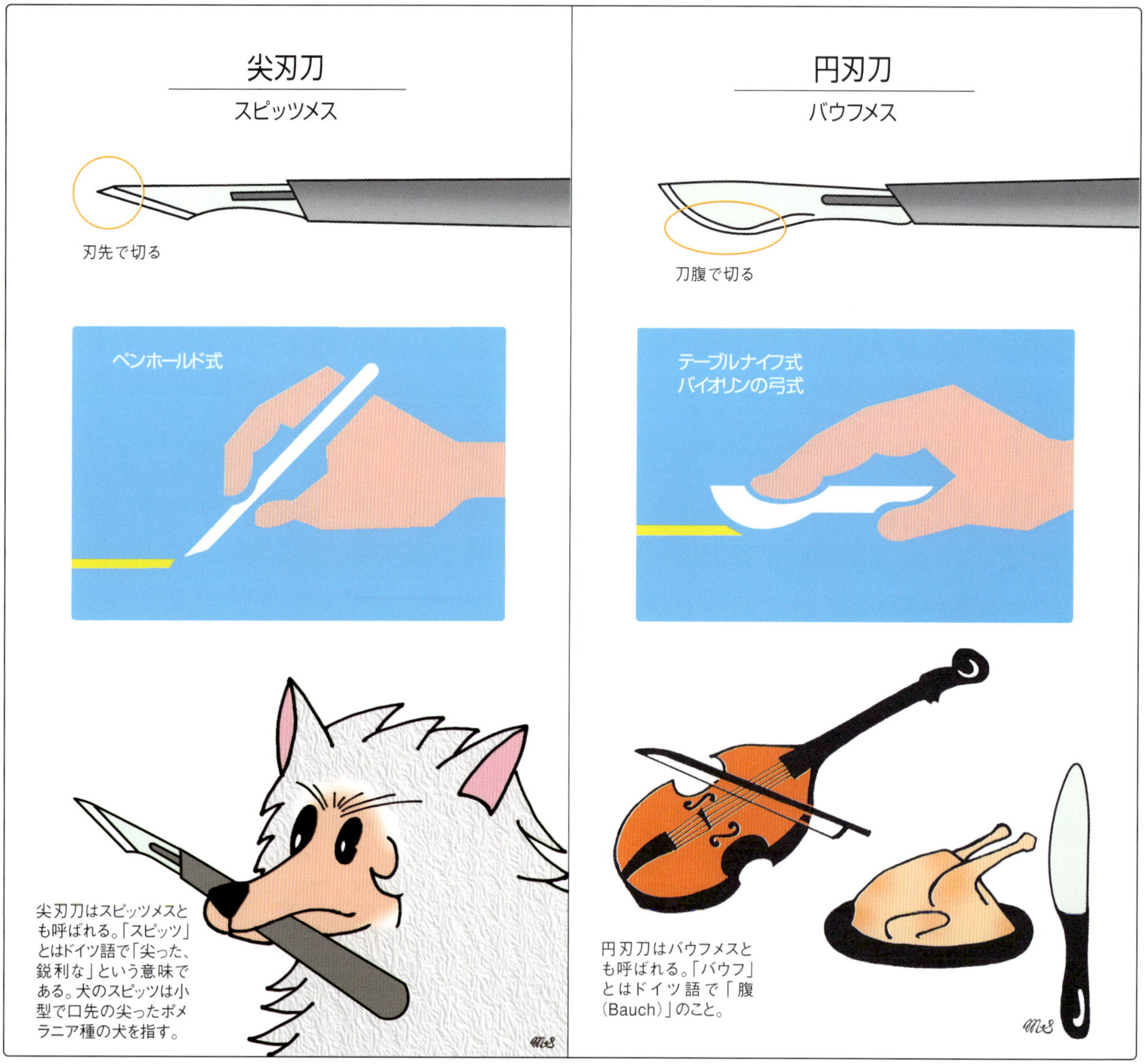

尖刃刀 スピッツメス
刃先で切る
ペンホールド式

尖刃刀はスピッツメスとも呼ばれる。「スピッツ」とはドイツ語で「尖った、鋭利な」という意味である。犬のスピッツは小型で口先の尖ったポメラニア種の犬を指す。

円刃刀 バウフメス
刀腹で切る
テーブルナイフ式
バイオリンの弓式

円刃刀はバウフメスとも呼ばれる。「バウフ」とはドイツ語で「腹(Bauch)」のこと。

手術は切開、縫合、結紮の3要素で成り立っている。

「執刀」という言葉があるように、手術はまずメスで組織を切り離すことによって始まる。

メスの種類

メスには尖刃刀と円刃刀がある（**図1、2**）。

日本で使用されるメスのうちの70%は尖刃刀で、残りの30%は円刃刀が使用されている。

1. 尖刃刀（Sharp Pointed Knife, das Spitzmesser）

尖刃刀（11番）は刃の尖端を用いる。尖刃刀はペンを持つように手術面に対してやや垂直に把持し、皮膚の小切開や非常に繊細な切開を行うときに用いたり、膿瘍壁にその刀尖を刺しこんで排膿したりするときに用いる（**図3、4**）。

円刃刀の刃が円弧状であるのに対し、尖刃刀の刃は直線となっている。円刃刀に比べて尖刃刀のほうが指の微妙な細かい動きが刃先に正確に伝わるので、微細な切開には尖刃刀が適している。

図2　フェザー替刃メス（ステンレス刃）

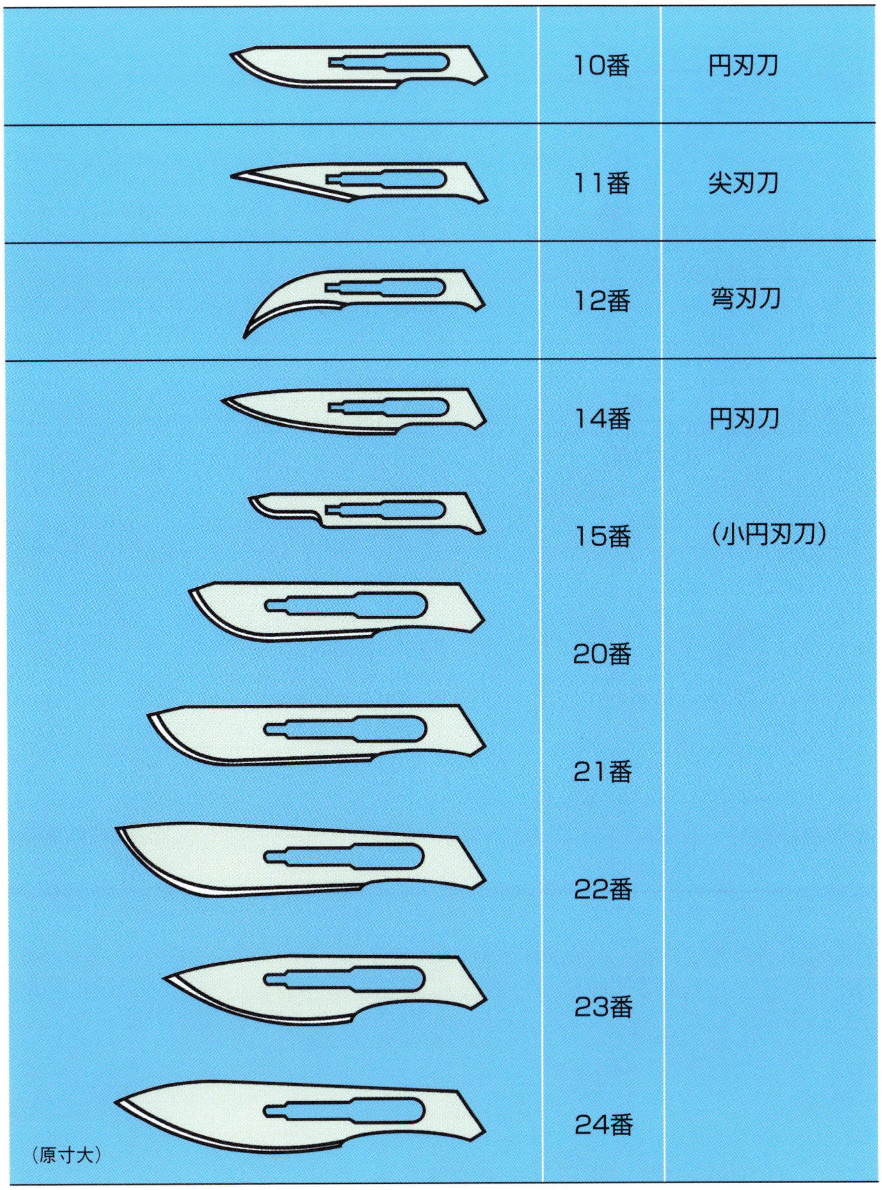

刃	番号	種類
	10番	円刃刀
	11番	尖刃刀
	12番	弯刃刀
	14番	円刃刀
	15番	（小円刃刀）
	20番	
	21番	
	22番	
	23番	
	24番	

（原寸大）

- 番号は英国規格に準じてつけられている
- 弯刃刀（12番）は主に歯科で歯肉切開などに用いられる

図3　ペンホールド式

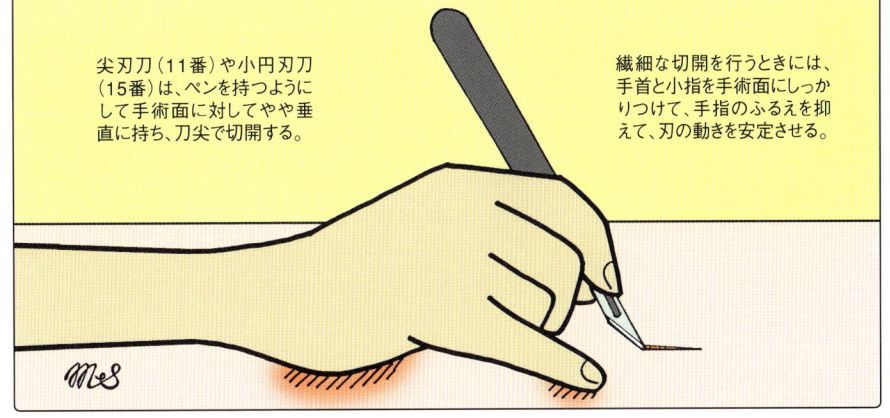

尖刃刀（11番）や小円刃刀（15番）は、ペンを持つようにして手術面に対してやや垂直に持ち、刀尖で切開する。

繊細な切開を行うときには、手首と小指を手術面にしっかりつけて、手指のふるえを抑えて、刃の動きを安定させる。

図4 尖刃刀を用いる場面

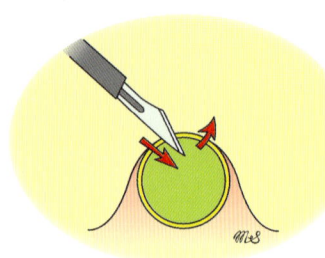

膿瘍壁の切開
メスの刀腹を上に向けて、メスをまっすぐ膿瘍壁に刺し込んでから、上方に向けてはねて切開する。

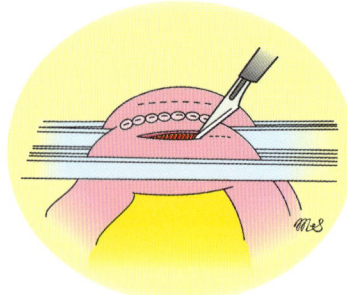

腸管の漿膜筋・粘膜下層切開
吻合口の大きさは漿膜の切開距離によって決まる。漿膜筋・粘膜下層を切開すると、切開部は少し開いて粘膜層がその間から膨隆してくる。

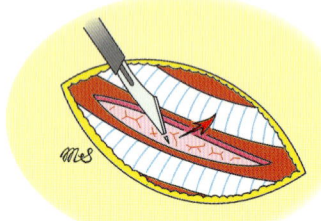

開胸―胸膜切開
メスの刀腹を上に向けてチョンと切開する(メスの刀腹を下に向けると、メス先の正確な位置が視認しにくい)。

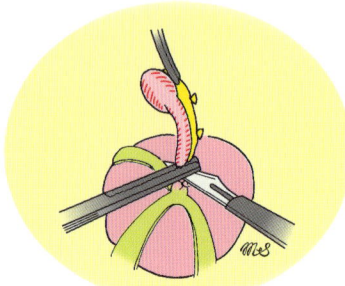

虫垂根部の切離
メスの刃先を鉗子下面にあてるようにして切離すると、きれいな断面で切れる。

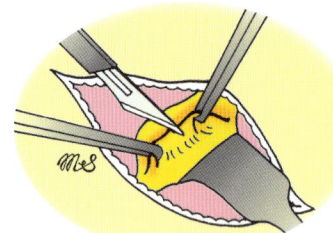

開腹―腹膜切開
2本の有鉤鑷子で順に腹膜をつまみあげて、腹膜下面に腸管などの臓器が接触していない状態にしてから、腹膜を切開する。

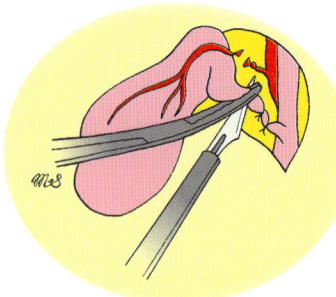

胆嚢管の切離
メスの刃先を鉗子下面にあてるようにして切離すると、きれいな断面で切れる。

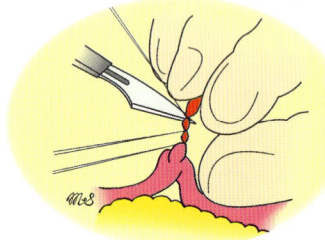

動脈の切離
動脈の結紮糸間の距離が短かすぎて、剪刀で動脈を切離しにくい場合。

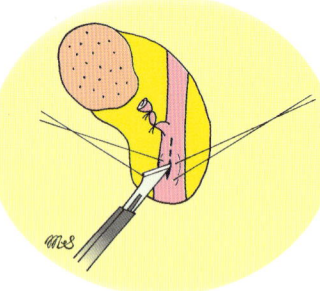

総胆管の切開
総胆管に支持糸を2本かけて牽引し(カウンタートラクション)、支持糸の間をまっすぐ切開する。

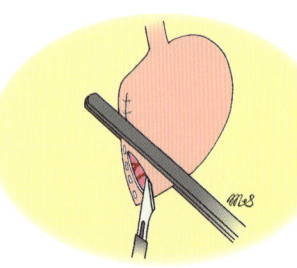

残胃吻合部の漿膜筋層切開
漿膜筋層の組織の感触をメス先で感じながら、粘膜下層の血管が現れるまで、漿膜筋層だけを全周性に切開する。

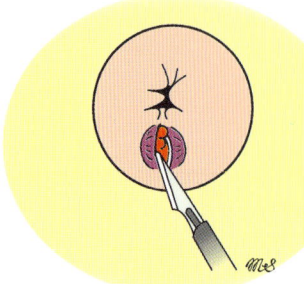

血栓性外痔核の皮膚切開
外痔核上の皮膚を切開して血栓を圧出・排除する。

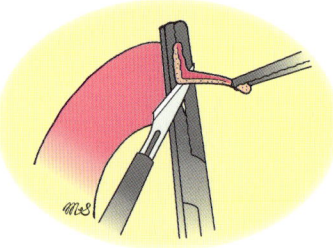

十二指腸断端吻合線の作成
腸断端鉗子に沿ってメスの刃先を鉗子面にあてるようにして十二指腸壁の余分な組織を切除する[1]。

2. 円刃刀 (Scalpel, das Skalpell)

円刃刀は丸くなったはら（刀腹）で、皮膚や軟部組織を切るのに用いる（図5）。

円刃刀はテーブルナイフを持つようにして、背部に人差し指を軽く添えて持つか、バイオリンの弓を持つような形で持つ（図6）。

メスの重心に中指をあてて、手と手首は軽く固定して、肩関節と肘関節を自由に動かして切開する[2]（図7）。

メスを手術面に対してほとんど平行に把持して、カウンタートラクションを加えた皮膚に刀腹を接触させてメスを引けば、メスを皮膚にあまり押しつけなくとも、腕の重みとメス自身の重みで皮膚は切開される。

円刃刀のなかで小円刃刀（15番）だけは、尖刃刀と同じようにペンホールド式に把持し、示指のPIP関節（近位指節間関節）を軸とした手指の動きで切開する（図7）。

> **皮膚に加えるカウンタートラクション (Counter Traction)**

皮膚はコラーゲンと弾性線維が密に織りこまれてある程度固いが、皮下組織は軟らかいので、皮膚は外力でその下の筋肉や骨から容易にずれる。したがって、皮膚を的確に切るためには、皮膚を固定する必要がある。

皮膚をまず左手の親指と示指（または術者の左手と助手の左手）でしっかりと押さえ込む。次にその指を伸ばして目的とする皮膚切開部位をピンと張って固定する（カウンター

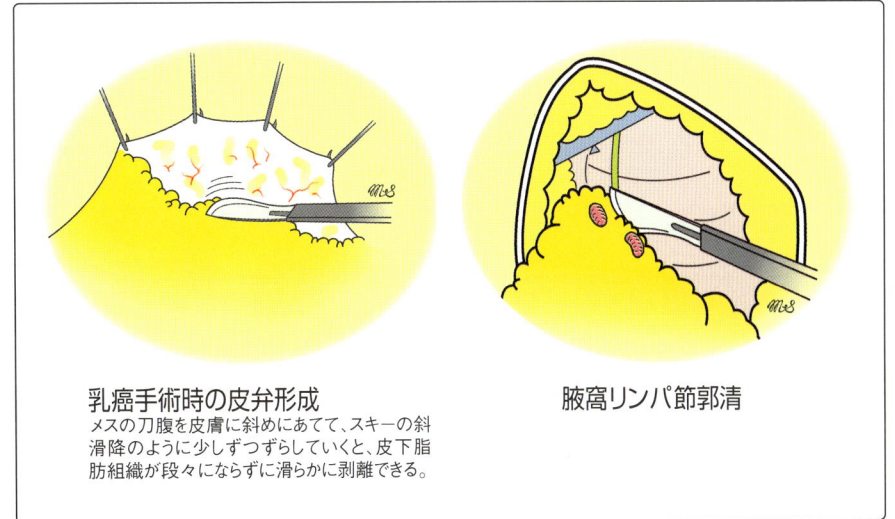

図5　円刃刀を用いる場面（皮膚切開以外）

乳癌手術時の皮弁形成
メスの刀腹を皮膚に斜めにあてて、スキーの斜滑降のように少しずつずらしていくと、皮下脂肪組織が段々にならずに滑らかに剝離できる。

腋窩リンパ節郭清

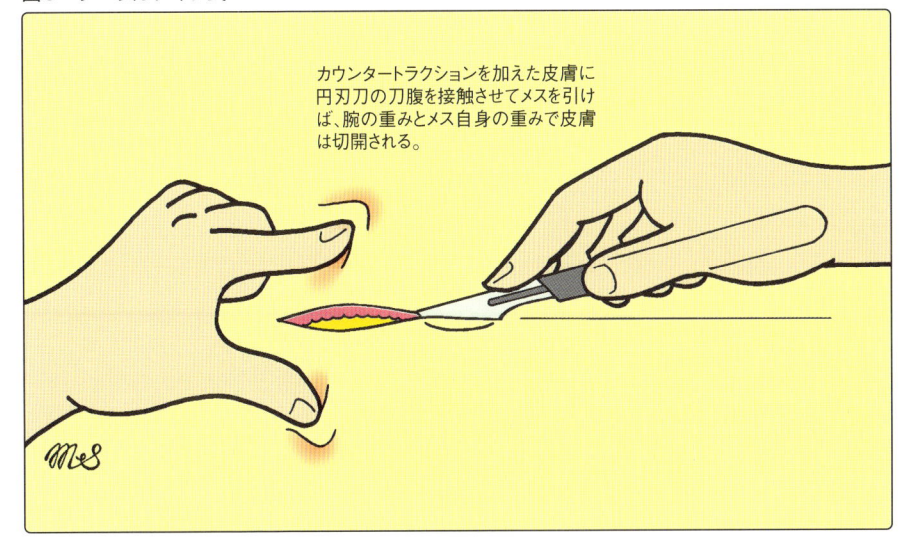

図6　テーブルナイフ式

カウンタートラクションを加えた皮膚に円刃刀の刀腹を接触させてメスを引けば、腕の重みとメス自身の重みで皮膚は切開される。

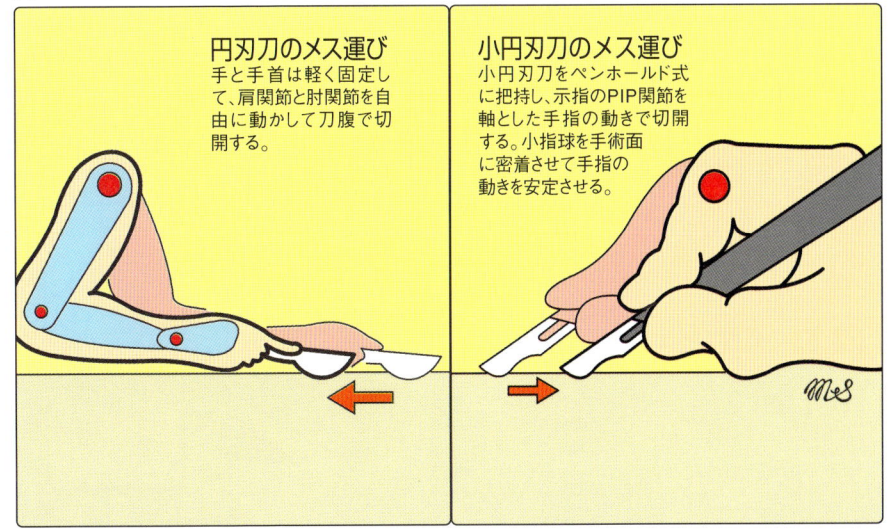

図7　メス運び

円刃刀のメス運び
手と手首は軽く固定して、肩関節と肘関節を自由に動かして刀腹で切開する。

小円刃刀のメス運び
小円刃刀をペンホールド式に把持し、示指のPIP関節を軸とした手指の動きで切開する。小指球を手術面に密着させて手指の動きを安定させる。

図8　カウンタートラクション

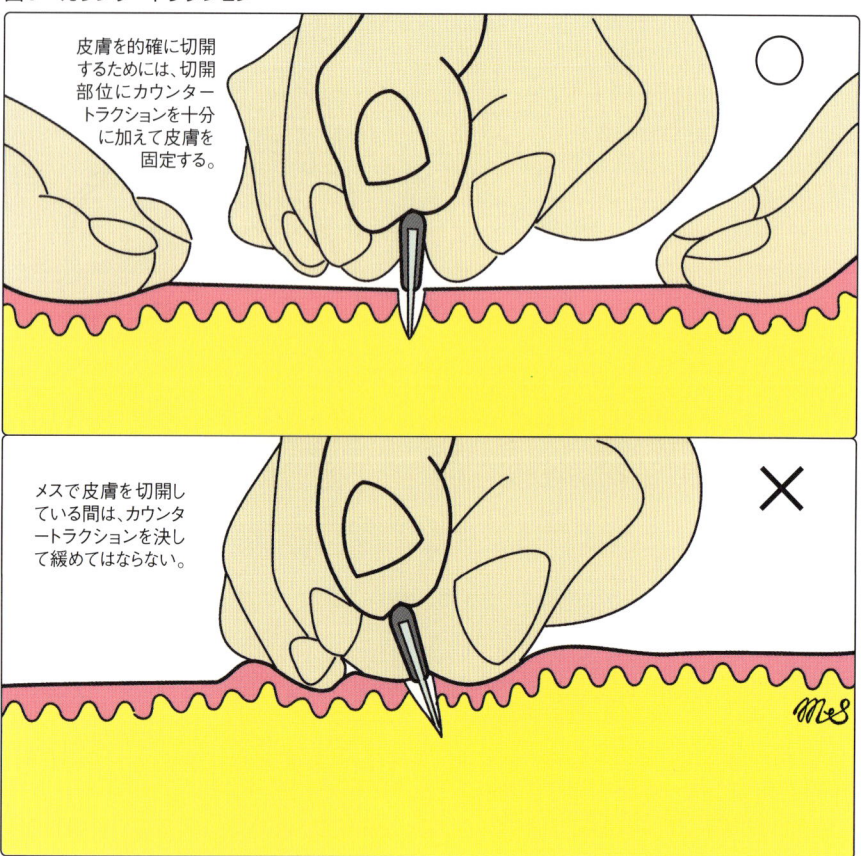

皮膚を的確に切開するためには、切開部位にカウンタートラクションを十分に加えて皮膚を固定する。

メスで皮膚を切開している間は、カウンタートラクションを決して緩めてはならない。

図9①　上腹部正中切開時の術者の立ち方

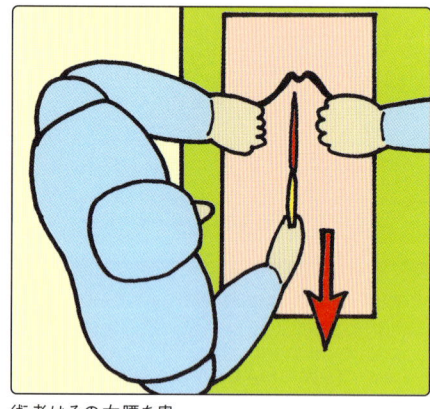

術者はその右腰を患者の右腰と接するようにして患者の右側に立ち、左から右へメスを運ぶ。

図9②　右肋骨弓下切開時の術者の立ち方

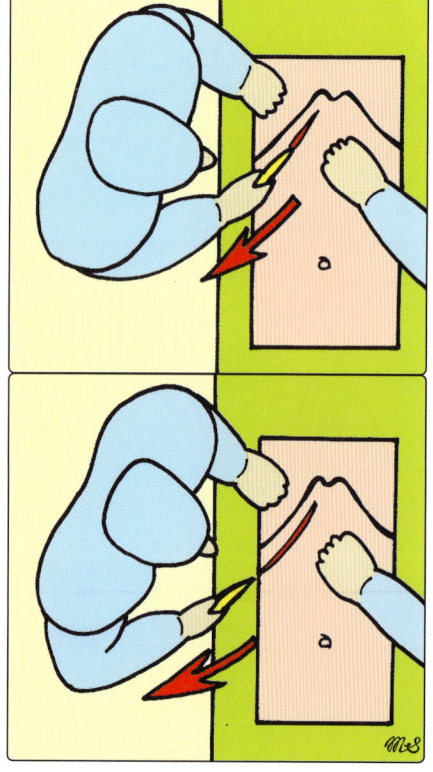

術者は手術台から少し離れて、左腰を前に出して立ち、向こう側から自分の方向へメスを運ぶ。

トラクション、図8）。メスで皮膚を切開している間は、皮膚に加えているカウンタートラクションを決して緩めてはならない。

メスの切開方向と術者の立つ位置

　右利きの外科医であれば、左から右方向へ、かつ、向こう側から自分の方向へメスを運ぶのが無理のない切開方向である。

　したがって、上腹部正中切開のときは、術者はその右腰を患者の右腰と接するようにして患者の右側に立ち、左から右へメスを運ぶ。

　右肋骨弓下切開のときは、手術台から少し離れて、左腰を前に出して立ち、向こう側から自分の方向へメスを運ぶ（図9）。

適切な手術台の高さ

　術野は術者の肘の高さよりも、少し低い位置にあるのが望ましい[3]。

　術野が適切な高さにあれば、術者の手関節は比較的まっすぐか、少し背屈して、かつやや尺側に偏位している。この位置が手関節の「良肢位」であり、手関節がこの状態にあれば術者は指を器用にかつ力強く動かすことができる。

　術野が術者の肘の高さよりも高い位置にあると、肘と手関節は大きく屈曲し、手指の屈筋と伸筋は緊張のバランスを失って疲れやすくなる。

　術野が術者の肘の高さよりも大変

図10　適切な手術台の高さ

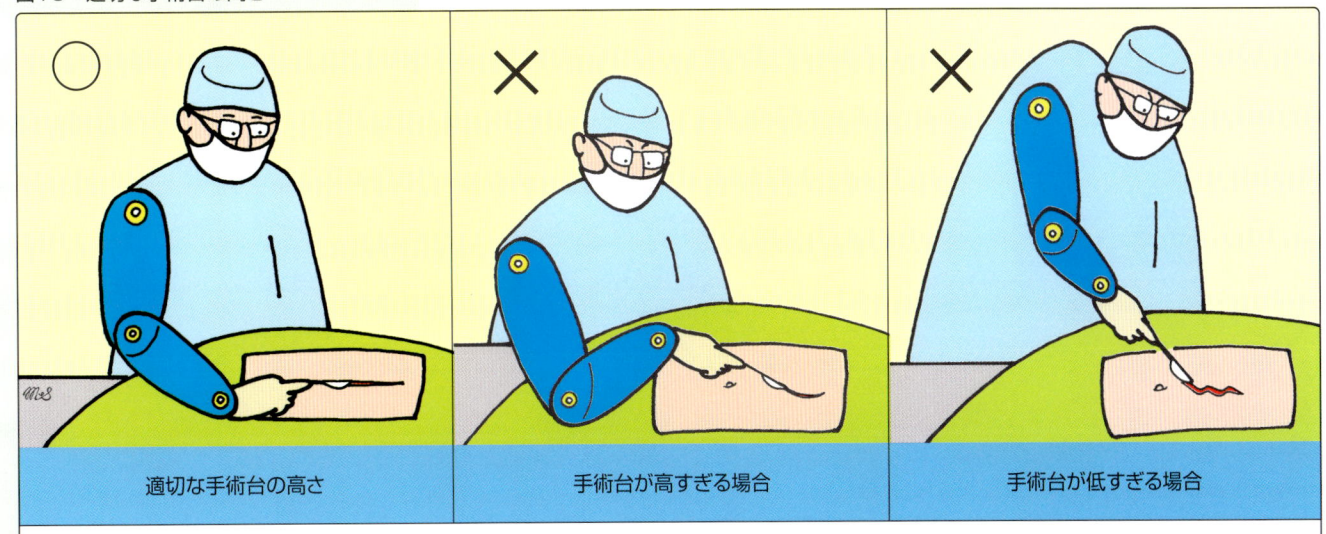

| 適切な手術台の高さ | 手術台が高すぎる場合 | 手術台が低すぎる場合 |

術野は術者の肘の高さよりも少し低い位置にあるのが望ましい。術野が適切な高さにあれば、術者の手関節は比較的まっすぐか、少し背屈して、かつやや尺側に偏位している。この位置が手関節の「良肢位」であり、術者は指を器用にかつ力強く動かすことができる。

低い位置にある場合、術者は猫背になり、肘は伸び、手関節は掌屈し、円滑な手術操作を行いにくい（図10）。

術野と眼の距離が45cm前後のときが、両眼の立体視が最も正確となる。

メスの替刃交換の方法

替刃の切れ味が悪くなったら、替刃を交換する。替刃を交換するときは、刃先を自分や周りの人に向けないように注意して、左手にメスハンドルを持つ。右手に持った止血鉗子で替刃の根元をつまみあげると同時に左手親指でメスハンドルを押し下げて、メスハンドルの突起から替刃の「抜き穴」をはずす。

メスハンドルに替刃をつけるときは、替刃の「抜き穴」よりも少し刃先の部分を替刃に対してやや斜めに止血鉗子で把持して、替刃の「抜き穴」をメスハンドルの突起に装着する（図11）。

図11　メスの替刃の交換方法

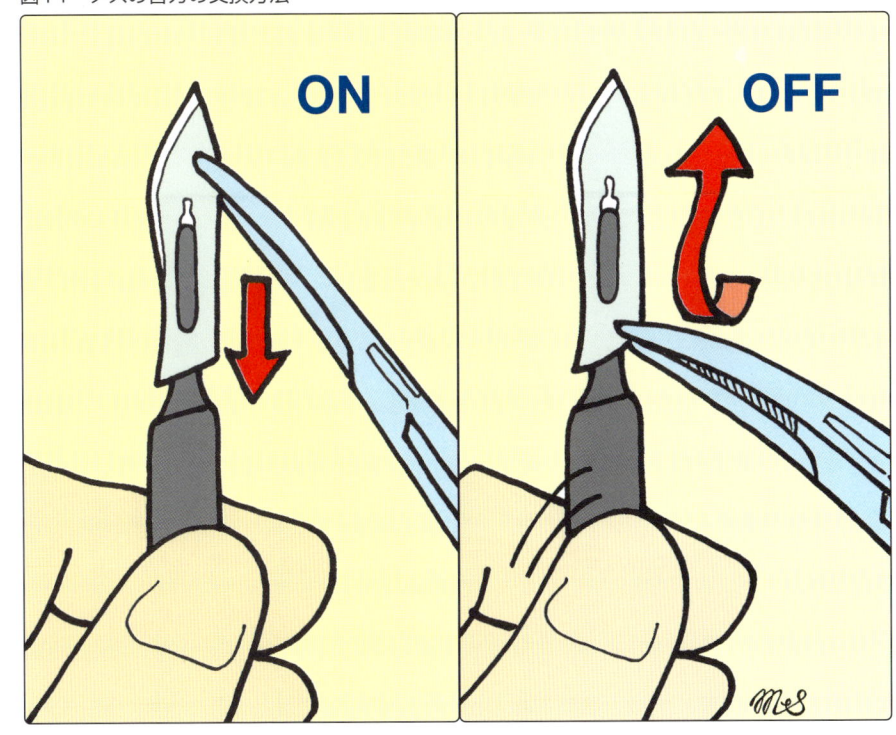

引用・参考文献
1) 秋山洋：手術基本手技、医学書院、1975、p163-164
2) Wind CG&Rich NM：Basic surgical maneuvers: Scalpel, In ; Principles of Surgical Technique, 2nd ed,Williams & Wilkins, 1987, p63-66
3) Edgerton MT: Proper height of the operating table, In；The Art of Surgical Technique,Williams & Wilkins, 1988, p4-5
4) 梶谷環：メス＜市川篤二ほか編：手術の基本、金原出版、1977、p234-241＞

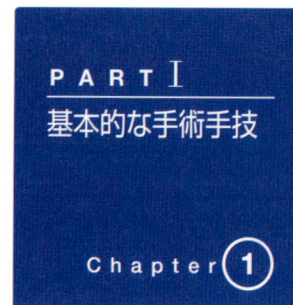

PART I 基本的な手術手技

Chapter 1

切る
剪刀

(はさみ) Scissors, die Schere

All instruments ought to be well suited for the purpose in hand as regard their size, weight, and delicacy.——Hippocrates

すべての器具はそれを手にしたとき、その大きさ、重さ、繊細さが
その目的に十分かなったものでなければならない。

写真1　剪刀の種類（代表例）

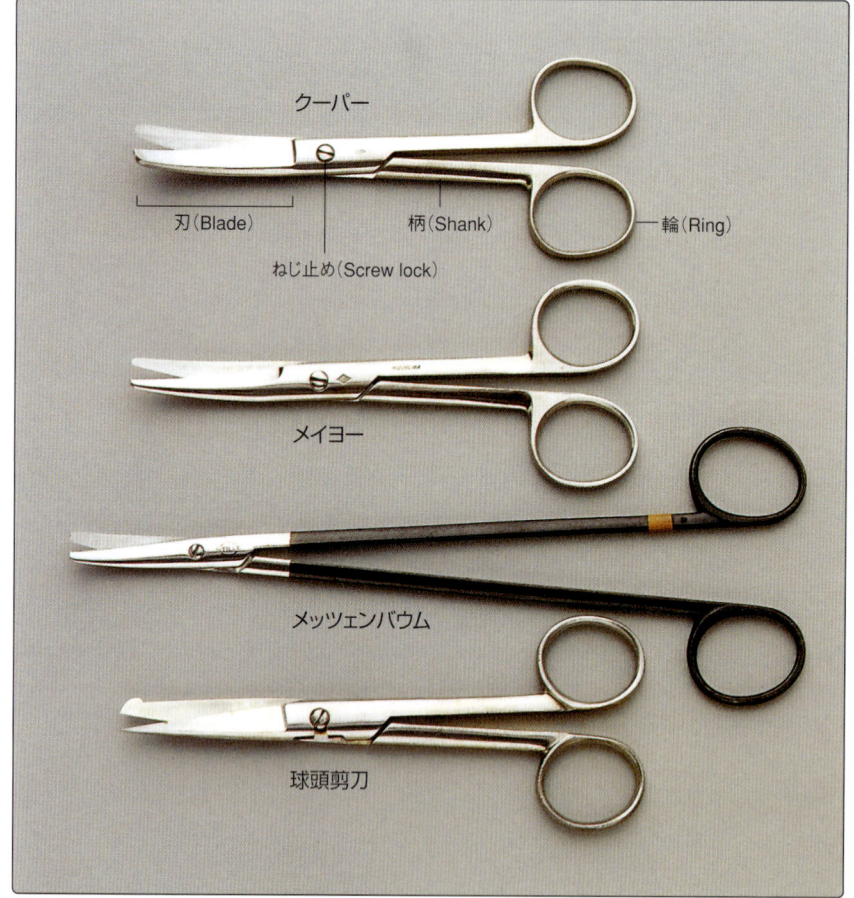

クーパー
刃（Blade）　柄（Shank）　輪（Ring）
ねじ止め（Screw lock）
メイヨー
メッツェンバウム
球頭剪刀

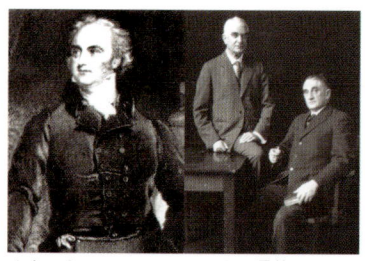

a）クーパー　　b）メイヨー兄弟

注
a) Sir Astley Cooper (1768-1841)
ロンドンの外科医。1803年に頸動脈瘤に対して総頸動脈を結紮し、1817年には破裂性腸骨動脈瘤に対して腹部大動脈を結紮するなど、「近代血管外科の元祖」といわれている。1820年に英国王ジョージ4世の頭頂部の感染性粉瘤を治療して、国王から準男爵に叙された。
クーパーはクーパー剪刀を考案したほか、乳房皮膚と深胸筋膜をつなぐクーパー提乳靱帯や鼠径部のクーパー靱帯（恥骨靱帯）を発見した。
b) William James Mayo (1861-1939) & Charles Horace Mayo (1865-1939)
メイヨー兄弟はともに外科医で、米・ミネソタ州ロチェスター市にMayo clinicを設立した。

基本的な手術手技のなかでも、剪刀の運用は最も重要な手技であり、「手術の生命は剪刀の運用にある」といっても過言ではない[1]。剪刀の「剪」とは「きる」「たちきる」という意味である。

剪刀の種類

剪刀は2枚の剪葉が組み合わさって構成されている（**写真1**）。

剪刀は基本的には、①刃先が鋭いか、丸みをもった鈍か、②刃がまっすぐか、曲がっているか、③柄が長いか短いか、の3点で分類される。

直剪刀は主に体表で使用され、腹腔内で用いられることはほとんどない。刃先が鋭の直剪刀は抜糸に用いられ、抜糸剪刀とも呼ばれる。刃先が鈍の直剪刀は皮膚縫合糸やドレーンなどを切るのに用いられることが多い。

曲剪刀では刃の曲面と組織との間にスペースができるので、直剪刀と比べて、切離する組織を視認しやすい。したがって、曲剪刀は体表のほか、深い創内や腹腔内など術野の深

い場所でも用いられる。

最も典型的な6インチ（約15cm長）の長さの剪刀は成人の手の大きさに合わせて作られている。

一般によく用いられる剪刀は、先端が丸みをもった曲剪刀のクーパー（Cooper scissors）[注a]とクーパーよりも先端を細くした曲剪刀のメイヨー（Mayo scissors）である[注b]。

微細な組織の剥離には、全体が細く、刃がやや薄く、先端が丸みをもったメッツェンバウム（Metzenbaum dissecting scissors）がよく用いられる。メッツェンバウムは刃先近くで軽く曲がっている。メッツェンバウムは剥離のための剪刀なので、硬い組織や糸を切ってはいけない。

メスと剪刀の違い

メスは左から右へ、剪刀は右から左へ組織を切る（右利きの術者の場合）。メスは薄い刃で組織を切るのに対して、剪刀はやや厚目の2枚の刃の間に組織を挟んで切断する（図1）。

概念的にはメスの運用は平面的であるのに対し、剪刀の運用は立体的、三次元的である。剪刀で組織を切るときは、他の組織を間違って切ってしまわないように、その組織の前後、左右、上下の解剖を明瞭にしてから切ることが重要である[2]。

剪刀の持ち方

手術器具はすべて、力を抜いて柔らかく持つべきである[2]。特に剪刀の場合は、柔らかく把持することによって、切離中の組織の微妙な質の違いなどを感じとることができる。

1．Standard Surgeon's Grip（図2）

剪刀は親指と薬指（Ring finger）を輪に通し、示指は軽く屈曲させて剪刀の背中に当てて刃先をコントロールする三点支持で持つ。中指と小指は薬指の輪の上下に添える。

剪刀は親指を挿入したほうの刃が主に働く。したがって親指は剪刀の輪に深く挿入せず、わずかにかける程度にして、組織の感触を指先に感じながら使用する。

曲剪刀を使うときは、剪刀の弯曲を術者の手掌の弯曲に合わせて把持するのが標準的な外科医の握りである（Standard surgeon's grip）。

2．Reversed Grip（逆手持ち、Tips-toward-wrist Grip）（図3）

剪刀は組織を右から左へ、または手前から向こう側へと自分から遠ざかる方向へ切るのが普通である。しかし、時に左から右へ、または向こう側から手前へ切る場合もある。

この場合、親指と中指を剪刀の輪に入れて、剪刀の刃先を手首の尺側へ向けるように把持して、小指球隆起で剪刀を安定させて切る。

この持ち方をすれば、剪刀の刃先を自分のほうに向けて組織を見ながら切ることができる（Cut back）。

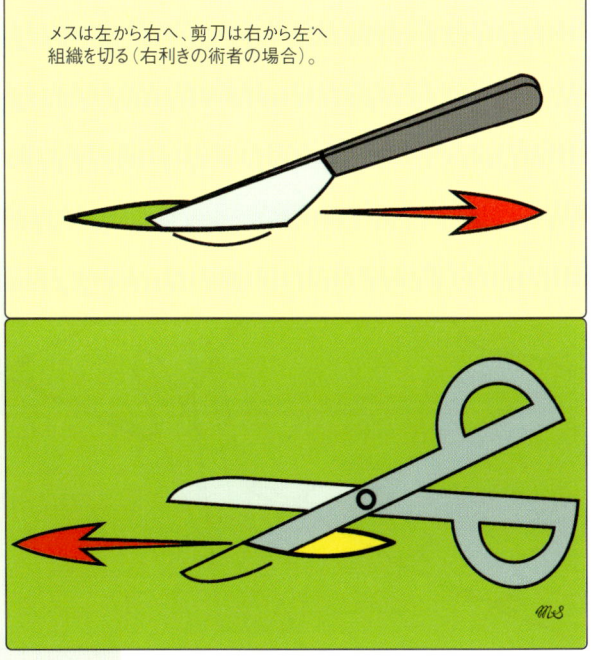

図1　メスと剪刀の違い

メスは左から右へ、剪刀は右から左へ組織を切る（右利きの術者の場合）。

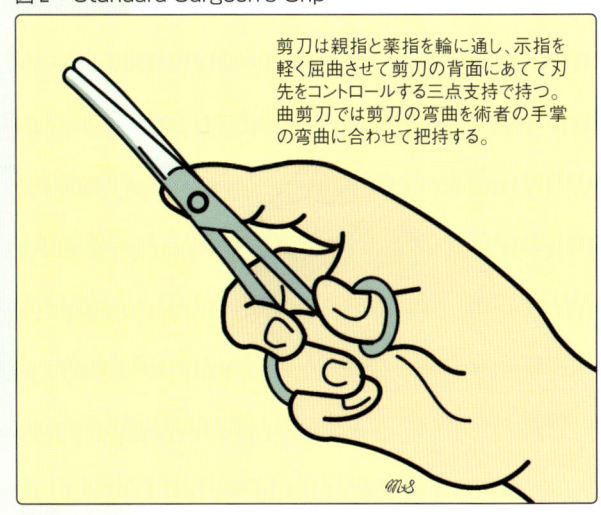

図2　Standard Surgeon's Grip

剪刀は親指と薬指を輪に通し、示指を軽く屈曲させて剪刀の背面にあてて刃先をコントロールする三点支持で持つ。曲剪刀では剪刀の弯曲を術者の手掌の弯曲に合わせて把持する。

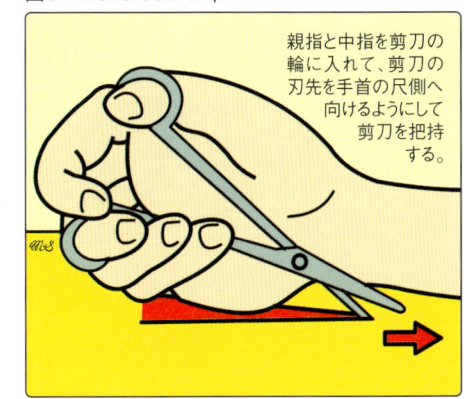

図3　Reversed Grip

親指と中指を剪刀の輪に入れて、剪刀の刃先を手首の尺側へ向けるようにして剪刀を把持する。

図4　皮膚縫合糸の切離

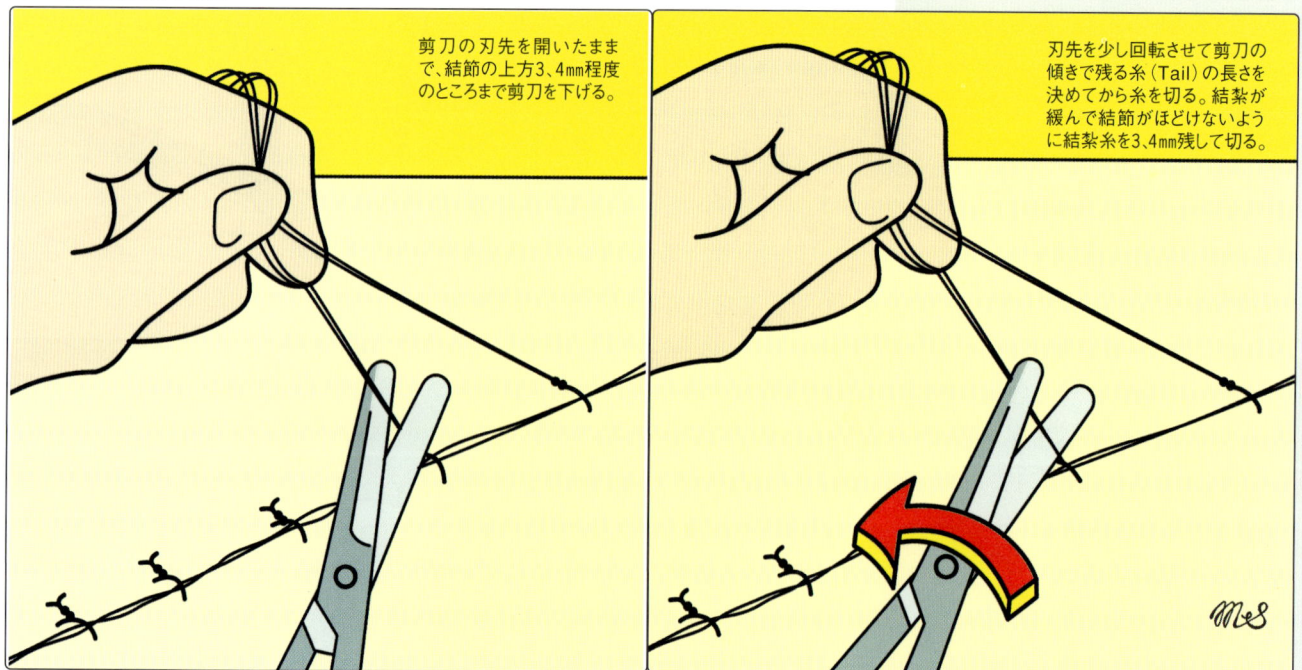

剪刀の刃先を開いたままで、結節の上方3、4mm程度のところまで剪刀を下げる。

刃先を少し回転させて剪刀の傾きで残る糸（Tail）の長さを決めてから糸を切る。結紮が緩んで結節がほどけないように結紮糸を3、4mm残して切る。

図5　硬い組織の切離

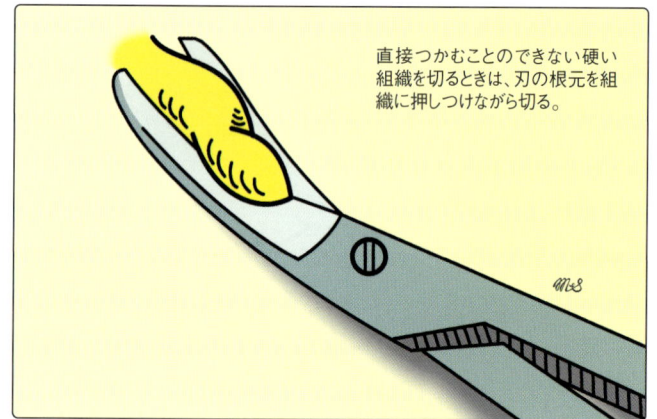

直接つかむことのできない硬い組織を切るときは、刃の根元を組織に押しつけながら切る。

図6　押し切り（Open Scissors Pushing Technique, Push-cut）

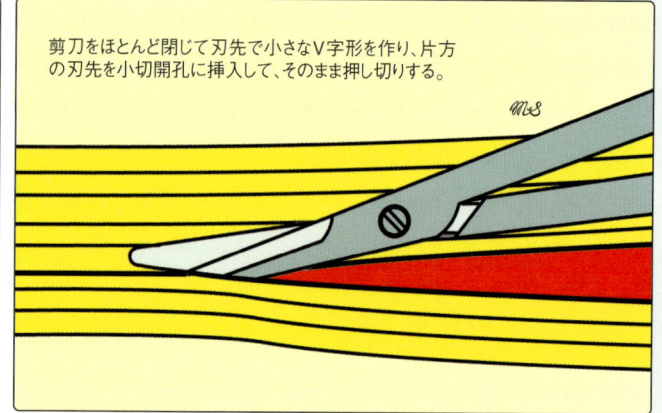

剪刀をほとんど閉じて刃先で小さなV字形を作り、片方の刃先を小切開孔に挿入して、そのまま押し切りする。

図7　鈍的剥離①

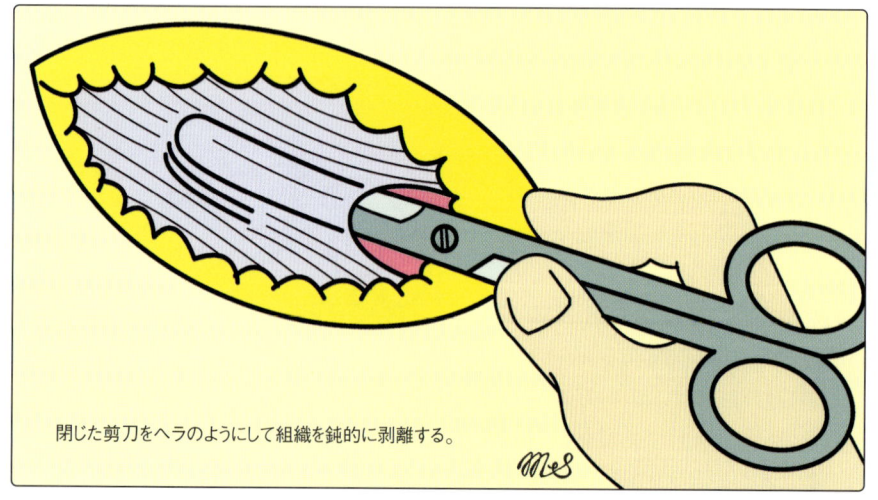

閉じた剪刀をヘラのようにして組織を鈍的に剥離する。

剪刀の使い方

剪刀は、メスと同様に、切離と剥離の2つの機能をもっている[2]。

1．切離（図4、5）

剪刀はその刃先から1～2cmまでの刃の切れ味が命で、この部分で組織を切離する。

切離時には、「剪刀の刃の方向」と「切られるもの」とが常に直角に近

い角度を保ち、切離点が明確に視認されていなければならない。例えば、結紮糸を切るときには、剪刀と結紮糸とが直交するようにして、かつ、切り残る結紮糸（Tail）の長さを確認しながら切る（図4）。

硬い組織を切るときは、刃先を損傷しないように刃の根元で切る。さらに直接つかむことのできない硬い組織（例：壊死におちいった筋組織やカカトの裏のタコ（胼胝_{べんち}））を切る場合は、剪刀の刃の根元を組織に押し付けながら刃の根元で切る（図5）。

2．押し切り（Open Scissors Pushing Technique、図6）

例えば、筋膜の一箇所を小切開して、まずそこから筋膜下面に閉じた剪刀を挿入して筋膜をその下の組織から剥離する。次に、剪刀をほとんど閉じて刃先で小さなV字形を作り、片方の刃先を小切開孔に挿入する。そしてそのまま剪刀を筋膜の線維方向に進めて筋膜を押し切りする。途中に多少硬い組織があった場合はそのまま剪刀で切る。

押し切りにより組織を迅速に一直線に切ることができる。

3．剥離（図7、8、9）

閉じた剪刀をヘラのようにして、組織を鈍的に剥離したり持ち上げたりする（図7）。また、組織内で剪刀の刃先を少し開くことにより、組織を鈍的に剥離する（Hilton's maneuver、図8）[3]。

皮下剥離時には、左手の中指を皮膚表面にあてて、触診で皮膚の厚さや異物の存在を感じとりながら剥離する（Bimanual palpation between the scissors tips and the pulp of the middle finger on the skin surface、図9）[3]。

4．圧排（図10）

例えば、閉じた剪刀の刃先を筋組織内に垂直に挿入したのち、筋線維の方向に刃先を開いて筋組織を圧排して切開孔を大きくする。時には筋線維の方向と垂直方向に刃先を開いて切開孔を拡げることもある。

糸切り時の左手の重要性

糸を切るときには、左手が他人に代わることのできない何か重要な操作をしていない限り、右手だけで糸を切ってはいけない。剪刀の刃先を

図8　鈍的剥離②

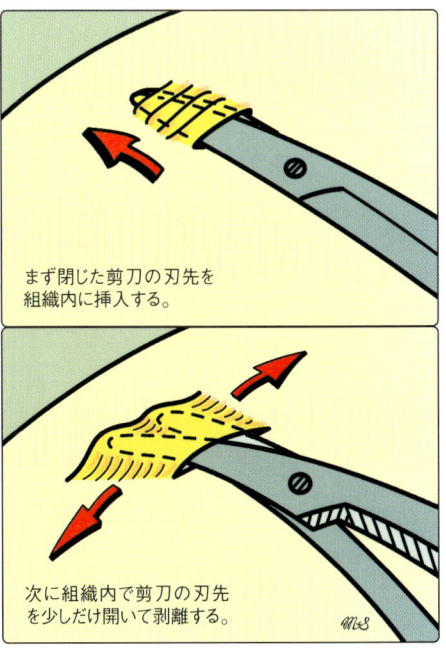

まず閉じた剪刀の刃先を組織内に挿入する。

次に組織内で剪刀の刃先を少しだけ開いて剥離する。

図9　皮下剥離

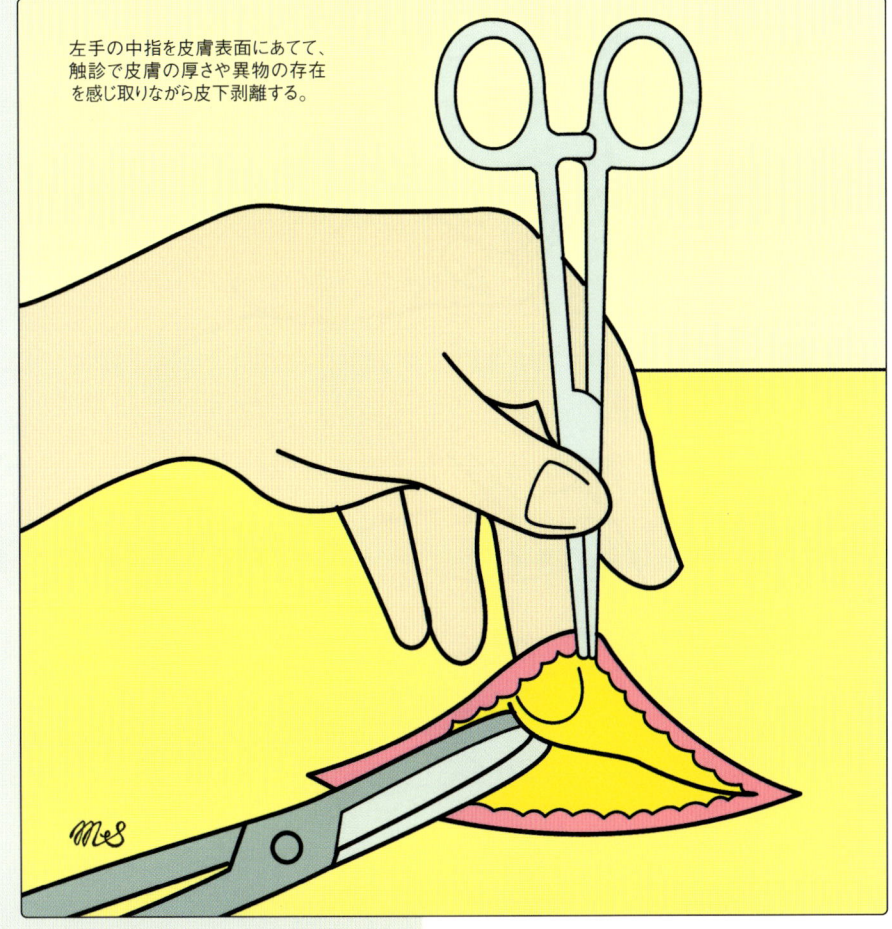

左手の中指を皮膚表面にあてて、触診で皮膚の厚さや異物の存在を感じ取りながら皮下剥離する。

図10　圧排

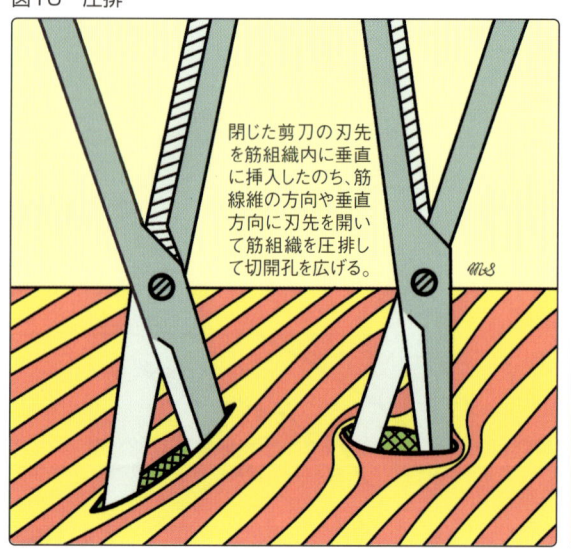

閉じた剪刀の刃先を筋組織内に垂直に挿入したのち、筋線維の方向や垂直方向に刃先を開いて筋組織を圧排して切開孔を広げる。

図11　糸切り時の左手の重要性

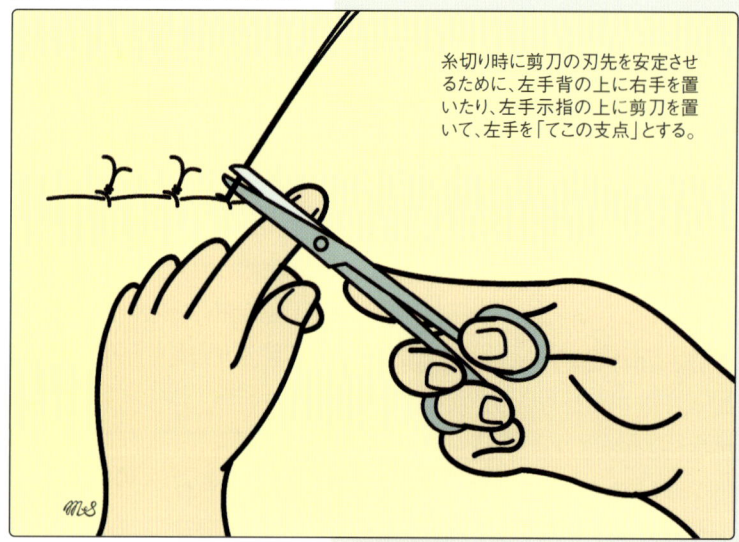

糸切り時に剪刀の刃先を安定させるために、左手背の上に右手を置いたり、左手示指の上に剪刀を置いて、左手を「てこの支点」とする。

安定させるために、左手背の上に右手を置いたり、左手示指の上に剪刀を置いて、左手を「てこの支点」とする。これにより右手の筋肉がリラックスして指の動きがスムーズになり、剪刀をすばやく的確な位置にもっていき、かつ、刃先を揺らさずに糸を切ることができる（**図11**）。

剪刀を使用しないとき

剪刀を使用しないとき、薬指と小指で剪刀を把持して、親指、示指、中指の3本を自由に使って、他の手術操作を行う方法は大変有用である。

まず、親指を剪刀の輪から抜き、もう一方の輪の中に入れた薬指を軸として示指で剪刀の刃先を手首方向に回転させる。薬指と小指で軽く、しかし、しっかりと剪刀を手掌に押しつけて把持する。このとき、剪刀の刃先は手首方向かまたは親指の付け根方向に向ける。これにより、親指、示指、中指は自由に使える（**図12**）。

例えば、剪刀を把持しながら鉗子、鑷子や吸引器を操作したり、皮膚縫合時に糸を結紮・切離するときな

図12　剪刀を使用しないとき

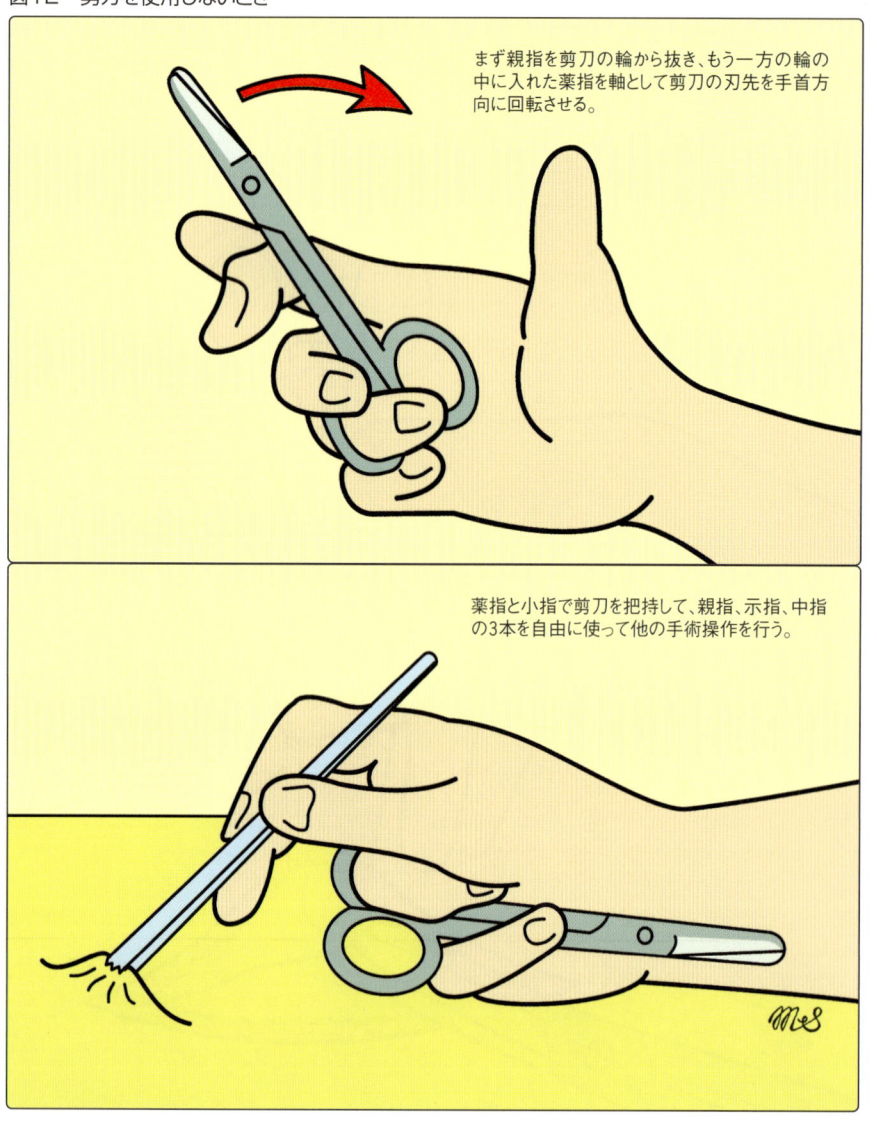

まず親指を剪刀の輪から抜き、もう一方の輪の中に入れた薬指を軸として剪刀の刃先を手首方向に回転させる。

薬指と小指で剪刀を把持して、親指、示指、中指の3本を自由に使って他の手術操作を行う。

どに便利である。そして再び剪刀を用いるときは、剪刀の刃先をくるりと元に戻してから、親指を輪の中に入れる。この方法は剪刀以外に止血鉗子などの把持にも応用できる。

なぜ、左利き用の剪刀は少ないのか？

　右利きの術者が右利き用の剪刀を使うとき、親指の筋肉が親指側の輪と柄を前へ押すと同時に、母指内転筋が収縮して剪刀の刃を閉じる。このとき薬指は剪刀の輪と柄を手掌側に押しつけるが、この動作を示指と中指の屈筋が補助する。このような拮抗する力が剪刀を前方へ進めて切開力を生み出す。

　この右利き用の剪刀を左手で使うとなると、これらの指の動きはまったく逆にならなければならない。したがって、右利きの外科医が左手で剪刀を使うのは大変むずかしい。

　一方、左利きの外科医にとっては、右利き用のハサミを子どものころから使っているので、どちらの手でも剪刀を上手に使うことができる。この理由により、左利き用の剪刀はほとんど必要とされていない[3]。

球頭剪刀

　一方の刃先が鋭で、もう一方の刃先が半円状に丸い形の剪刀を球頭剪刀（切開剪刀、Incision scissors）と呼び、消化管壁の切開などに使用する。

　剪刀の刃先で消化管粘膜を損傷しないために、球頭側の刃先を消化管内腔に入れて用いる。切開時には球頭側の刃で消化管壁を少し持ち上げながら消化管壁を切ると、消化管の漿膜と粘膜の切開線がずれない。

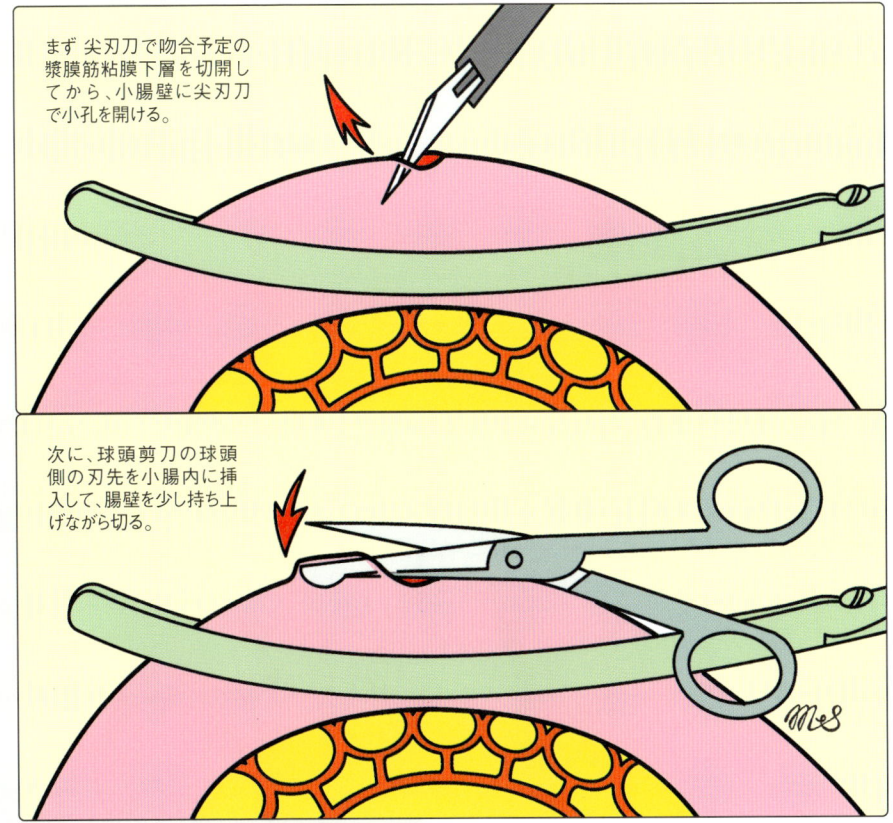

図13　球頭剪刀

球頭は鳩の横顔にも似ているので「鳩頭」という説もある（図13）。

関節部の種類

　剪刀や鉗子の両葉を止める関節部には、「横はずし型」「箱型（Box lock）」「ねじ止め型（Screw lock）」がある（図14）。

　「横はずし型」は両葉の取りはずしが簡単にでき手入れに便利であるが、使っているうちに摩耗によって関節部が甘くなり、使用中にはずれやすくなる欠点がある。「箱型」は器具洗浄を行いにくいが、はずれる心配がなく固定がしっかりとしている。

　最近は、持針器や止血鉗子、腸鉗子などの鉗子類は「箱型」が多い。剪刀は分解して刃の研磨が行えるように「ねじ止め型」が多い。

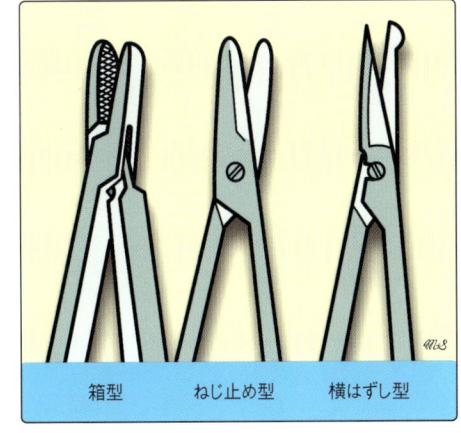

図14　関節部の種類

引用・参考文献
1）鍋谷欽市：手術の基本、外科診療、37（増刊号）：1-7、1995
2）秋山洋：はさみの使い方＜市川篤二ほか編：手術の基本、金原出版、1977、p245-250＞
3）Edgerton MT：Skills with scissors, In；The art of surgical technique, Lippincott Williams & Wilkins, 1988, p23-38

PART I 基本的な手術手技

Chapter ② 結ぶ

糸結び
Knot Tying、die Unterbindung

The square knot is for the Surgeon's use; the slip-knot is the Hangman's noose.——Anthony V. Partipilo[1]

スクエア・ノットは外科医のための糸結びである。
スリップ・ノットは絞首刑執行人の輪なわである（後でほどく必要がある）。

図1 ライオンの火縄くぐり

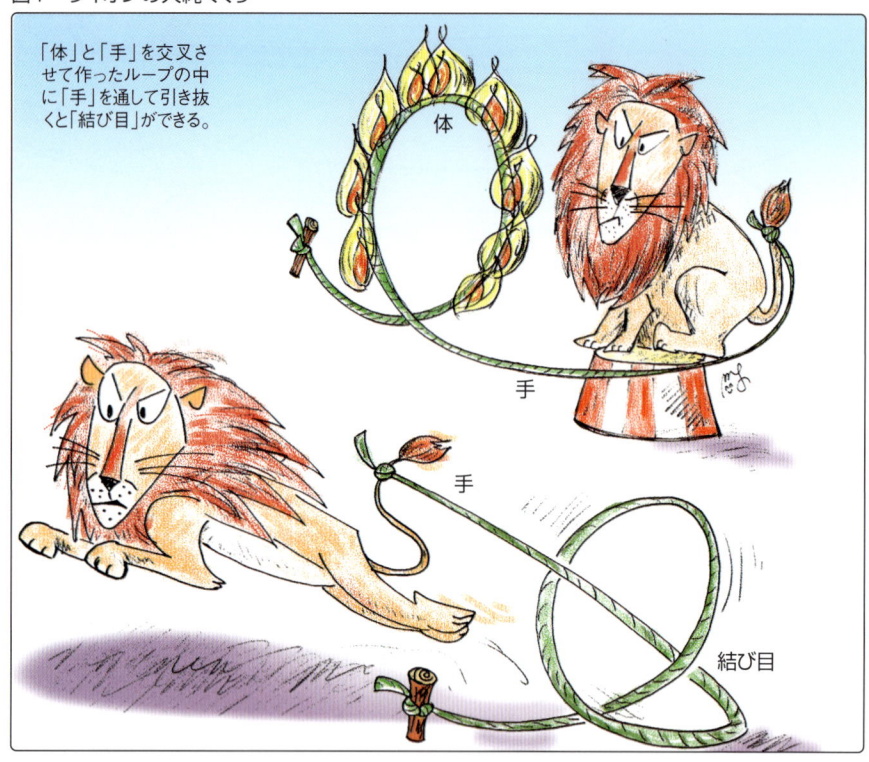

「体」と「手」を交叉させて作ったループの中に「手」を通して引き抜くと「結び目」ができる。

写真1 結紮の種類

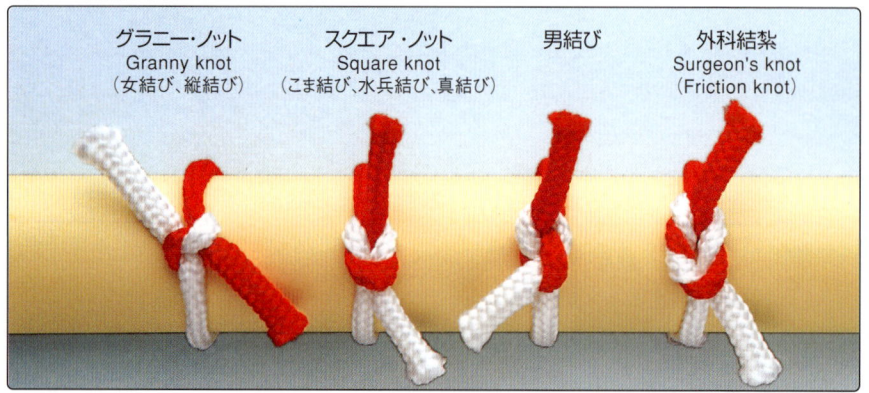

グラニー・ノット　　スクエア・ノット　　男結び　　外科結紮
Granny knot　　　　Square knot　　　　　　　　 Surgeon's knot
（女結び、縦結び）　（こま結び、水兵結び、真結び）　　　　　（Friction knot）

糸結びの重要性

　糸結びの基本は、最適の材質で必要かつ最小の太さの糸を用いて、スクエア・ノットで確実に結紮することである。

　結紮糸の緩みは術後出血や縫合部離開の原因となる。逆に、結紮糸の締めすぎは吻合部の血行を障害し縫合不全の原因となる。

　糸結びは単純な操作ではあるが、不完全な結紮一つが重篤な合併症につながる可能性があるので、大変重要な手術手技である。

結紮方法の種類

　「結び」は「体」と「手」と「結び目」の3要素から構成される[2]。「体」と「手」を交叉させて作ったループの中に「手」を通して引き抜くと「結び目」ができる（図1）。

　糸の「手」をどの指を使ってループにくぐらせるかによって、①片手結び、②両手結び、③器械結びの3種類がある（図2）。

1. 片手結び（One-hand Tie）

片手結びは主に片手の指だけでループに糸をくぐらせて結紮する。例えば、右手に持針器を把持しながら、左手の指だけで結紮することもできる。しかし、片手結びでは糸の緊張を保ちながらの結紮はできない。

2. 両手結び（Two-hand Tie）

両手結びは両手の指を用いてループに糸をくぐらせて結紮する。両手結びでは、両方の糸の緊張を保って結び目に等分の力を加えながら結紮できるので、第1結紮を緩めずに第2結紮を行える。しかし、両手結びは両手を動かすため、片手結びよりもやや広い空間と時間を必要とする。

3. 器械結び（Instrument Tie）

器械結びは指の代わりに持針器などの手術器具を用いて、ループに糸をくぐらせて結紮する。持針器のほかにコッヘル鉗子や鑷子などを用いても結紮できる。

器械結びは1本の針付きナイロン糸で皮膚を何回も結節縫合する場合などによく用いられる。器械結びでは結紮中に糸の緊張を保つことができないので、ナイロン糸のようにすべりの良い糸の第1結紮には、緩み予防に外科結びが有用である。ナイロン糸の結び目は緩みやすいので、毎回交互に反対の結び目を5、6回作って結紮を確実なものとする。

器械結びは、指で扱うには短すぎるような短い糸や大変細い糸も結べるので、顕微鏡下手術など細かい結紮作業にも用いられる。また、内視鏡下手術で体腔内での結紮にも用いられる。

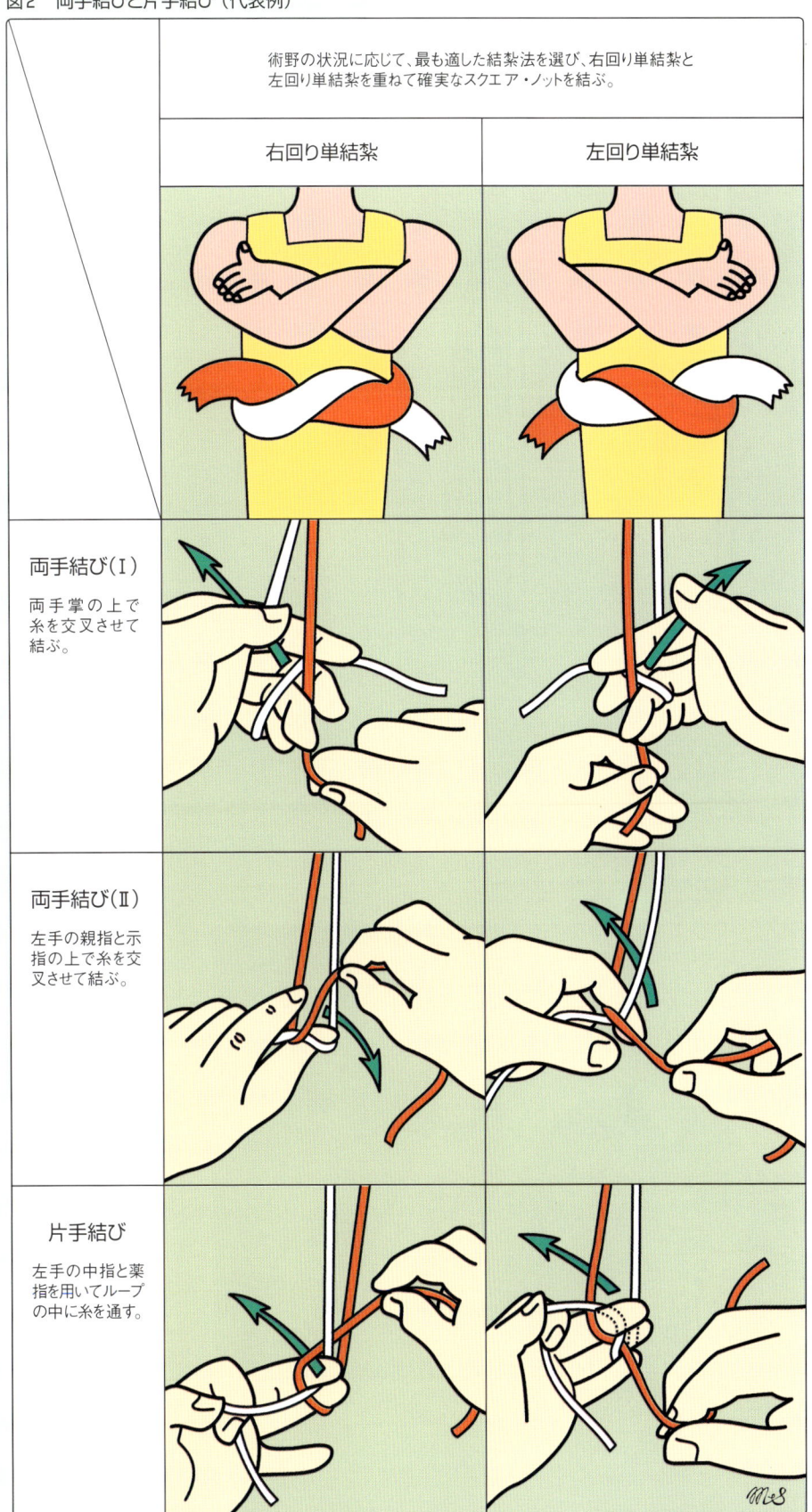

図2　両手結びと片手結び（代表例）

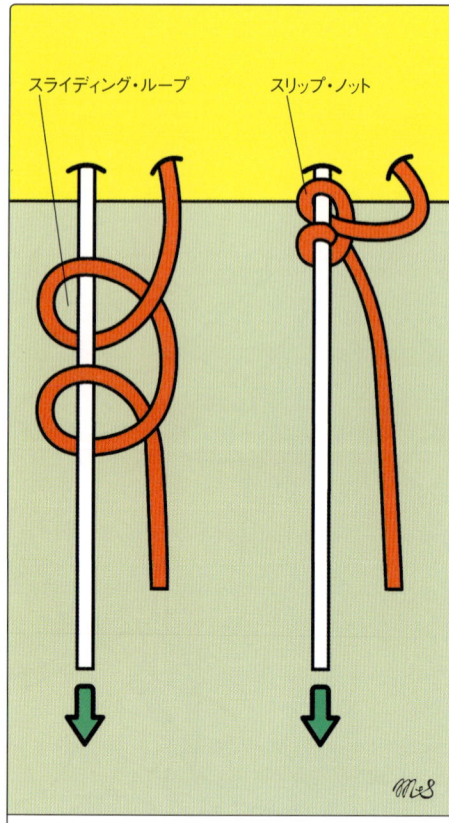

図3　一方の糸の牽引力が強いと、スリップ・ノットになりやすい

一方の糸の牽引力だけが強いと、朝顔のつるのように巻きついたスライディング・ループからスリップ・ノットを作りやすい。

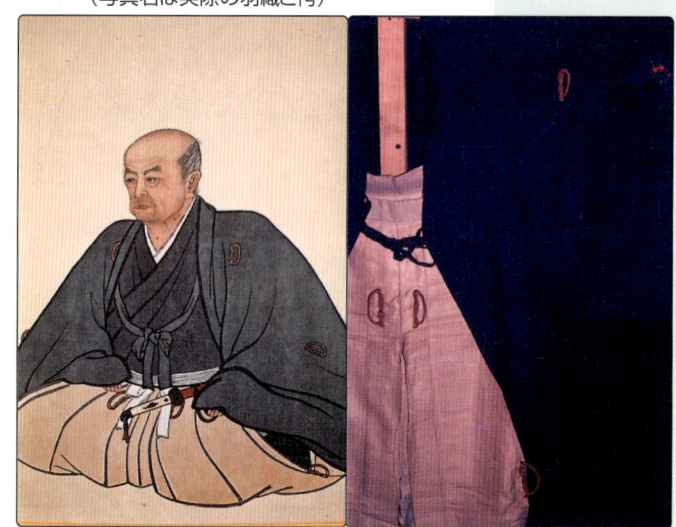

写真2　華岡青洲と紋付の外科結紮
（写真右は実際の羽織と袴）

＊　華岡青洲画像の掲載をご許可戴きました華岡小児科（札幌市）の華岡青洲先生と和歌山県立医科大学名誉教授上山英明先生に感謝申し上げます。

結紮の種類（写真1）

1. 単結紮（Single Knot）

単結紮は結紮の基本的構成要素であり、単結紮が2つ以上組み合わさって確実な結紮となる。

単結紮は人間が両腕を組んだ形をしており、手の組み合わせ方によって、右回り単結紮と左回り単結紮の2種類がある（図2）。右回り単結紮に左回り単結紮を重ねるとスクエア・ノットになり、同じ単結紮を2回重ねるとグラニー・ノットになる。

結紮糸のループ面上で、糸の両端をトラクションとカウンタートラクションの均等な力で一直線に牽引したときにのみ正確な単結紮となる。

一方の糸の牽引力だけが強いと、もう片方の糸が一方の糸に朝顔のつるのように巻きついてスライディング・ループ（Sliding loop）を形成する。特に同じ結び方を繰りかえすとスライディング・ループを作りやすい。スライディング・ループを重ねるといびつな形のスリップ・ノット（Slip knot）になりやすく、確実な結紮とならない（図3）。

単結紮の結紮回数は、絹糸の場合で最低2回、重要な結紮は3回結ぶ。バイクリル、デキソンは4回以上、ナイロン、PDS II、マクソンは緩みやすいので6回以上の単結紮を必要とする。

2. グラニー・ノット（Granny Knot：女結び、縦結び）

第1結紮と第2結紮を同じ結び方で行うとグラニー・ノットになる。グラニー・ノットでは、結び目がしっかりと咬み合った形とならず、結紮糸の走行に対して垂直（縦）方向になり、結紮糸に緊張がかかると結び目が緩んでほどけやすい。

もし第1結紮と第2結紮がグラニー・ノットになった場合は、第2結紮と第3結紮の間はスクエア・ノットにして確実な結紮にする。

第1結紮に緩みが生じた場合、グラニー・ノットでは第2結紮でその緩みを締め直せるが、すべりの良い糸では第2結紮をきつく締めるといくらでも締まるので、組織を必要以上に締めすぎてしまう場合がある。

3. スクエア・ノット（Square Knot：こま結び、Sailor's Knot：水兵結び、True Knot：真結び）

第1結紮と第2結紮を反対方向に結ぶと、2つの結紮は結紮糸の走行に対して鏡面像となり、結び目はしっかりと咬み合ってほどけにくいスクエア・ノットになる。

ただし、同じ結び方でも第1回目と第2回目の動作を左右の手を替えて行えば、スクエア・ノットとなる（図2の両手結び(I)）。

外科における糸結びの原則はスクエア・ノットである。

スクエア（Square）には「船の帆げたを竜骨と直角にする」という意味がある。

男結びもほどけにくい結紮であるが、厳密にはスクエア・ノットと男結びは異なる結び方である[2]。

4. 外科結紮（Surgeon's Knot、Friction Knot、<frictionとは摩擦の意味>）（図4）

外科結紮は第１結紮で糸を２回からませる方法（Two twists in the first throw）で、糸同士の接触面積が大きくなり摩擦係数が増加するので、第２結紮までの動作の間に第１結紮が緩みにくい。しかし、外科結紮では第１結紮の結び目の幅が広くなり、第１結紮と第２結紮の結び目同士がしっくり咬み合わないことがあるので、第３結紮を追加しておく。

腹壁の筋膜や皮膚を縫合したり、大網など分量の多い組織を集束結紮する場合などでは、第1結紮を強く締めても第2結紮までの間に第1結紮が緩んでしまうことがある。このような場合には外科結紮が有用である。特に、第1結紮の結び目を創の片側に寄せてロックすると結び目が緩まない。

一方、逆に、タバコ縫合（巾着縫合）のように糸と組織との接触面積が大きい場合は、これに外科結紮による摩擦が加わると、第1結紮を十分に締められないことがある。したがって、タバコ縫合には外科結紮を用いない[3]。

曼陀羅華（まんだらげ）（チョウセンアサガオの別名）を主成分とする経口の全身麻酔薬「通仙風」を開発し、1804年に世界で初めて乳癌の手術に成功した江戸後期の紀州の外科医・華岡青洲（1760-1835）が、家紋の代わりにしたのが外科結紮である（**写真2**）[4]。

図4　親指と示指を用いた両手結びによる外科結紮

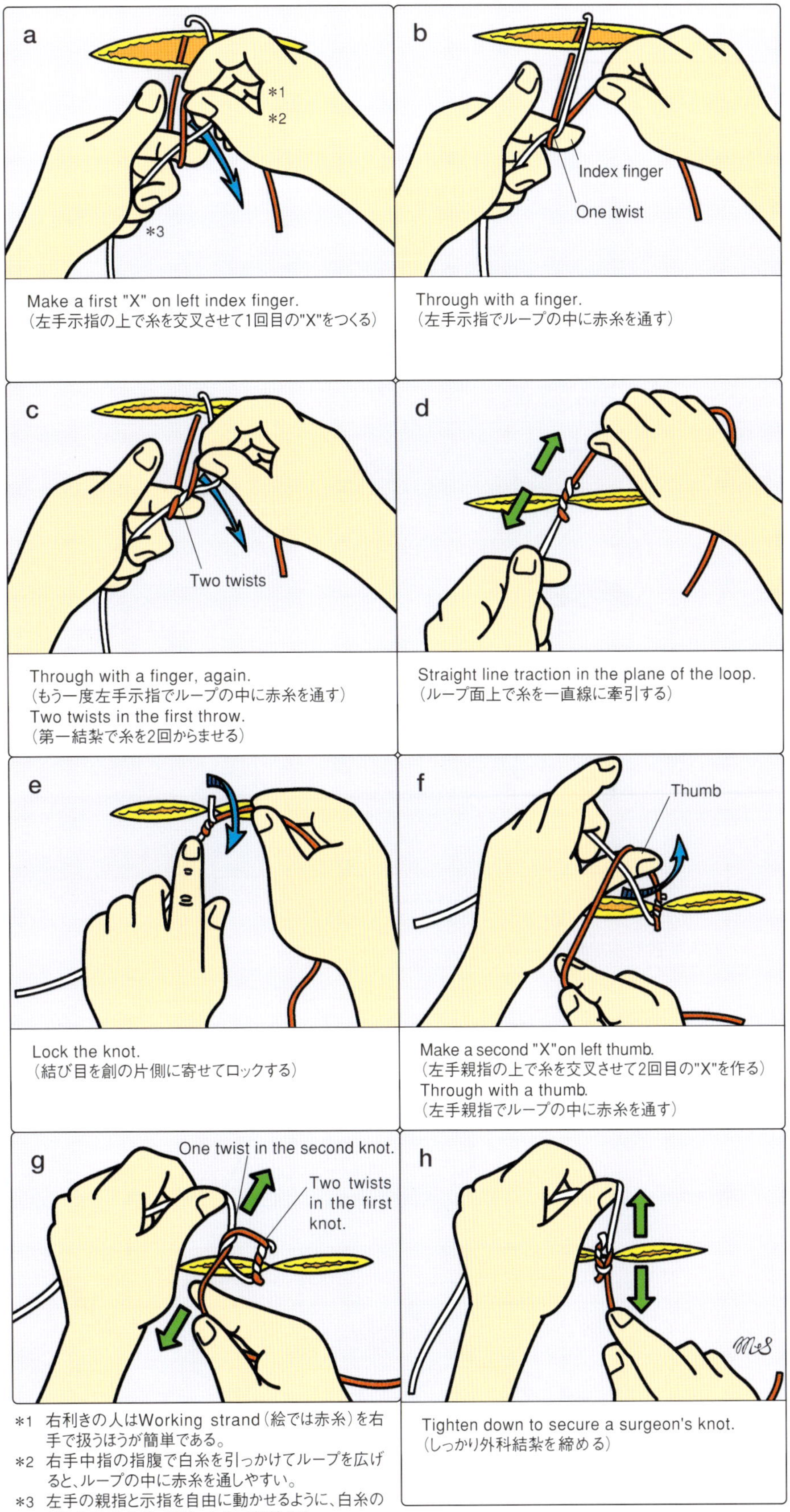

a: Make a first "X" on left index finger.（左手示指の上で糸を交叉させて1回目の"X"をつくる）

b: Through with a finger.（左手示指でループの中に赤糸を通す）

c: Through with a finger, again.（もう一度左手示指でループの中に赤糸を通す）Two twists in the first throw.（第一結紮で糸を2回からませる）

d: Straight line traction in the plane of the loop.（ループ面上で糸を一直線に牽引する）

e: Lock the knot.（結び目を創の片側に寄せてロックする）

f: Make a second "X"on left thumb.（左手親指の上で糸を交叉させて2回目の"X"を作る）Through with a thumb.（左手親指でループの中に赤糸を通す）

h: Tighten down to secure a surgeon's knot.（しっかり外科結紮を締める）

＊1　右利きの人はWorking strand（絵では赤糸）を右手で扱うほうが簡単である。
＊2　右手中指の指腹で白糸を引っかけてループを広げると、ループの中に赤糸を通しやすい。
＊3　左手の親指と示指を自由に動かせるように、白糸の端を左手の中指、薬指、小指で把持する。

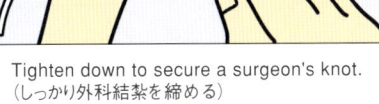

> You may be able to tie knots in the sagittal plane by adjusting your posture, either physically or mentally.──Raymond M. Kirk [5]
>
> 身体的に、あるいは気持ちのうえから、姿勢を調整することで、
> 矢状面上で結紮が可能となるだろう。

図5　第1結紮は交叉すべからず

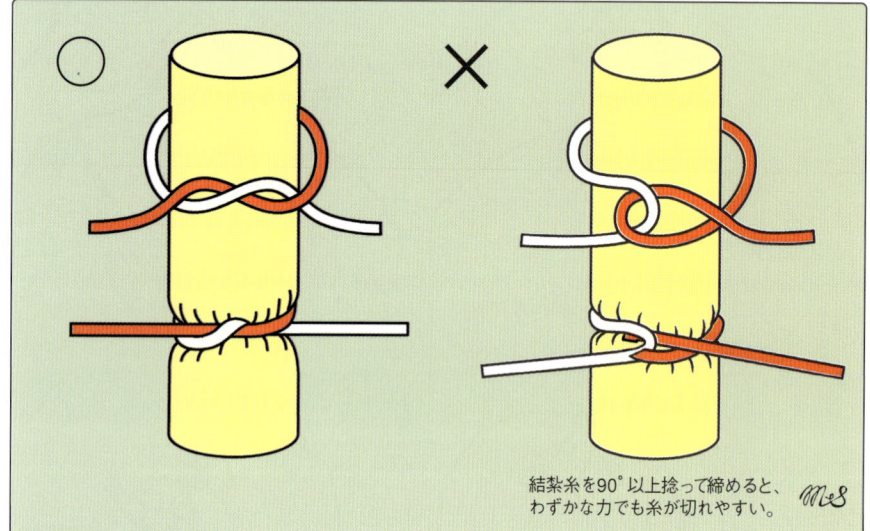

結紮糸を90°以上捻って締めると、わずかな力でも糸が切れやすい。

糸結びの原則

　糸結びは、いくつかの結紮法（図2）のなかから、術野の状況に応じて最も適した結紮法を選び、右回り単結紮と左回り単結紮を重ねて、確実なスクエア・ノットを反射的に結ぶことが重要である。

　第1結紮は捻らずにきちんと締めて、第2、第3結紮は緩まないように添えるのみとして、強くは

図6　結紮糸を捻らないために……

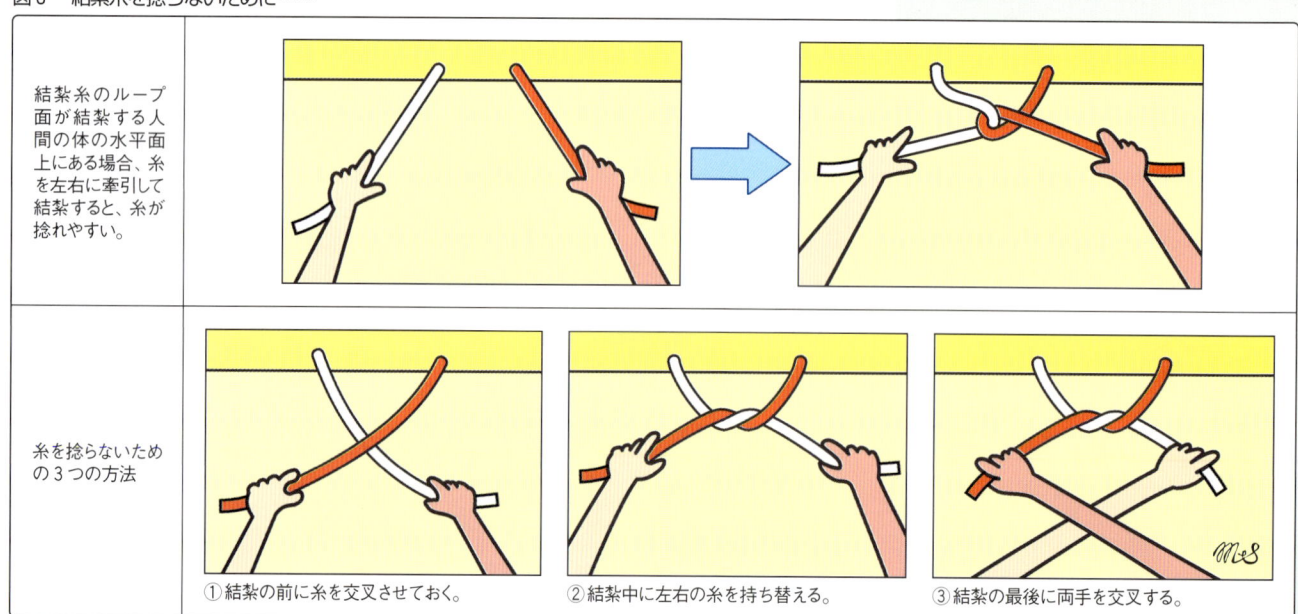

結紮糸のループ面が結紮する人間の体の水平面上にある場合、糸を左右に牽引して結紮すると、糸が捻れやすい。

糸を捻らないための3つの方法

①結紮の前に糸を交叉させておく。　②結紮中に左右の糸を持ち替える。　③結紮の最後に両手を交叉する。

締めすぎないのが結紮の原則である。

1. 第1結紮は交叉すべからず（図5）

結紮糸を90°以上捻って締めると、わずかな力でも糸が切れるので、特に「第一結紮は交叉すべからず」とされる[7,8]。

結紮糸のループ面が結紮する人間の体の水平面上にある場合、糸を左右に牽引して結紮すると、そのままでは糸が捻れやすい。この場合、糸を捻らないためには、

1）結紮操作の前に糸を交叉させておく。
2）結紮操作中に左右の糸を持ち替える。
3）結紮の最後に両手を交叉する。

のいずれかの方法で、糸を捻らないようにする（図6）。

しかし、以上の3つの操作を行わずに糸を捻らないためには、結紮糸のループ面をできるだけ結紮する人間の体の矢状面上にくるように工夫すればよい。

結紮糸のループ面が体の矢状面上にあれば、一方の指が自分の方向に、もう一方の指が自分から離れる方向に糸を牽引するので、糸は捻れにくい（図7、8）[5,6]。

2. 第1結紮は緩ませない（図9）

第1結紮の結び目が緩まないようにして第2結紮を行うには、

1）第1結紮を外科結紮にする。
2）第1結紮のあと、糸に緊張がかからないように糸をたるませて、第2結紮を行う。
3）第1結紮のあと、両手結びで両方の糸に等分の緊張を軽くかけながら第2結紮を行う。

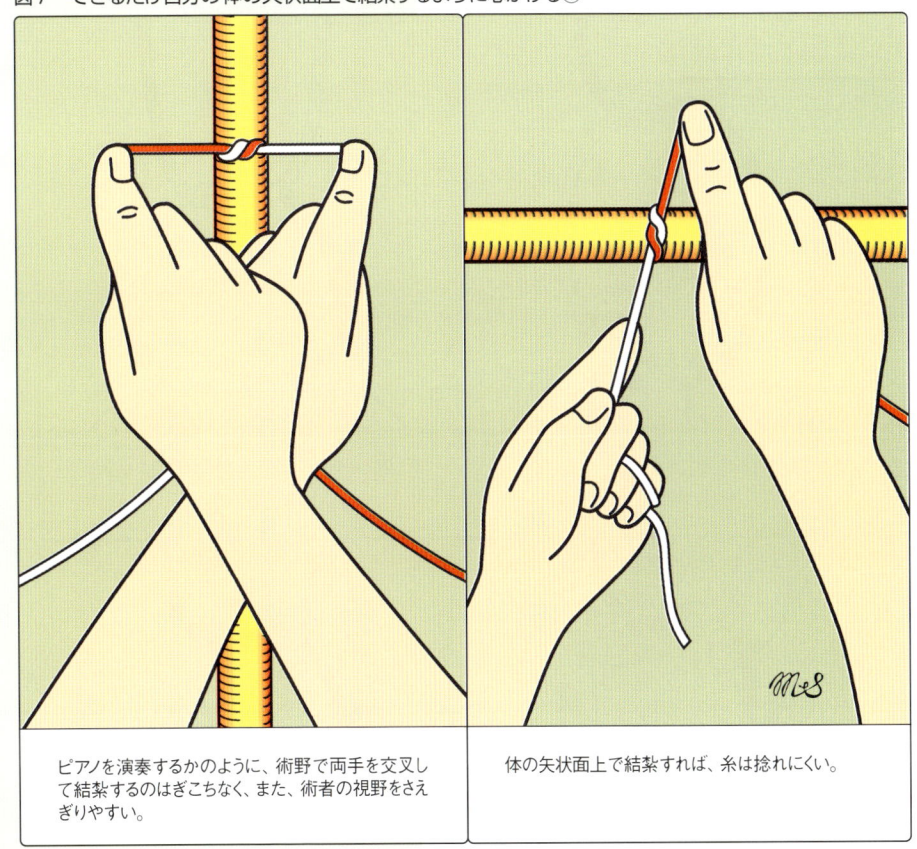

図7　できるだけ自分の体の矢状面上で結紮するように心がける①

ピアノを演奏するかのように、術野で両手を交叉して結紮するのはぎこちなく、また、術者の視野をさえぎりやすい。

体の矢状面上で結紮すれば、糸は捻れにくい。

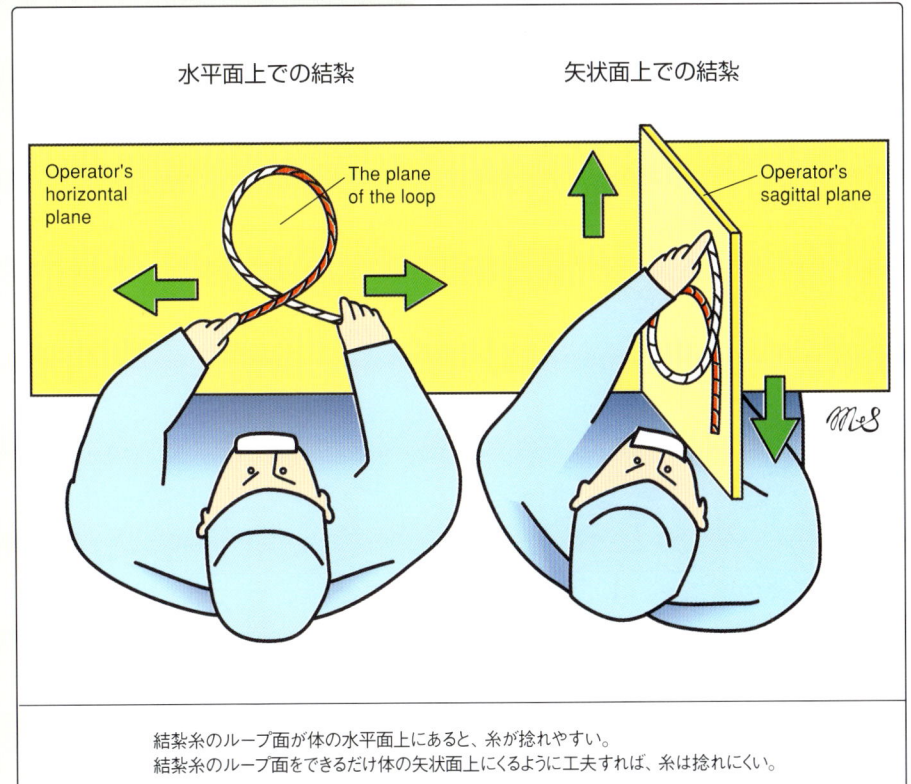

図8　できるだけ自分の体の矢状面上で結紮するように心がける②

結紮糸のループ面が体の水平面上にあると、糸が捻れやすい。
結紮糸のループ面をできるだけ体の矢状面上にくるように工夫すれば、糸は捻れにくい。

図9　第1結紮の結び目が緩まないようにして第2結紮を行う4つの方法

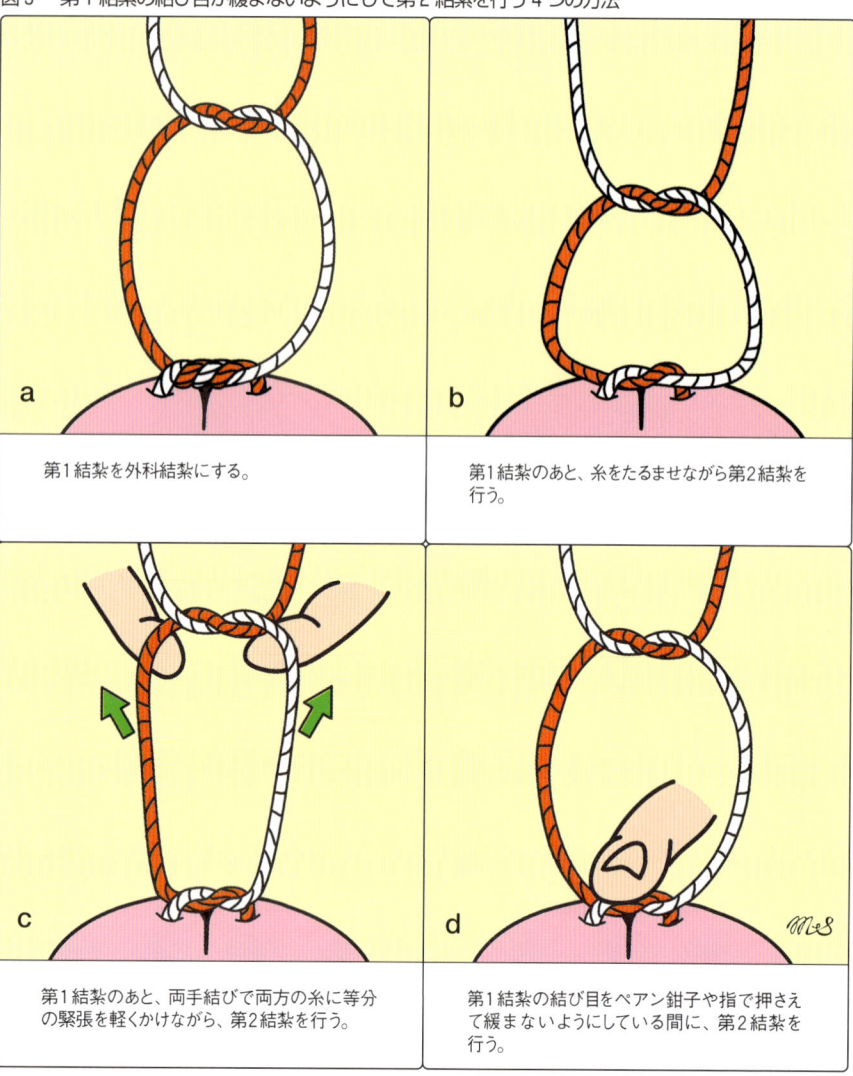

a　第1結紮を外科結紮にする。

b　第1結紮のあと、糸をたるませながら第2結紮を行う。

c　第1結紮のあと、両手結びで両方の糸に等分の緊張を軽くかけながら、第2結紮を行う。

d　第1結紮の結び目をペアン鉗子や指で押さえて緩まないようにしている間に、第2結紮を行う。

4）第1結紮の結び目をペアン鉗子や持針器でつまんで、または指で押さえて緩まないようにしている間に第2結紮を行う（例：図10）。

などの方法がある。

3．スクエア・ノットの3要素

確実なスクエア・ノットには、①糸の牽引の方向、②糸の牽引力、③結びの方向、の3要素に留意して結紮する必要がある。

すなわち、結紮糸のループ面上で、糸を捻らず一直線に、トラクションとカウンタートラクションを均等にかけて、第1結紮と第2結紮を反対方向に結紮してスクエア・ノットを結ぶ。

4．結紮の回数

最も使用される絹糸は、多数の線維を編んだ編み糸で、しなやかで、結紮しやすい。編み糸は表面の摩擦が大きいので、適当な滑らかさにするためにシリコンでコーティングされている。絹糸の結び目は緩みにくいので、結紮は最低2回、重要な場

図10　Tie-over Dressingにおける結紮

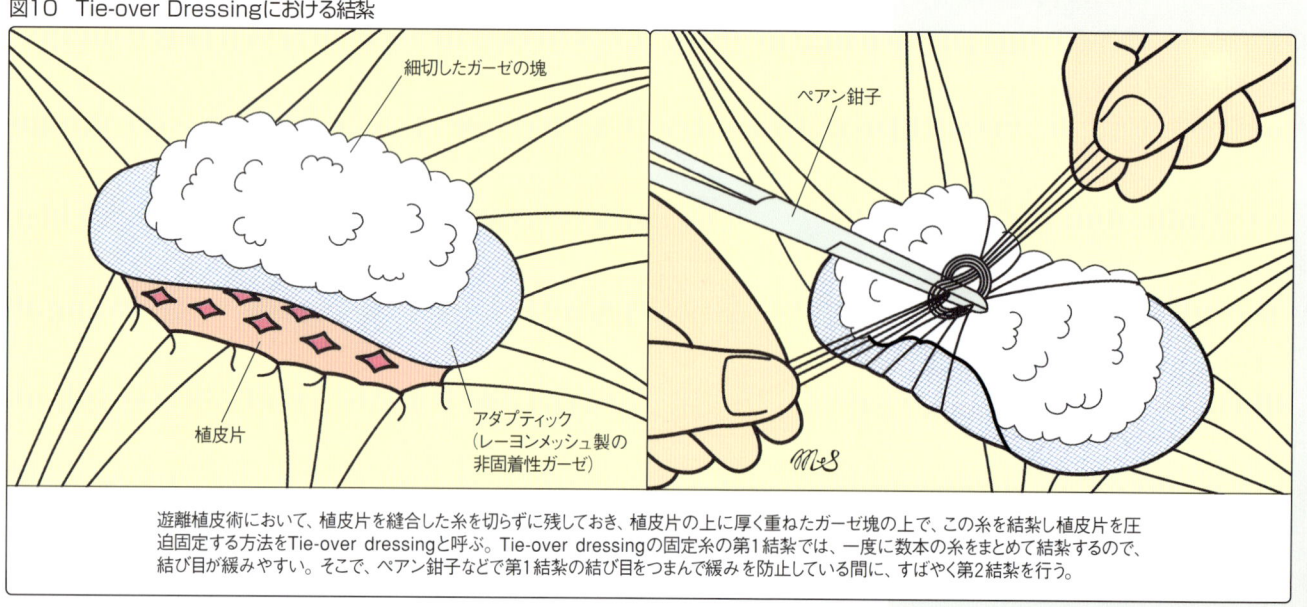

細切したガーゼの塊／植皮片／アダプティック（レーヨンメッシュ製の非固着性ガーゼ）／ペアン鉗子

遊離植皮術において、植皮片を縫合した糸を切らずに残しておき、植皮片の上に厚く重ねたガーゼ塊の上で、この糸を結紮し植皮片を圧迫固定する方法をTie-over dressingと呼ぶ。Tie-over dressingの固定糸の第1結紮では、一度に数本の糸をまとめて結紮するので、結び目が緩みやすい。そこで、ペアン鉗子などで第1結紮の結び目をつまんで緩みを防止している間に、すばやく第2結紮を行う。

図11 The Assistant's Knot Tying

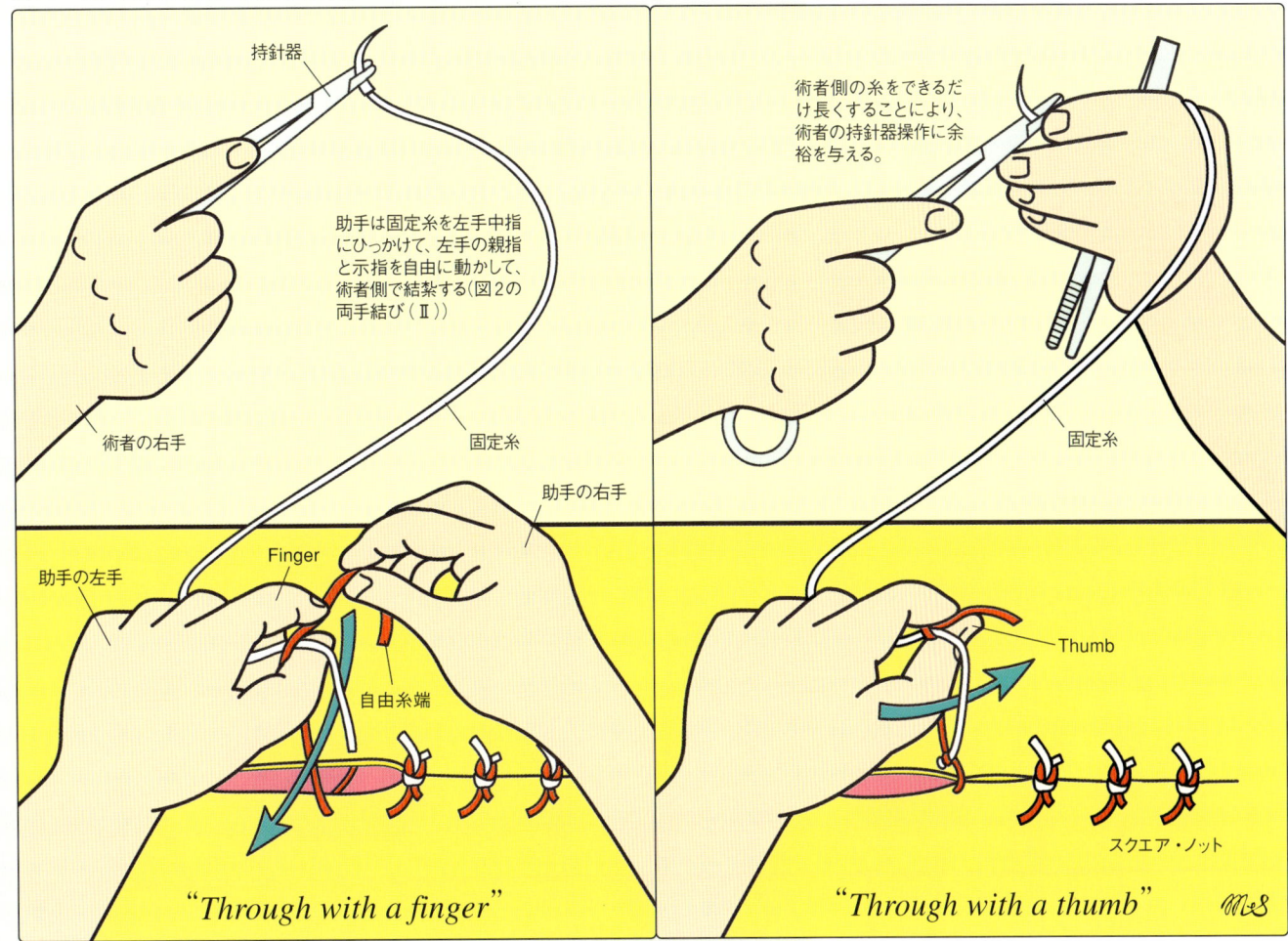

合は3回結紮する。

バイクリル、デキソンは合成線維の編み糸で4回以上の結紮を必要とする。単一合成線維のナイロンやプロリーン、PDSⅡ、マクソンは、剛性が強く柔軟性に欠けるうえに、表面が滑らかで結び目がほどけやすいので、6回以上結紮する。

The Assistant's Knot Tying

術者が糸針の付いた持針器を持った状態で、助手が持針器からの糸の自由端で結紮する場合がある（The assistant's knot tying、図11）。

この場合、助手はまず持針器側の糸（固定糸）を左手の中指にひっかけて、短いほうの糸（自由糸端）を右手に持って両手結びで結紮する。すなわち、左手の示指で自由糸端を上から下へループにくぐらせる（Through with a finger）。次に、左手の親指で自由糸端を下から上へループにくぐらせる（Through with a thumb、図2の両手結びⅡ）。

この結紮の場合、持針器側の糸の長さにできるだけ余裕が生じるように、助手は糸を自分のほうには引っ張らずに、できるだけ結び目より向こうの術者側で結紮動作を行う。そうすれば助手の結紮中に、術者は結紮動作を邪魔することなく、次の運針に備えて持針器の針を把持し直すなどの準備を行える。

引用・参考文献
1) Partipilo AV：Knots and methods of tying, In; Surgical technique and principles of operative surgery, 6th ed, Lea & Febiger, 1957
2) 額田巌：ものと人間の文化史 6・結び、法政大学出版、1972
3) 草間悟：結紮の基本＜市川篤二ほか編、手術の基本、金原出版、1978、p313-318＞
4) 有吉佐和子：華岡青洲の妻、新潮社、1967
5) Kirk RM: Handling threads, In; Basic surgical techniques, 4th ed, Churchill Livingstone, 1994
6) Foote EM: The tying of knots, In; Principles and practice of minor surgery, 6th ed, Appleton, 1930
7) 早川直和ほか：梶谷先生のべからず集＜前立ちからみた消化器外科手術、医学書院、1995＞
8) 光野孝雄ほか：「べからず集」全国集計抜粋＜市川篤二ほか編、手術の基本、金原出版、1978、p196-197＞

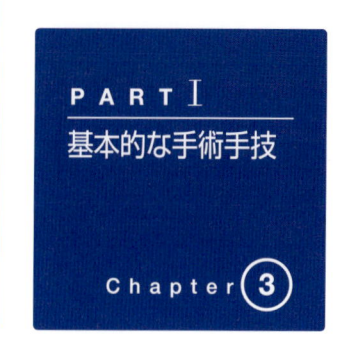

止血する
止血鉗子 Hemostatic Forceps, Artery Forceps, die Gefässklemme

PART I 基本的な手術手技
Chapter 3

> There is an old surgical saw that bleeding always stops.
> However, it takes a real surgeon to stop all bleeding.—— Clifton K. Meador[1]
>
> 出血はいつでも止まる、という外科の古い格言がある。
> しかし、すべての出血を止めるためには真の外科医を必要とする。

図1 鋼製小物の4分類（代表的な器具）

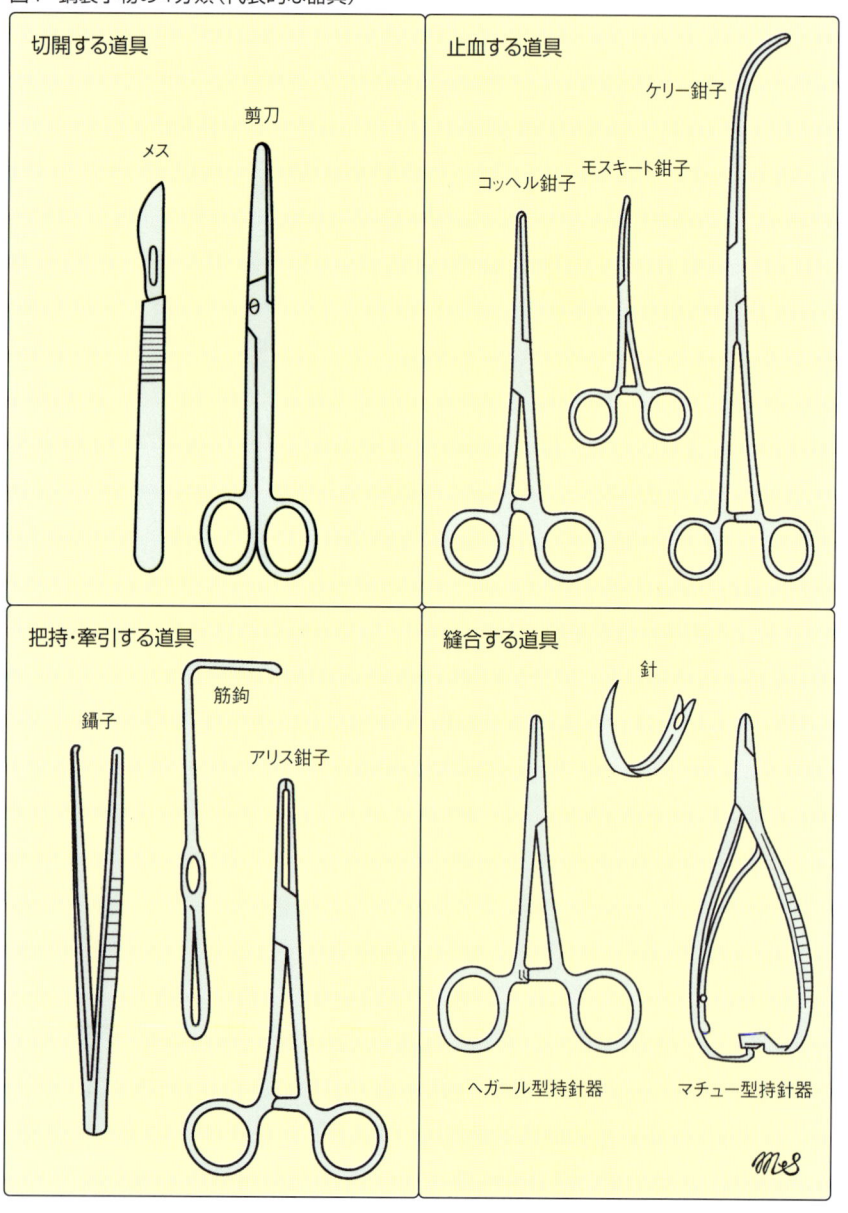

切開する道具: メス、剪刀

止血する道具: コッヘル鉗子、モスキート鉗子、ケリー鉗子

把持・牽引する道具: 鑷子、筋鉤、アリス鉗子

縫合する道具: 針、ヘガール型持針器、マチュー型持針器

鋼製小物の4分類

　外科医が直接手にして使用する基本的な手術器具は、鋼（炭素を含む硬い鉄）で作られているので、まとめて鋼製小物と呼ばれる。

　これらの手術器具はその使用目的によって、①切開する道具、②止血する道具、③把持・牽引する道具、④縫合する道具、の4つに大きく分類される（図1）。

　鋼製小物は血液や熱湯、消毒液などの薬液に頻回にさらされ、腐食しやすい環境下にあるので、その素材には鉄にクロムを加えて錆びにくくしたステンレス鋼が主に用いられる。

　鋼製小物の硬度はステンレス鋼の炭素量で調節されている。炭素量が0.16〜0.25％のステンレス鋼はバネ性に優れているので鉗子や鑷子の材料として、炭素量が0.26〜0.35％のステンレス鋼は鋼性に優れているので剪刀の材料として用いられている。

　鋼製小物のなかで「鉗子」とは「はさみのような形をしているが刃がなく、物を把持または圧挫する道具」で、その原形はヤットコである[2]。

止血鉗子の種類

　代表的な止血鉗子はコッヘル鉗子とペアン鉗子である。昔はペアン鉗子をコッヘル無鉤鉗子と呼んでいたこともあるが、現在では有鉤のものをコッヘル、無鉤のものをペアンと呼んでいる。このほかモスキート鉗子、リスター鉗子、ケリー鉗子などがある（**写真1，2**）。

　止血鉗子は止血操作のほか、剥離操作、組織や糸の把持など術中に最もよく使用される手術器具である。

1. コッヘル鉗子

　コッヘル鉗子はJawの全長に渡って横溝が刻まれており、先端に鋭く咬み合う3本の鉤をもっている。標準型は14.5cm長である。コッヘル鉗子は先端に強い圧力を加えられるように弾力性のない柄をもっている。

　コッヘル鉗子は止血目的で用いられるよりも、筋膜のような比較的固くて弾力性に乏しい組織を把持・牽引したり、糸・異物などを把持するときに用いられる場合のほうが多い。

　甲状腺切除術を世界で初めて行ったスイス・ベルン大学外科教授のE. Theodor Kocher（1841-1917、**写真3a**）が甲状腺動脈の止血のために考案したのがコッヘル鉗子である。コッヘルは「甲状腺外科の父」と呼ばれ、甲状腺に関する業績で1909年ノーベル医学・生理学賞を受賞した。

2. ペアン鉗子

　ペアン鉗子はコッヘル鉗子とほぼ同じ形をしており、止血や組織の把持などに用いられる。ペアン鉗子

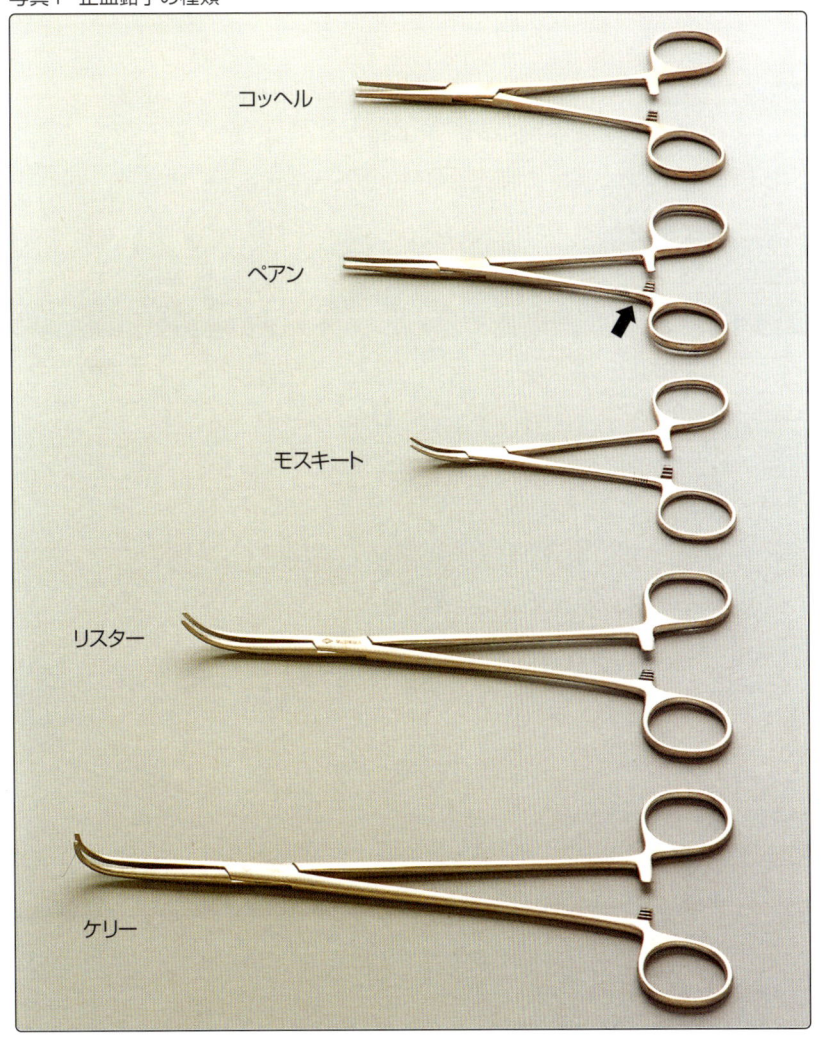

写真1　止血鉗子の種類

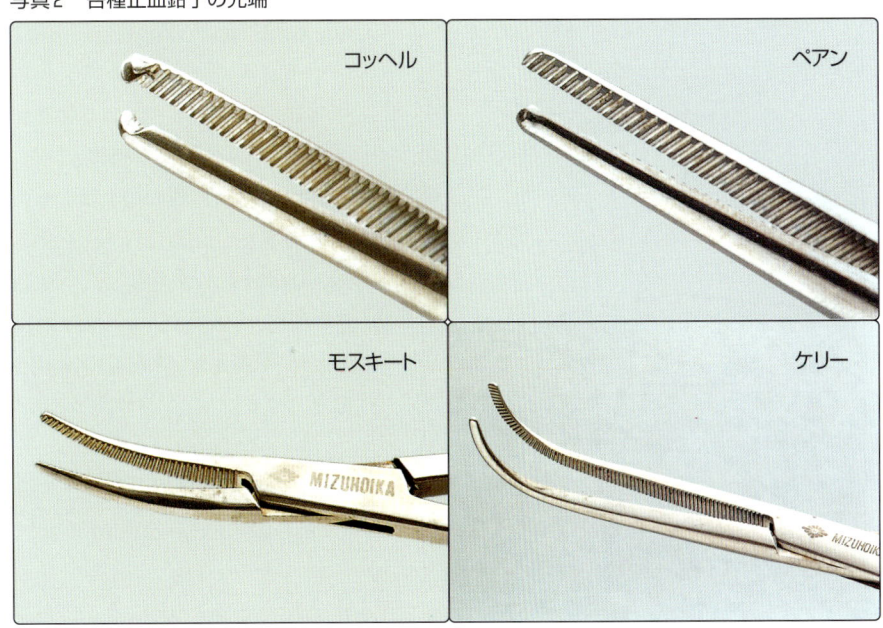

写真2　各種止血鉗子の先端

写真3　止血鉗子にその名を残した医師たち

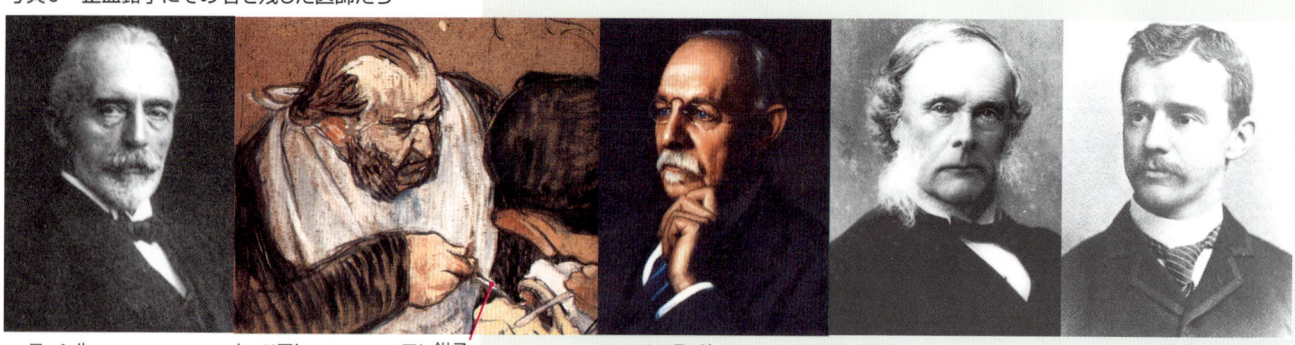

a　コッヘル　　b　ペアン　　　　c　ハルステッド　　d　リスター　　e　ケリー
　　　　　　　ペアン鉗子
　　　　　　（ロートレック画）

図2　止血鉗子はその先端で組織を把持する

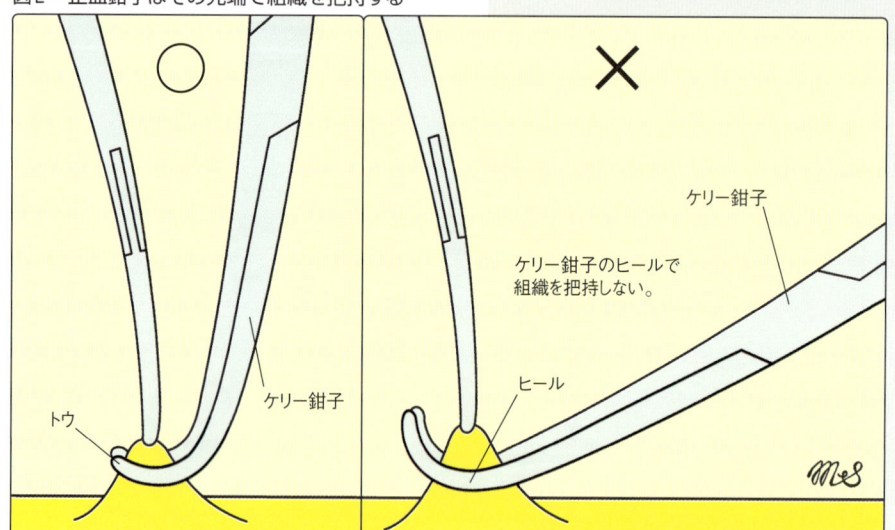

図3　止血鉗子の構造

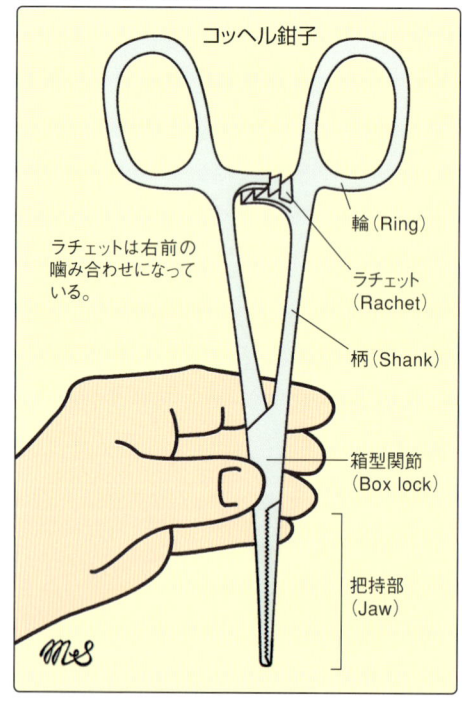

分が特に細く、歯型も線細で全体が小型の鉗子（12.5cm長以下）である。

モスキート鉗子は米・ジョンスホプキンス大学外科教授のWilliam Steward Halsted（1852-1922、**写真3c**）が考案した。ハルステッドはアメリカに外科レジデント制度を確立し、手術用ゴム手袋を考案したほか、乳癌の胸筋合併切除術（Halsted手術）も発表した。

4. リスター鉗子

リスター鉗子はJaw全体が軽度弯曲した無鉤の鉗子である。

リスター鉗子を考案したイギリスのJoseph Lister（1827-1912、**写真3d**）は石炭酸による防腐法を開発し、「近代外科学の父」と呼ばれる。

5. ケリー鉗子

ケリー鉗子は無鉤の鉗子で、Jawが先端近くで弯曲している。全長が20cm以上と長いので比較的深い術野で用いられる。

ケリー鉗子は全体に細身でやや弾力性があり、止血のほか剥離鉗子（Dissecting forceps）として組織の剥離にもよく用いられる。

ケリー鉗子はアメリカの産婦人科医Howard Kelly（1858-1943、**写真3e**）が考案した。

の先端には鉤がないので、コッヘル鉗子に比べて組織の把持力は弱いが、組織損傷が少ない。

ペアン鉗子の柄にはコッヘル鉗子と識別できるように数本の溝が彫られている（**写真1、矢印**）。

ペアン鉗子の名の由来は、仏・パリの外科医Charriere（シャリエール、1803-1876）が作製した止血鉗子をパリの外科医 Jules Péan（1830-1898、**写真3b**）が最初に使用したことによる。

3. ハルステッドのモスキート鉗子（Halsted's mosquito forceps）

モスキート鉗子は出血点をピンポイントでつまめるように、先端部

止血鉗子の構造

1. 止血鉗子の把持の仕方

止血鉗子は剪刀と同様に、親指と薬指を輪の中に入れ、示指を鉗子の背面に添えて把持する。ケリー鉗子やモスキート鉗子などの彎曲型の鉗子は、鉗子の彎曲を手掌の彎曲に合わせて把持する。

止血鉗子は手の甲を上にして操作するのが原則であるが、剥離操作などに彎曲型の鉗子を用いる場合、術野の状況に応じて手の甲を下にして操作する場合もある。

2. 止血鉗子の先端

止血鉗子はその先端で組織を最も有効に把持できるように、鉗子の先端が最初に閉じる構造になっている。したがって、彎曲型のケリー鉗子などで組織を挟むときは、鉗子のヒール（かかと）ではなく、できるだけトウ（つま先）を用いる（図2）。

3. ラチェットの構造

止血鉗子には手を放しても組織の把持状態が維持できるように、3段階のラチェット（爪かけ式ストッパー）が付いている。

ラチェットははずれにくく、かつ、はずしやすいように、1段目が低く3段目まで順次高くなる構造になっている。

ラチェットは「空をとぶ雁の列のようなギザギザの形」から雁木とも呼ばれる。

4. ラチェットのはずし方

止血鉗子の先端を手に持って正面から見た場合、ラチェットは右前の咬み合わせとなっている（図3）。このためラチェットのはずし方は右手と左手とで異なる（図4）。

右手で止血鉗子をはずすときは、止血鉗子の輪の中に親指と薬指を入れて普通に把持し、親指で輪を押し出しながら中指と薬指でもう一方の輪を反対側に押し出す。

左手で止血鉗子をはずすときは、鉗子の輪の中に指は入れずに、左手の親指と示指で一方の輪をつまんで、親指の指腹で輪を示指の方向へひねるように押すと同時に、中指と薬指の指腹でもう一方の輪を反対方向へ押し出す（Snapping off method）。

5. ラチェットのロック

ラチェットをロックするときは、ロックしたことが他人にもわかるように、「カチッ」「カチカチッ」と歯切れのよい響をたててロックする。

鉗子を受け渡しするときには、ラチェットを1つだけロックして、鉗子の先端を閉じてから手渡す。

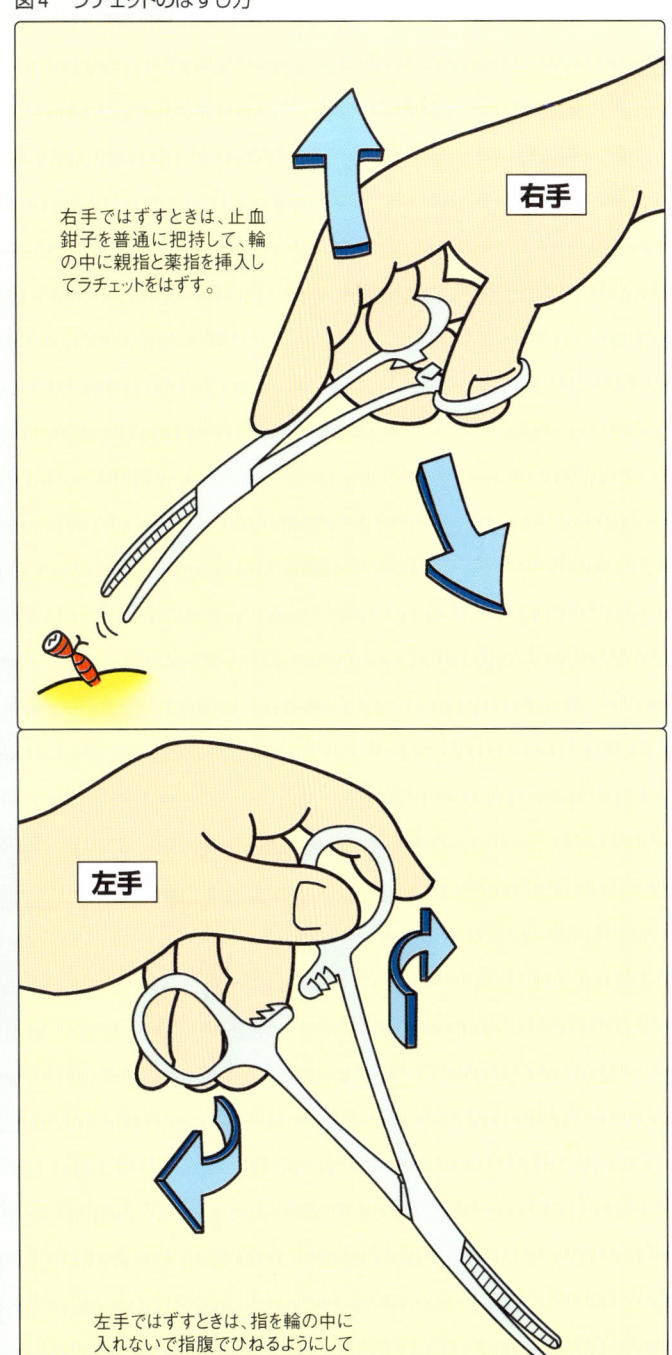

図4　ラチェットのはずし方

右手ではずすときは、止血鉗子を普通に把持して、輪の中に親指と薬指を挿入してラチェットをはずす。

左手ではずすときは、指を輪の中に入れないで指腹でひねるようにしてラチェットをはずす（Snapping off method）。

Ligation of blood vessels is one of the commonest repetitive procedures in surgery. Practise performing it to become faultless. Concentrate on perfection, not speed.――Raymond M. Kirk [3]

血管の結紮は術中に繰り返し何度も行われる最もありふれた手技の一つです。完全に申しぶんなくできるように練習しなさい。完璧さに集中しなさい。スピードではありません。

図5　分離結紮法（血管を切離してから結紮する場合）

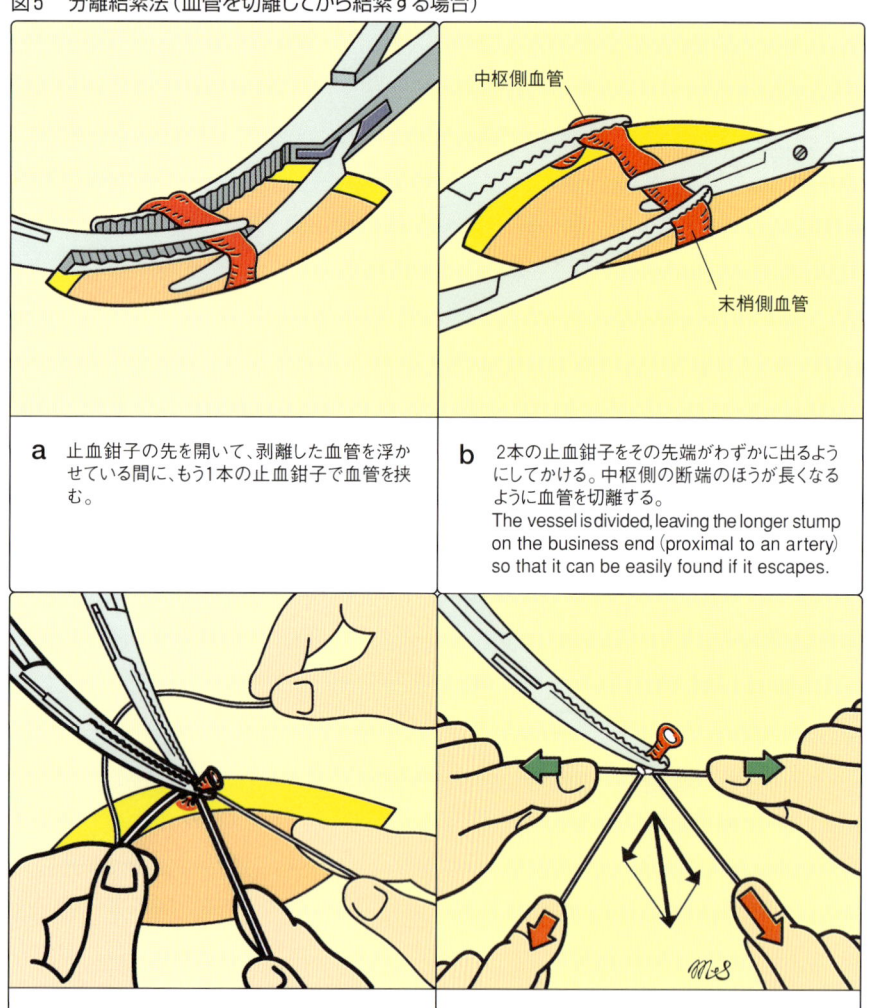

a　止血鉗子の先を開いて、剥離した血管を浮かせている間に、もう1本の止血鉗子で血管を挟む。

b　2本の止血鉗子をその先端がわずかに出るようにしてかける。中枢側の断端のほうが長くなるように血管を切離する。
The vessel is divided, leaving the longer stump on the business end (proximal to an artery) so that it can be easily found if it escapes.

c　結紮は重要な中枢側の血管から行う。鉗子を持つ術者は、助手が糸を回しやすいように、まず鉗子を少し起こす。次に、止血鉗子の先端が助手にみえるように、術者は手元を少し下げて鉗子の先端を少し持ち上げる。助手は糸でループを作る前に鉗子の先端に先に糸をかける。

d　糸の締めと呼吸を合わせながら鉗子をゆっくり離す。糸はその両端が一直線となるように牽引して結紮する。一直線でない方向に牽引すると、糸が滑脱したり血管を引きちぎる可能性がある。

止血鉗子による止血法には、結紮による方法（結紮止血法）と結紮によらない方法（無結紮止血法）がある（表1）。

結紮止血法

結紮止血法には分離結紮法、縫合結紮法、集束結紮法の3種類がある。

1．分離結紮法

分離結紮法は1本の血管だけを分離して結紮する方法である。血管を切離してから結紮する場合（図5、6）と血管を結紮してから切離する場合（図7）がある。

1）結紮糸と結紮点は一直線上に

結紮糸は正確なカウンタートラクションのもとに、その両端が一直線となるように、かつ、結紮する血管を引っぱらないように注意しながら結紮する。一直線でない方向に牽引すると、力の平行四辺形の法則により結紮点に余計な力が加わり、糸が滑脱したり血管を引きちぎる危険がある（図5）[4]。

深部の結紮で両手の指を挿入で

表1　止血鉗子を用いた止血の種類

1. 結紮止血法
　①分離結紮法（Free vessel ligature）
　②縫合結紮法（Suture ligature）
　　・刺通結紮法
　　　（Transfixing suture, Stick tie）
　　・周刺結紮法
　　　（Undersewing, Ligature round a point）
　③集束結紮法
　　（Mass ligature, die Massenligatur）

2. 無結紮止血法
　①焼灼法（Electrothermocautery）
　②圧挫法（Crushing, Clamping）

図6　分離結紮法（血管を切離してから結紮する場合）

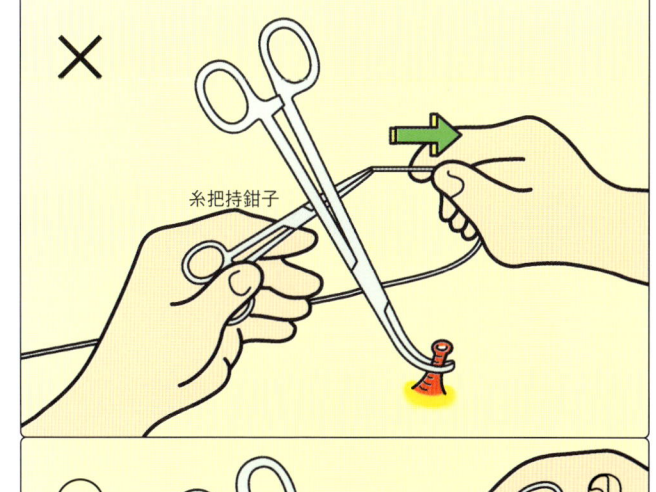

糸を把持したリスター鉗子やモスキート鉗子は左手に持たず、右手（利き手）に持つ。
左手で糸把持鉗子を受け取った場合は、糸よりも先に鉗子を右手に渡す。

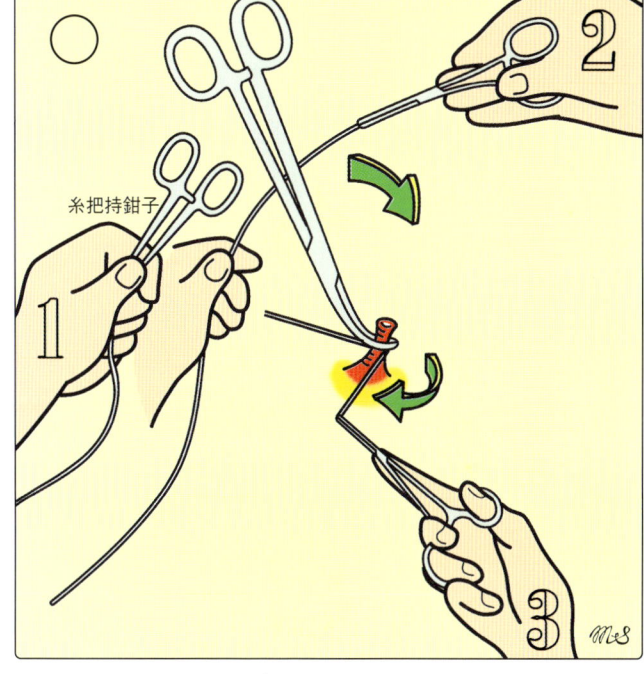

①糸把持鉗子を左手に受け取った場合。
②血管の断端をつまんでいる止血鉗子の背中側で、その鉗子を右手に渡す。
③止血鉗子の背中側から手前へ糸を回す。

図7　分離結紮法（血管を結紮してから切離する場合）

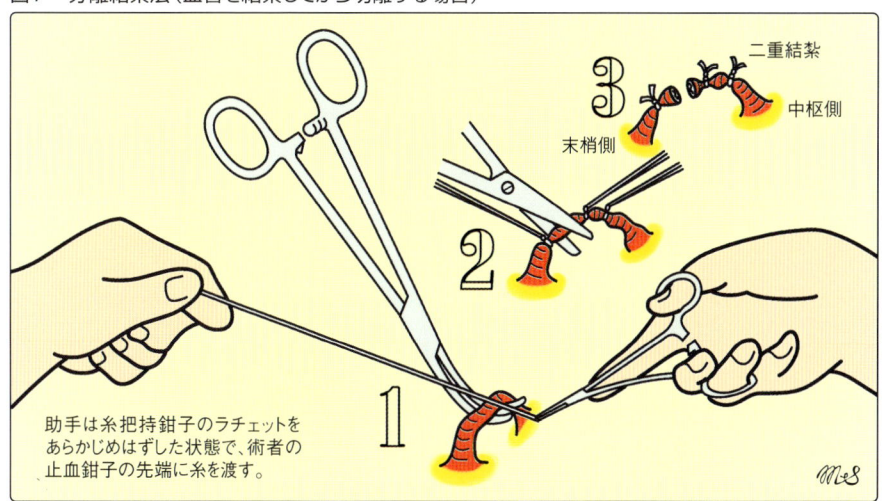

助手は糸把持鉗子のラチェットをあらかじめはずした状態で、術者の止血鉗子の先端に糸を渡す。

きない場合には、糸の一方を結紮点より長く、他方を結紮点より短く持って、短いほうの糸を術野深部で示指で底部方向へ押し（Pushing）つつ、長いほうの糸を手前に牽引（Traction）して、糸を斜め一直線にして結紮する（図8）。

2)血管の「仮づまみ」について（図9）
　深部の重要な血管や出血しやすい血管などの損傷を避けるために、目的とする血管の周囲を完全に剥離する前に、目的血管が動かないようにモスキート鉗子などで血管を仮づまみした後に血管周囲を剥離すれば、2つの鉗子の均衡のとれたPushingとTractionにより、血管を安全に剥離し結紮できる[5]。

2. 縫合結紮法
　縫合結紮法による止血には、無傷針付縫合糸を用いて、①血管だけを刺通結紮して止血する方法と、②周囲組織を縫合して止血する方法がある。

1)刺通結紮法（図10）
　重要な太い血管の結紮糸が抜け落ちないように、普通結紮（Conventional tie）の遠位側に確実を期

図8 深部結紮

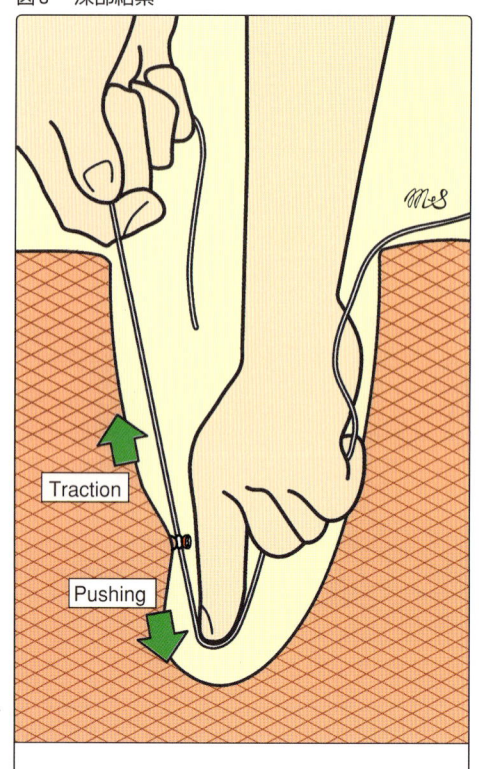

糸の一方を結紮点より長く、他方を結紮点より短く持って、短いほうの糸を術野深部で奥へPushingしつつ、長いほうの糸を手前にTractionして、糸を斜め一直線にして結紮する。

図9 血管の「仮づまみ」

血管に仮づまみ鉗子をかけ、2つの鉗子の均衡のとれたPushingとTractionにより、血管を剥離する。

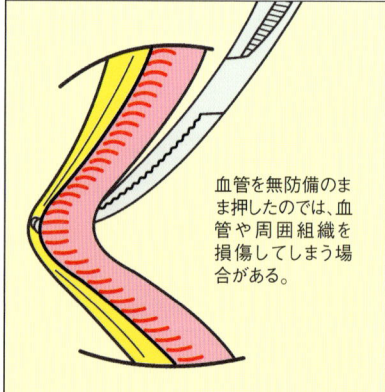

血管を無防備のまま押したのでは、血管や周囲組織を損傷してしまう場合がある。

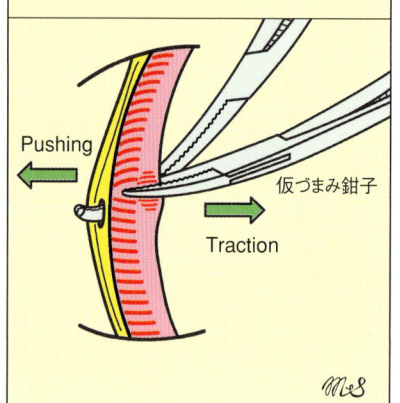

して刺通結紮（Transfixing tie）を追加する。例えば、肺切除術の際に肺静脈の結紮糸がはずれると致命的になるので、肺静脈は刺通結紮してから切離する。

刺通により余計な出血や血管裂傷を引き起こさないために、血管の刺通結紮にはプロリーンなどの血管縫合糸を用い、普通に結紮した結紮糸よりも遠位側で刺通する。

刺通結紮は太い血管のほか、胆嚢管や鼠径ヘルニア嚢など管腔組織を切離する際にも用いられる。

2）周刺結紮法

肝・膵などの実質臓器からの出血、血管の走行を確認しにくい場合や、出血血管の断端が組織内に埋没して止血鉗子で把持できないような場合は、出血点を中心に8の字に周囲組織を含めて縫合して止血する。

8の字縫合（図11）はZ縫合とも呼ばれる。

図10 刺通結紮法（右下肺静脈の刺通結紮）

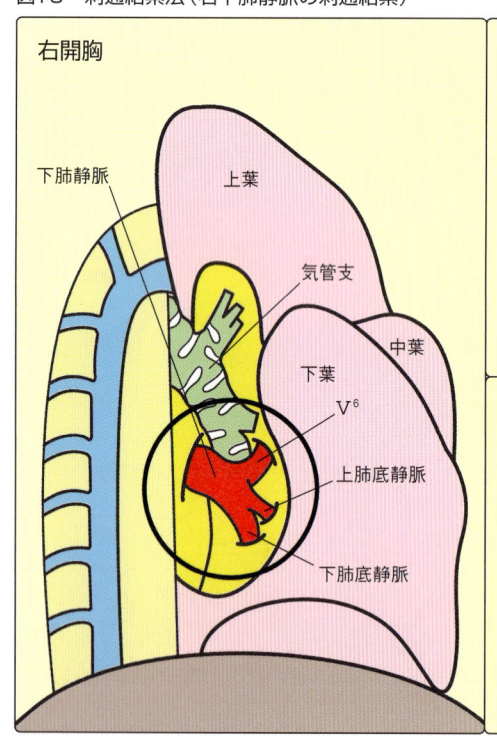

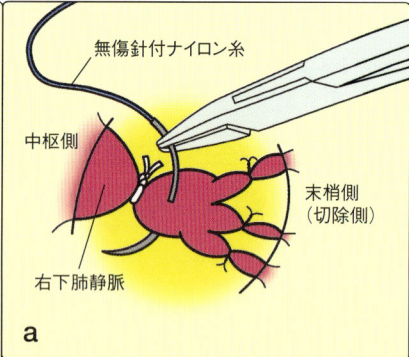

a

まず血管の半分を単結紮してから、次に血管の全周を結紮する。

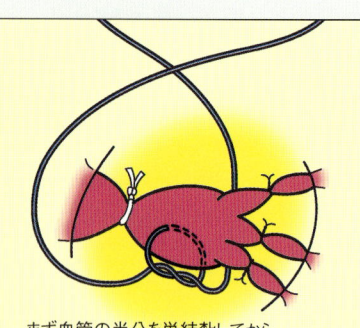

b

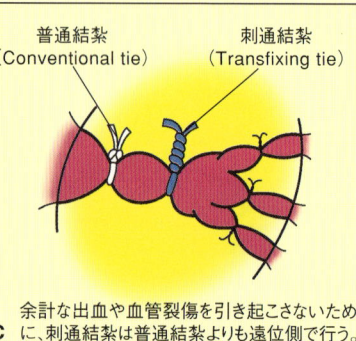

c 余計な出血や血管裂傷を引き起こさないために、刺通結紮は普通結紮よりも遠位側で行う。

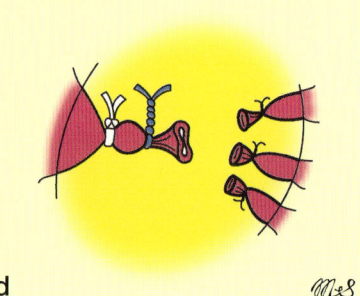

d

図11　8の字縫合（Figure of Eight Suture）

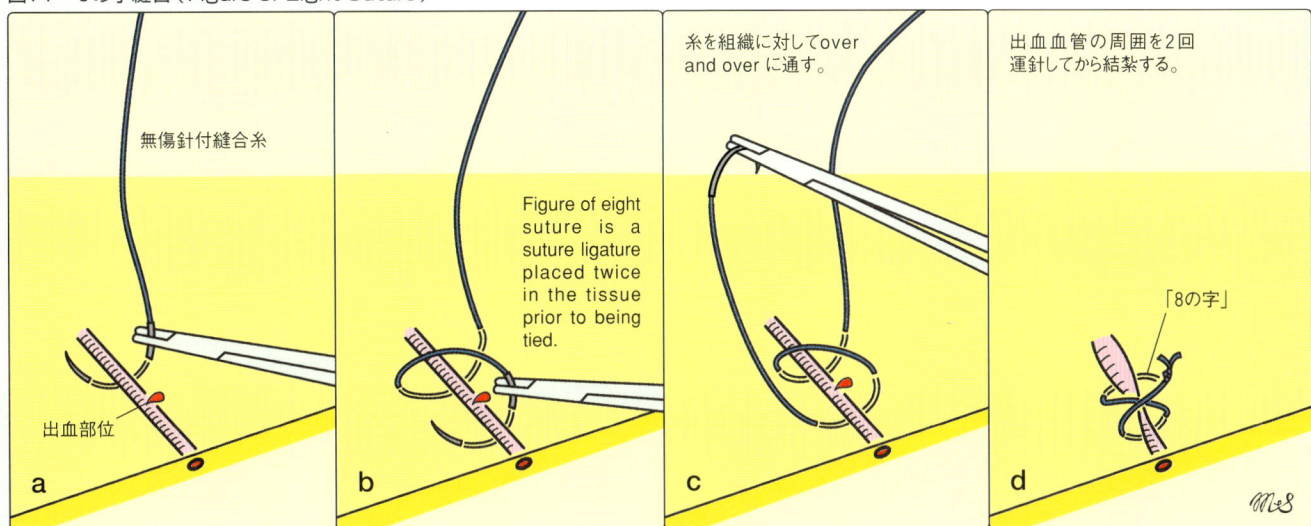

a　無傷針付縫合糸／出血部位

b　Figure of eight suture is a suture ligature placed twice in the tissue prior to being tied.

c　糸を組織に対してover and overに通す。

d　出血血管の周囲を2回運針してから結紮する。「8の字」

3. 集束結紮法

　大網や腸間膜など血管が多数あって個々の血管を分離して結紮しにくい場合などに、血管を周囲組織と一括して結紮する方法を集束結紮という。

　例えば、胃切除術の際に一定範囲の大網を2か所で集束結紮した後、その間を切離することにより、胃の遊離が迅速に行われる。ただし、大網に太い絹糸で大幅な集束結紮を行うと、結紮部位より末梢の組織が炎症反応を起こし、大網腫瘤（Braun tumor）を形成することがある[6]。

　刺通結紮や周刺結紮も、比較的広範囲に集束的に行うときは、集束結紮の一種とされる（図12）。

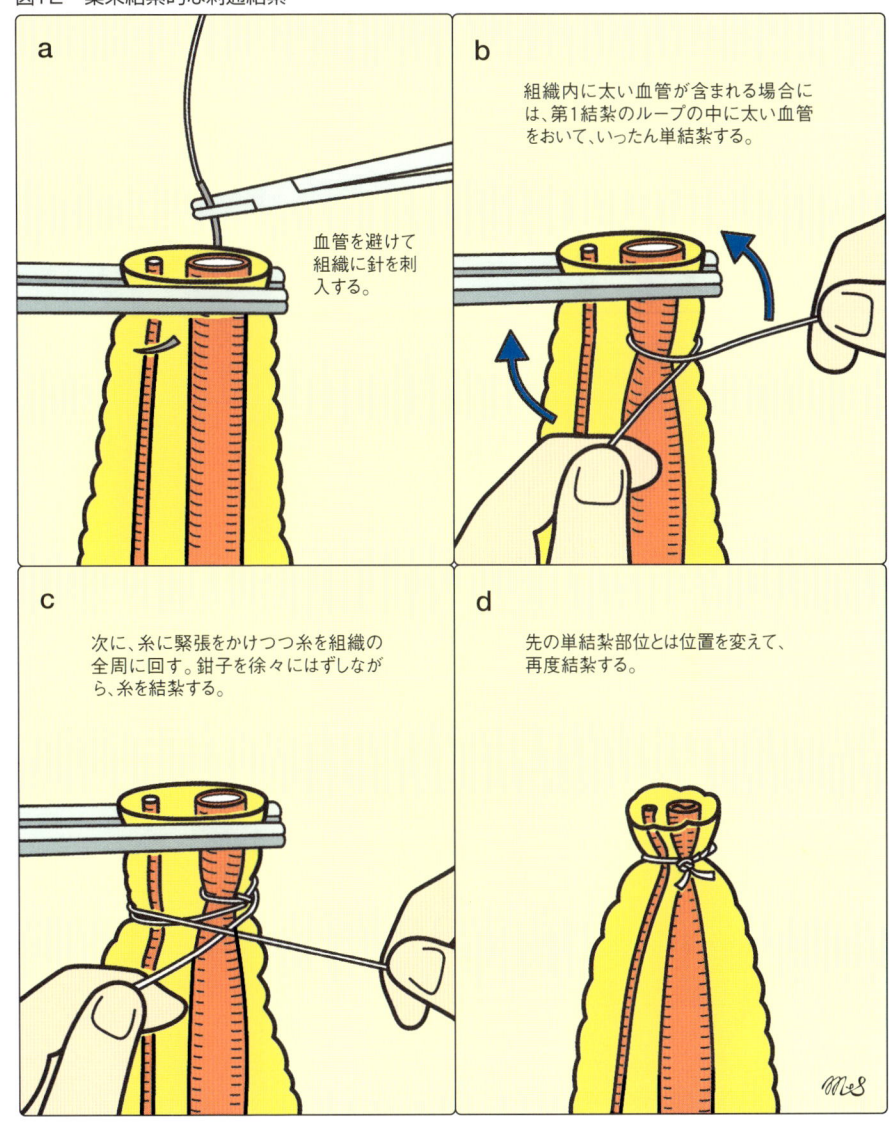

1）集束結紮における圧挫とラプラスの法則（図13、14）

　集束結紮が不十分であると、血管断端から出血し血腫を作りやすい。分量の多い組織を確実に結紮するためには、結紮の前にペアンまたはリスターなどの無鉤の止血鉗子で結紮予定部位をあらかじめ軽く圧挫（Crush, Quetsche）しておく。圧挫により組織が柔らかくなって溝がつ

図12　集束結紮的な刺通結紮

a　血管を避けて組織に針を刺入する。

b　組織内に太い血管が含まれる場合には、第1結紮のループの中に太い血管をおいて、いったん単結紮する。

c　次に、糸に緊張をかけつつ糸を組織の全周に回す。鉗子を徐々にはずしながら、糸を結紮する。

d　先の単結紮部位とは位置を変えて、再度結紮する。

図13　集束結紮におけるラプラスの法則

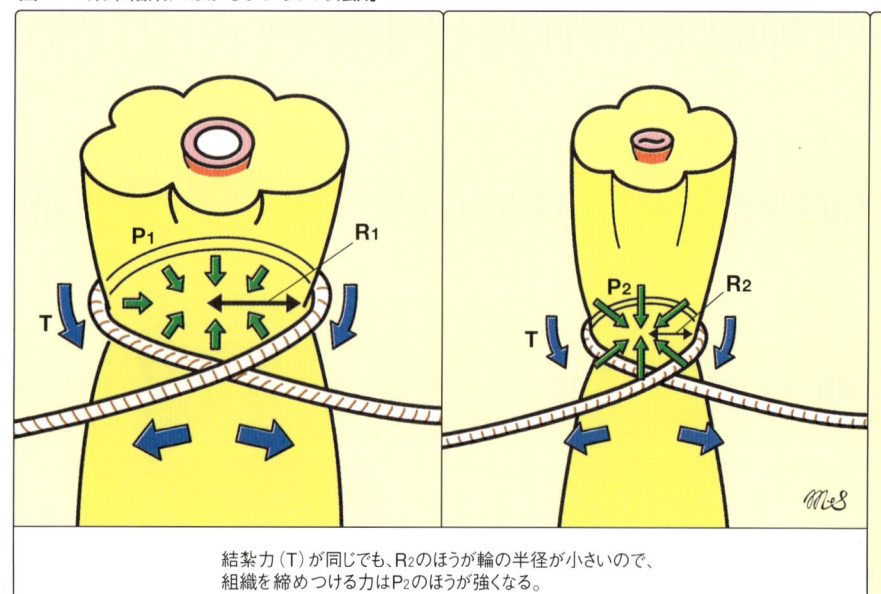

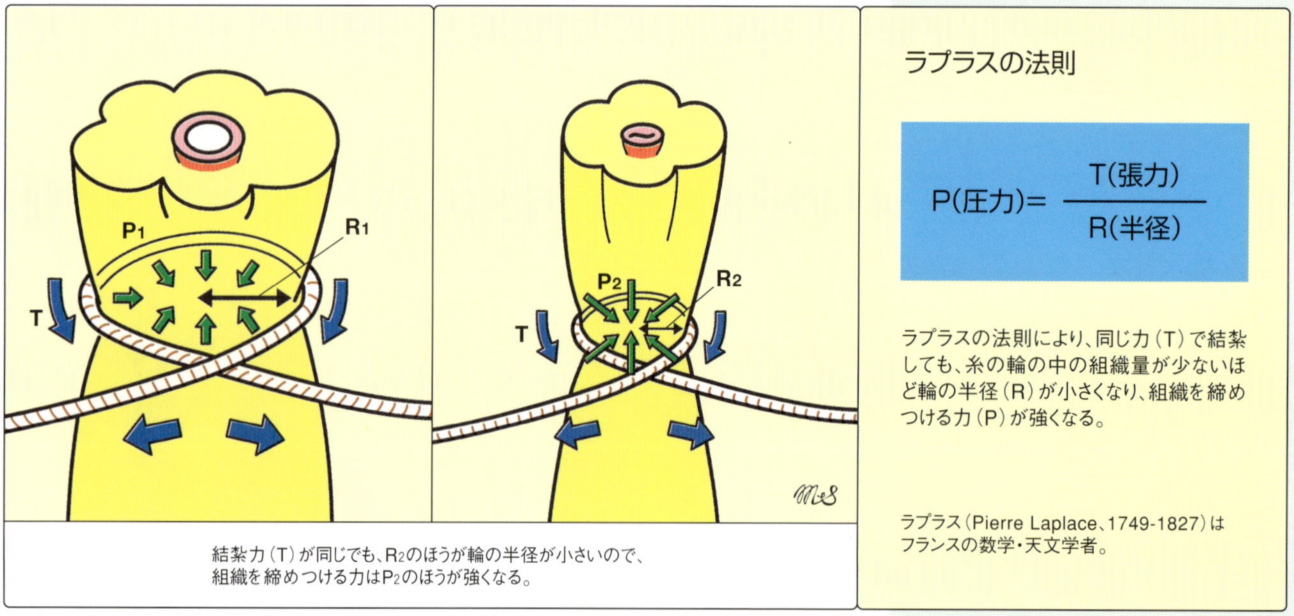

ラプラスの法則

$$P(圧力) = \frac{T(張力)}{R(半径)}$$

ラプラスの法則により、同じ力（T）で結紮しても、糸の輪の中の組織量が少ないほど輪の半径（R）が小さくなり、組織を締めつける力（P）が強くなる。

ラプラス（Pierre Laplace、1749-1827）はフランスの数学・天文学者。

結紮力（T）が同じでも、R₂のほうが輪の半径が小さいので、組織を締めつける力はP₂のほうが強くなる。

図14　分量の多い組織を集束結紮する場合

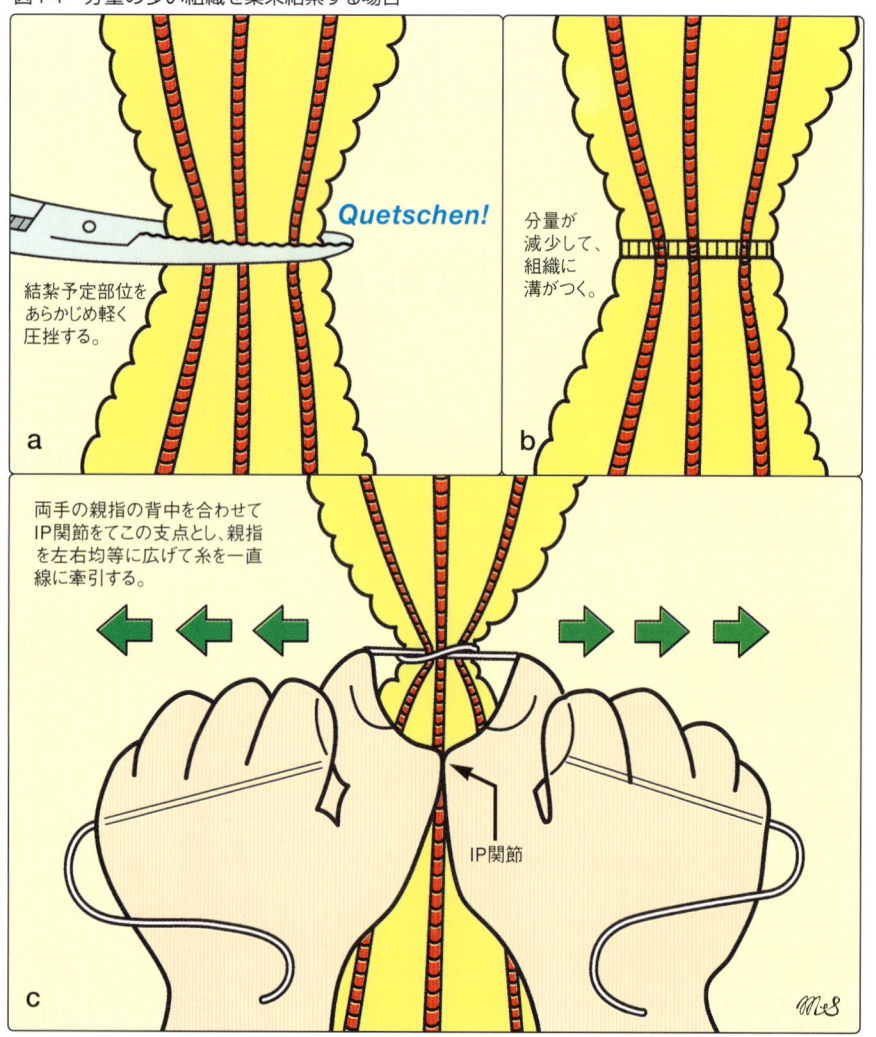

a　結紮予定部位をあらかじめ軽く圧挫する。
　Quetschen!

b　分量が減少して、組織に溝がつく。

c　両手の親指の背中を合わせてIP関節をてこの支点とし、親指を左右均等に広げて糸を一直線に牽引する。
　IP関節

き、圧挫に強い血管だけが残るので結紮が確実になる。

また、圧挫により脂肪組織などの分量が減少するので、結紮糸がよく締まるようになる。

これはラプラスの法則により、同じ力で結紮しても、糸の輪の中の組織量が少ないほど輪の半径が小さくなり、組織を締めつける力が強くなるためである[7]。

2）鉗子は徐々にはずす（図15）

組織を切離した後に結紮する場合、鉗子（clamp）を一気にはずすと切離端の中心部が深部に引っ込むことがある。鉗子は一気にはずさず、助手の結紮に合わせつつゆっくりと緩めながらはずす（A gradual "educated" release of the clamp）。

鉗子を徐々にはずすことによって、細長く圧挫されていた組織の断面が丸い断面となり組織を的確に結紮できる。また、鉗子に挟まれた組織が万一捻れていた場合でも、鉗子をゆっくりとはずすことにより組織の捻れが元に戻って結紮される。

図15 A Gradual "Educated" Release of Clamp

✕ 鉗子を一気にはずすと切離端の中心部が深部に引っ込むことがある。

○ 鉗子は一気にはずさず、助手の結紮に合わせつつゆっくりと緩めながらはずす。

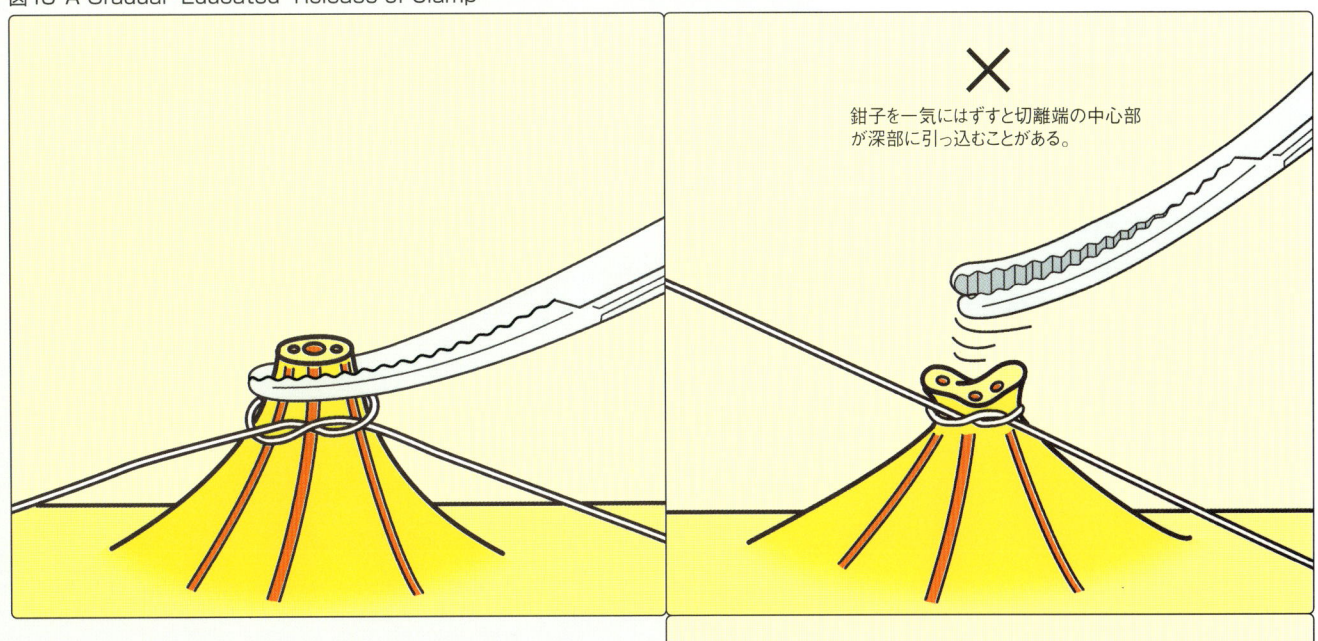

3）てこの原理を応用した結紮法（図14）

　両手の親指の背中を合わせてIP関節（指節間関節）をてこの支点とし、親指を左右均等に広げて糸を牽引する[8]。この方法は指頭の動きが安定するので、糸を牽引する力を微妙に調節でき、かつ左右均等に引っぱるので結紮点が動かない。また、非常に強く締めることができるので集束結紮に有用である。

　「集束結紮の糸の締め方は、『弁慶の突き鐘』式では効果が少なく、これでは切断のあと断端からの出血が止まらないことがある。集束結紮のときは、糸は結び目に近づけて持ち、グイグイグイと2、3度引き締めながら結ぶのがコツである。このやり方だと、弁慶ほどの大力でなく、義経のような非力な人でもしっかりした結紮ができる。二重結紮にすることも、結び目を2つでなく3つにして結ぶことも、あるいは集束結紮の切り口に露出している太目の血管を後で別に結紮しなおしておくのも、用心を重ねる意味ではもちろん結構なことではあるが、集束結紮で一番重要なことは、第一発目の結びをしっかりしばることである」[9]。

無結紮止血法

1．焼灼法

　血管を止血鉗子でつまみ、電気メスを鉗子に接触し通電して止血する。

2．圧挫法

　血管を止血鉗子で挟み、強く圧挫して血管壁を癒着させて止血する。しばらく鉗子をそのままにした後、結紮をしないで鉗子を除去する。皮下の小血管の止血などに用いる。

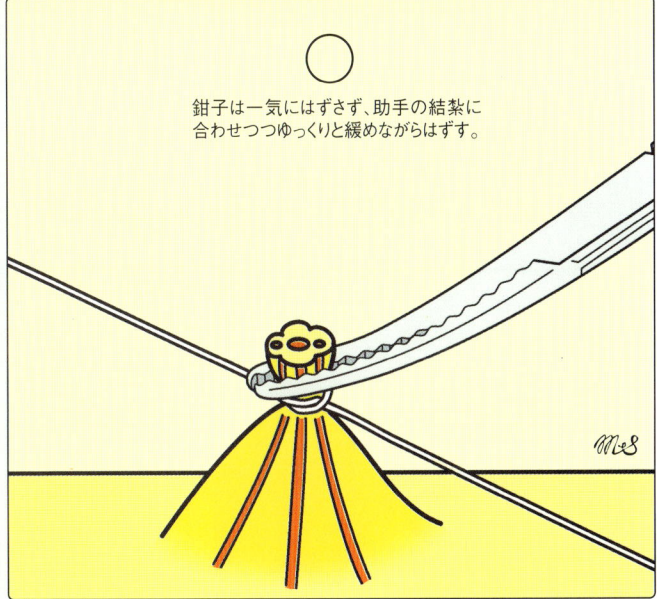

引用・参考文献
1) Meador CK ed: *A little book of doctor's rules*, Hanley&Belfus, 1992
2) 島文夫：鉗子に関する諸問題、医科器械学誌、40(4)：296-314、1970
3) Kirk RM: Handling threads, In: *Basic surgical techniques, 4th ed*, Churchill Livingstone, 1994
4) 石上浩一ほか：止血鉗子、剥離鉗子の種類と使い方＜光野孝雄ほか：消化器外科手術の基本手技（消化器外科セミナー19）、へるす出版、1985、p47-61＞
5) 秋山洋：手術基本手技、医学書院、1975、p77-78
6) Braun, H: Ueber entzündliche Geschwülste des Netzes, Arch. Klin. Chir., 63：378-399、1901
7) 前谷俊三ほか：止血法、消化器外科、9(6)：802-809、1986
8) 深谷月泉：両手背を合わせて支点とし梃子の理を応用する結紮手技、手術、29：280-281、1975
9) 大井実：幽門側胃部分切除術＜都築正男ほか監：日本外科手術全書第6巻、日本外科手術全書刊行会、1964、p39-157＞

PART I 基本的な手術手技

Chapter 3

止血する
電気メス

Electro Surgical Unit、Bovie Knife（米）、Surgical Diathermy（英）

> Not until the autumn of 1926, when, in the Huntington Hospital nearby, I happened to see Dr. Bovie's electrified wire loop being used for the purpose of bloodlessly scooping out bits of malignant tissue for examination, did I realize that here was a new tool which might possibly be utilized for the piecemeal removal of some of the more inaccessible intracranial tumors.
> ——Harvey W. Cushing[1]

> 1926年の秋に、たまたま近くのハンチントン病院で、悪性組織の一部を出血させずに生検するために用いられていたボビー博士の電気ワイヤーのループをみた。そのときはじめて、アプローチがより困難な頭蓋内腫瘍のピースミール切除に利用できるかもしれない新しい手術器具が、ここにあると実感した。

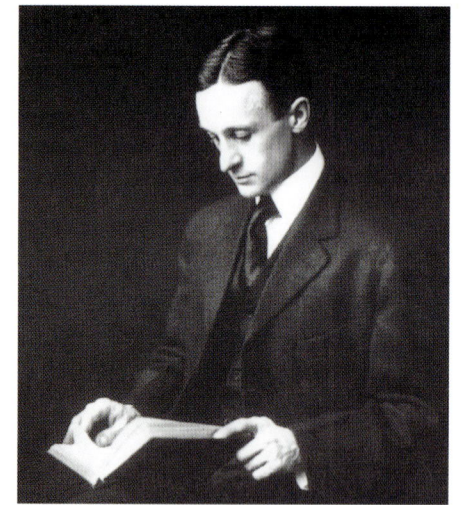

写真1　クッシング

クッシングは、クッシング症候群（下垂体腺腫から過剰分泌される副腎皮質刺激ホルモンによって引き起こされる病態）を報告（1932）したほか、伝記「ウィリアム・オスラー卿の生涯」で文学賞のピュリッツァー賞を受賞（1926）している。

電気メスは「手術機器の王様」であるが、同時に最も危険な手術機器の1つでもあるので、その構造、機能、特性を十分に理解して取り扱う必要がある。

電気メスにはモノポーラー（単極式電気メス）とバイポーラー（双極式電気メス）の2種類があるが、「いわゆる電気メス」とはモノポーラーの電気メス（ボビーナイフ）をさす。

ボビーナイフの名の由来

「脳外科の父」と呼ばれるハーバード大学教授のクッシング（Harvey Cushing、1869-1939、**写真1**）が、1926年に電気工学者のボビー（William T. Bovie）が開発した電気メスを使用して、血管に富む髄膜腫の摘出術に成功した[1]。以来アメリカでは、電気メスは「ボビー」とも呼ばれ、世界中に広まった。

電気メスの原理

細胞はほとんど水分から成り立っているので、細胞を瞬間的に100℃まで熱すると、細胞は瞬時に沸騰して蒸気になり、気化（蒸散）してしまう。また、細胞を60℃に熱すると、細胞内の水分は緩徐に蒸発して細胞質は蛋白変性し、組織は乾燥して血液凝固が起きる。

電気メスはこの原理を応用して組織に通電し、電流による生体自身の発熱（ジュール熱[*a]）を利用して切開・凝固を行っている（**図1**）[2,3]。

人体は一般家庭で使用する50～60ヘルツ[*b]の低周波電流には感電するが、1キロヘルツ以上の高周波電流には感電しにくい。電気メスは一般の電流（商用交流）を、電気メス本体の出力回路で300キロヘルツ～5メガヘルツの高周波電流に増幅して使用しているので、人体に通電して

[*a]　ジュール熱：電流がニクロム線や人体などの抵抗体の中を通過するとき、電気抵抗によって発生する熱。James P. Joule（1818-1889）はイギリスの物理学者。

[*b]　1ヘルツ（1Hz）は1秒に1回の振動波で、一般家庭で使う電気は50～60ヘルツの低周波電流である。Heinrich R. Hertz（1857-1894）はドイツの物理学者。

図1　電気メスの原理

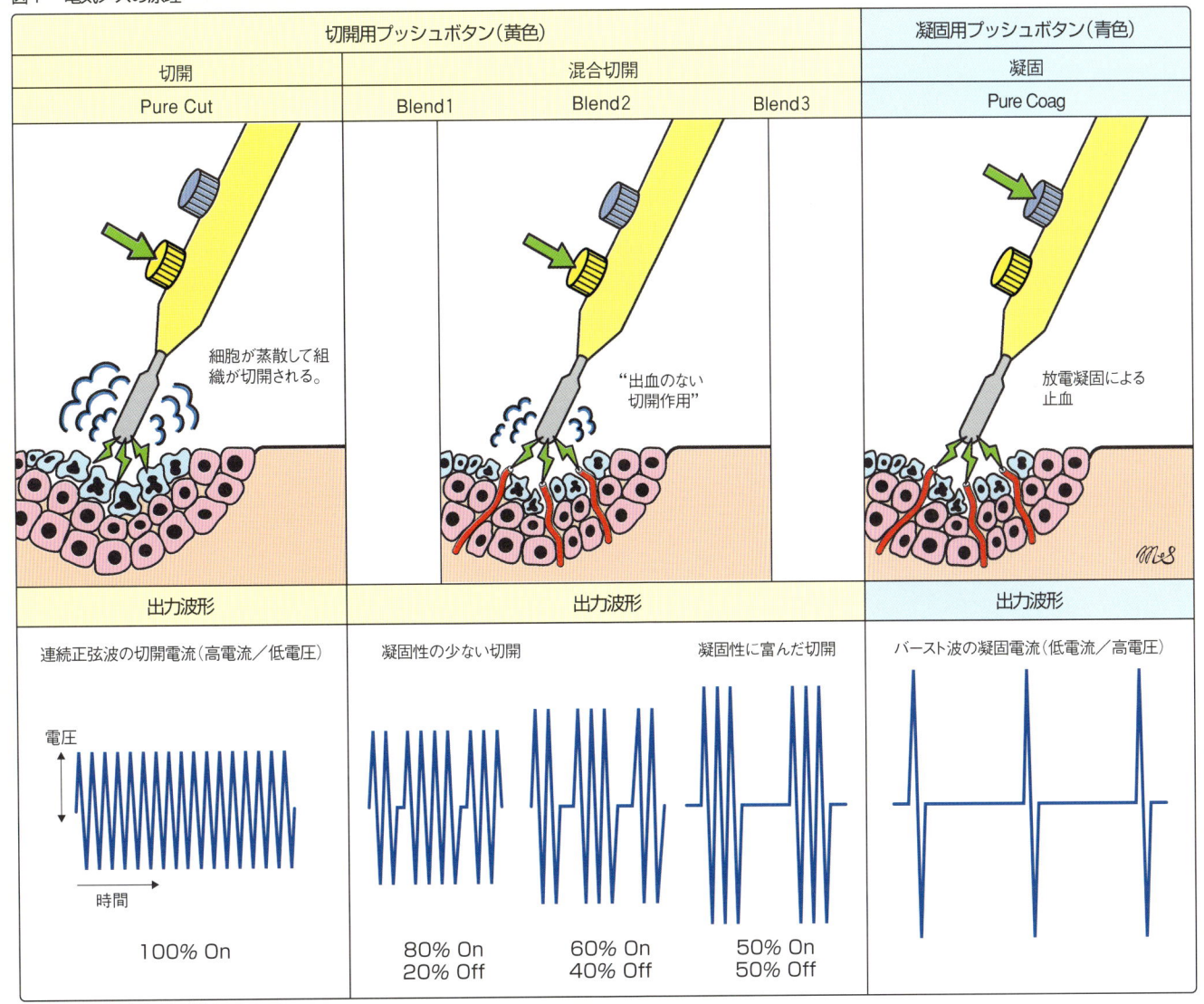

切開用プッシュボタン(黄色)				凝固用プッシュボタン(青色)
切開	混合切開			凝固
Pure Cut	Blend1	Blend2	Blend3	Pure Coag
細胞が蒸散して組織が切開される。	"出血のない切開作用"			放電凝固による止血
出力波形	出力波形			出力波形
連続正弦波の切開電流(高電流／低電圧)	凝固性の少ない切開		凝固性に富んだ切開	バースト波の凝固電流(低電流／高電圧)
100% On	80% On 20% Off	60% On 40% Off	50% On 50% Off	

写真2　エクスキャリバープラスPCのスイッチ

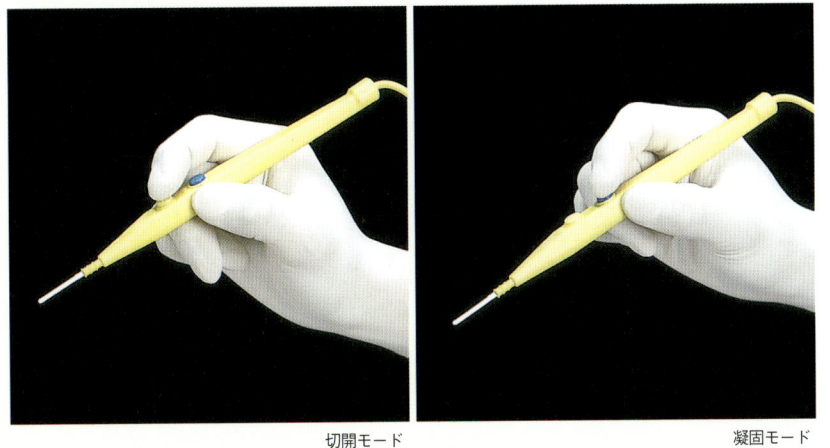

切開モード　　　凝固モード

電気メスのスイッチ(写真2)

電気メスのハンドピースのスイッチ(プッシュボタン)は、メス先電極に近いほうが切開モード(Cut)で黄色、メス先電極に遠いほうが凝固モード(Coag)で青色と決められている。フットスイッチの場合は、操作者から見て左側が切開ペダル、右側が凝固ペダルと決められている[7]。最近はハンドピースのスイッチをダブルクリックすれば、手元で出力調節を遠隔操作できる機種(小林メディカル、コンメド社のエクスキャリバープラスPC、コンメドシステム7500ABCなど)もある。

図2 凝固モードによる組織の切開（脾臓の脱転）

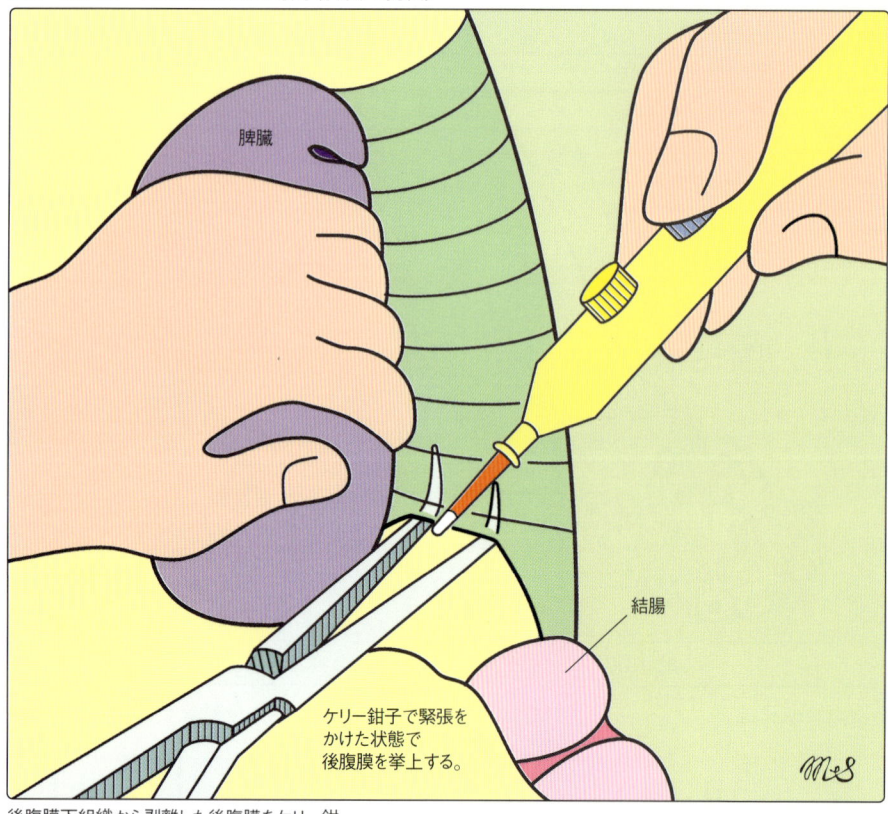

後腹膜下組織から剥離した後腹膜をケリー鉗子などで挙上して後腹膜に緊張を加えた状態で、凝固モードで切開すれば、小血管を止血しつつ迅速に切開できる。

も電気的ショックによって心臓が停止することはない。

電気メスによる切開
(Cut, Electrosurgical Cut)

　電気メスの刃先から組織の一点に集中的に「連続正弦波電流」を流すと、刃先から火花（スパーク：Spark）の形で組織に電流が流れ込み、細胞は一瞬のうち（500マイクロセカンド、2万分の1秒）に100℃以上に熱せられて蒸散し、組織が裂ける。これが電気メスの切開作用である。

　組織を切開するときは、電気メスの刃先を組織に軽く当てて、組織との接触面積を最小限にして通電する。電気メスの刃先を組織に強く押し当てると、接触面積が大きくなり切開能力が低下するうえに、メス先に凝血塊や炭化物が付着してさらに切開効率が低下する。

電気メスによる凝固
(Coag, Electrosurgical Coagulation)

　組織に高電圧の断続波（断続的高電圧減衰波、バースト波[*c]）を流すと、火花の形で組織に電流が流れ込み、組織は80℃前後に熱せられて乾燥し、細胞や血液の蛋白質が変性凝固して止血される。これが電気メスの凝固作用である。この凝固を放電凝固（Fulgulation）と呼び、電圧はどれだけ遠くに火花を飛ばすかを決定する。

　例えば上行結腸や下行結腸、脾臓などを授動・脱転するときに、後腹膜下組織から剥離した後腹膜をケリー鉗子などで挙上して、後腹膜に緊張を加えた状態にして凝固モードで後腹膜を切開すれば、小血管を止血しつつ迅速に切開することができる（図2）。皮下脂肪組織や筋肉も同様にして、緊張を加えた状態で凝固モードで切開することができる。

　切開途中に出現した血管を切離するときは、止血鉗子や鑷子で血管をつまんだ後に、鉗子に電気メスの刃を当てて、切開モードで通電して血管を乾燥化して切離する。

● 電気メスの刃による熱傷の予防

　小さな切開孔から深い腔内に電気メスを挿入して止血するときなどは、電気メスの刃の絶縁されていない部分が、皮膚縁など他の組織に接触して熱傷を発生しないように注意する必要がある。電気メスの刃にネラトンカテーテルなどをかぶせて刃先以外を絶縁して使用する（図3）。

[*c]　バースト：burstとは「爆発、突発」という意味。

電気メスによる混合切開
(Blend, Blend Cut)

組織に流れる断続的電流の通電時間を少しずつ長くしていくと、凝固と切開の中間的な現象が起きて、組織を凝固しつつ切開ができる。これを混合切開作用と呼び、電気メスの代表的特徴といわれている「出血のない切開作用」である[4]。

● 皮膚切開時の使用法

一期縫合する予定の皮膚は、表皮と真皮浅層を普通のメスで切開した後、真皮深層を混合切開モードで切開すれば真皮深層の小血管を止血しつつ切開できる。

肛門周囲膿瘍や皮下膿瘍など一期縫合しない皮膚は、はじめから電気メスで切開してドレナージしてもよい。

電気メスの出力モード

電気メスの切開、混合切開、凝固作用のうち、よく使用するのは混合切開作用と凝固作用である。

手術中は両者を頻繁に入り交えて使用するので、そのつど出力モードを調整する必要がないように、一般的な電気メスの本体には、純切開（Pure cut）／混合切開（Blend cut）と凝固（Coag）の2個の出力モード調整器がついている（**写真3**）。

電気メスのパワー（出力レベル）は電圧と電流で決まり、一般に20～80ワットの範囲で使用される*d。

どのようにして電気メスで止血するか
── 放電凝固 vs 接触凝固

電気メスによる止血方法には、火花放電による放電凝固法（Fulgulation）と、鉗子を用いた接触凝固法（Desiccation：乾燥）の2通りがある（**図4**）[2,5]。

1. 放電凝固による止血

凝固モードで通電すると、電気メスの刃先が出血点に近接して臨界点に到達すれば、組織との間に火花放電が起こり、出血点周囲の組織が乾燥し血管壁が収縮して、血管内腔がCoagulum（血液やリンパ液が半分固まってできたネバネバとした灰白色の凝塊）や血栓で閉塞して凝固止血される（Obliterative coagulation technique）。

放電凝固で止血されるのは、径0.5mmまでの小血管である。この凝固法を進化させたものがスプレー凝固やアルゴン・ビーム凝固である。

図3　電気メスの刃による熱傷の予防

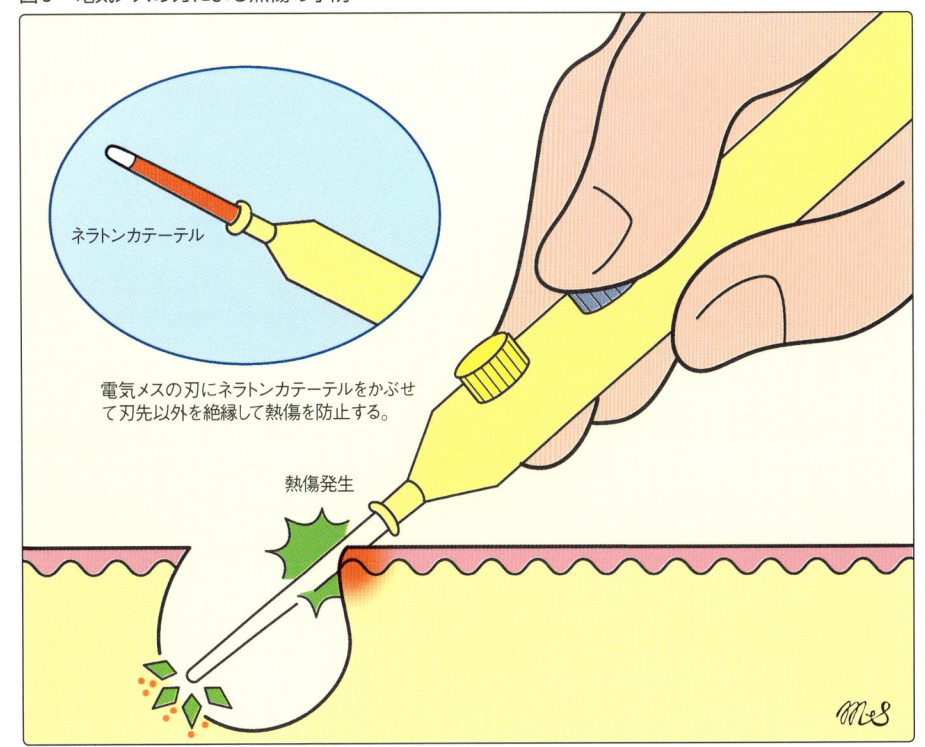

電気メスの刃にネラトンカテーテルをかぶせて刃先以外を絶縁して熱傷を防止する。

写真3　エクスキャリバープラスPCのフロントパネル（部分）

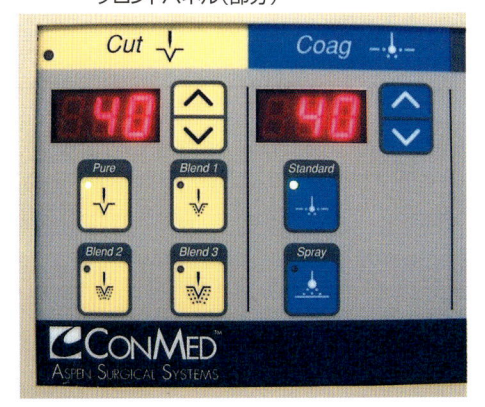

*d　パワー（ワット）＝電圧（ボルト）×電流（アンペア）

図4　どのようにして電気メスで止血するか──放電凝固 vs 鉗子を用いた接触凝固

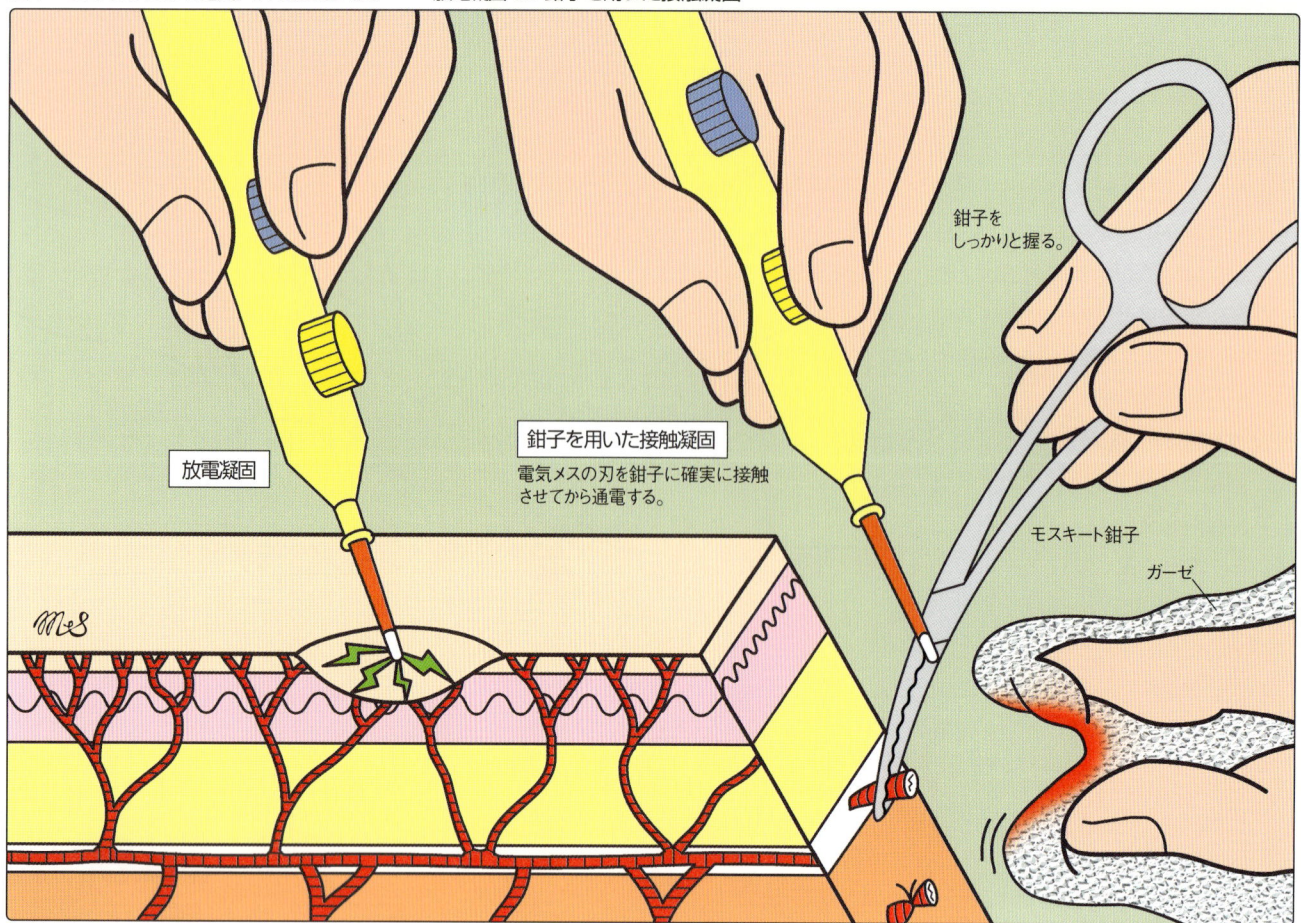

放電凝固

鉗子を用いた接触凝固
電気メスの刃を鉗子に確実に接触させてから通電する。

鉗子をしっかりと握る。

モスキート鉗子

ガーゼ

放電凝固では、メス先電極と組織との間で火花放電が起こり、凝固止血される。鉗子を用いた接触凝固では、メス先電極が鉗子を介して血管に確実に接触しているので、火花放電は起こらない。

電流は血液など電気伝導体を通じて拡散するので、出血部位はDry fieldにして通電することが肝要である。

接触凝固法で、止血鉗子を握る手がビリッとしたり、ヤケドを負わないためには……[5,6,8]
1. 切開電流を使用する。
2. 電気メスの刃を確実に鉗子に接触させてからスイッチを入れ、スイッチを切った後に鉗子から離す（止血鉗子に火花放電しない）。
3. 鉗子をしっかりと握る（手指と鉗子の接触面積を大きくして、電流密度を下げる）。

2. 鉗子を用いた接触凝固による止血

　止血鉗子や鑷子で血管をつまんで血管壁の内面を接合させてから、鉗子に電気メスの刃を当てて通電する。通電により血管内腔が密閉遮断され、その周囲にCoagulumと血栓が形成され血管は乾燥し、白色に変色して止血される（Coaptive coagulation technique）。

　この方法では径0.5～1.5mmの血管が止血される。バイポーラーによる止血は、この凝固法の変形である。

　鉗子を用いた接触凝固に際し、多くの外科医は電気メスの出力設定を「切開モード」ではなく「凝固モード」で使用していることが少なくない。これは電気メスのメスホルダーの出力設定の切り換えスイッチボタンが切開（Cut）と凝固（Coag）と表示されているため、この表示がそのまま組織への作用を示すと誤解されていることによると推測される[6]。

　鉗子で組織が確実に把持されている限り、高電流／低電圧の切開モードでも低電流／高電圧の凝固モードでも、血管の乾燥化は同様に起こり止血される。しかし接触凝固の場合、血管を把持した止血鉗子の先がアクティブ電極（メス先電極）として機能するので、血管に火花を放電する必要はない。

　したがって、わざわざ高電圧の凝固モードを使わなくとも、切開モードで十分な電流があれば血管が乾燥して止血され、より安全である。切開モードを使えば、使用電圧を下げ

ることができ、熱傷などの電気的副損傷の発生率を下げ、止血鉗子を握っている外科医の手がビリッとしたりヤケドを負うこともない。

接触凝固で凝固電流を通電するうえでのもう1つの問題点は、比較的大きな血管を止血するときである。万一止血鉗子が血管を確実に把持していなかった場合、高電圧の凝固モードでは大きな火花が発生し、血管を損傷する危険がある。

また、術者によっては止血効果を高めようとして、意識的に長時間鉗子に凝固モードで通電しようとする。しかし、いくら長時間通電しても組織の表面が焦げるだけで、焼け焦げが電気抵抗となって、術者の意図に反して深部までは凝固・止血力が及ばない。

電気メスの切開・凝固作用のうち、放電凝固を進化させたものが、スプレー凝固やアルゴン・ビーム凝固である。

スプレー凝固(Spray Coagulation)

スプレー凝固(**図5**)では、通常の凝固モードの電圧より1.5〜2倍高い電圧(約1万ボルト)をかけて、メスを組織に接触させずに火花をスプレー状に放電し、広範囲の組織を凝固させる。

スプレー凝固に対して、一般的な凝固は狭い範囲の1点だけに接触して凝固するので、ピンポイント凝固(スタンダード凝固)と呼ばれる。

肝臓や脾臓表面などからの毛細血管性出血(Oozing)にスプレー凝固を用いると、電気メスの刃先を出血面に接触させなくても火花放電によって止血される。

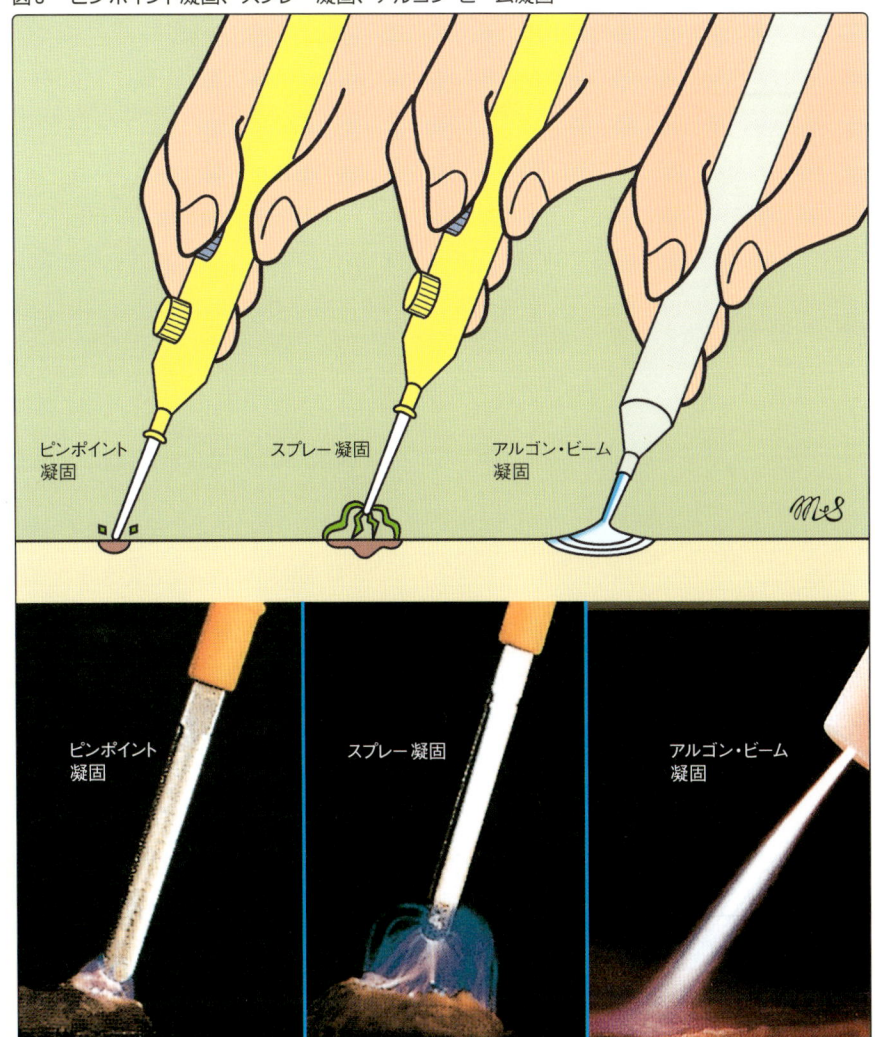

図5　ピンポイント凝固、スプレー凝固、アルゴン・ビーム凝固

スプレー凝固では電気メスの刃先に凝血塊がつかないので、電気メスによって凝血塊が剥離して再出血することもない。

手術用ゴム手袋は、術中に菲薄化して絶縁が不完全になり、電流の流れる場合がある。特に高電圧を用いるスプレー凝固では、手袋の薄くなった部分に集中放電する可能性がある。放電により手袋に小さな穴が開いて手指がヤケドする危険があるので、スプレー凝固部位には手を近づけないように注意する。

手袋に穴が開いていたために、電気メスでヤケドをするわけではない。

> To this day the electrodiathermy apparatus in the United States is often called the "Bovie knife", although this term does not appear to be used (except, I believe, by myself) outside of America.——Harold Ellis[10]
>
> 今日まで、アメリカでは電気メスはしばしば「ボビーナイフ」と呼ばれている。もっとも私（イギリス人）を除いて、アメリカ以外ではそうは呼んでいないと思うけれど。

アルゴン・ビーム凝固（ABC、Argon Beam Coagulation）

アルゴン・ビーム凝固（図5）はスプレー凝固をさらに進化させた凝固装置である。

スプレー凝固が空気を媒体としているのに対して、アルゴン・ビーム凝固はノズルの先からアルゴンガスを噴射し、この中に高電圧をかけて火花放電する*e。

アルゴンガスが出血面から血液を吹き飛ばして、出血血管を露出させるので、止血が確実に行われる。また、血液の焼け焦げが発生しにくく、かつノズルが組織に接触しないので、止血面に接触出血が生じない（図6）[9]。

凝固が進んで組織が乾燥すると、組織抵抗が増加して高周波エネルギーが伝わらなくなるので、組織損傷が必要最小限に抑えられる。

放電ビームは火炎放射器の炎のようにも見えるが、電子の流れ（電子流）にすぎず、熱を発生していないので放電ビーム自体の温度は室温である。しかし、放電ビームが組織に流れ込むと、組織にジュール熱が発生し凝固する。

ゴム手袋が完全に絶縁されている限り、放電ビームで手指がヤケドすることはない。

モノポーラーとバイポーラー

電気メスにはモノポーラー（単極式電気メス、いわゆる電気メス：Mono-polar electrocautery）とバイポーラー（双極式電気メス：Bipolar electro-cautery）の2種類がある（図7）。

モノポーラーのアクティブ電極（メス先電極）の形態は一般にナイフ状（ブレード）をしているので、切開と凝固の両方が可能である。

一方、バイポーラーのアクティブ電極は一対のピンセット形（バイポーラー鑷子）をしているので、血管をつまんで凝固が容易に行える。しかし、ピンセット形は切開には不向きな形態のため、現在のところ切開のできるバイポーラー鑷子はまだ実用化されていない。

バイポーラー

バイポーラーの電極はピンセット形鑷子の両先端にあるので、電流は鑷子でつまんだ組織にだけ流れて、周りの組織には拡散しない。したがって、バイポーラーにはモノポーラーの電気メスと比べて周囲組織に及ぼす熱損傷が少ないという利点がある。

---

*e　アルゴンガス（Ar）　アルゴンガスは空気中に0.9%存在する不活性ガスである。酸素より重く、不燃性の無色無臭の気体で、吸入しても体に害はない。溶接用ガスや蛍光灯の放電用気体としても用いられている。

また、バイポーラーの両電極は極めて近接しているので、心電図やペースメーカーに影響を及ぼすことはない。

バイポーラーでは組織を緩徐に凝固するために、一般に比較的低電圧の凝固電流（バースト波）を使用する。

バイポーラー鑷子の間隔を1～2mm拡げて血管や組織を軽くつまんで通電すると、Coagulumが形成されて血管は密閉遮断される（図8）。凝固された組織は乾燥するともはや通電されなくなるので、自動的に凝固作用がとまる。

バイポーラー鑷子同士を接触させると、電流がショートして凝固機能が働かない。

バイポーラーを効率よく用いるためには、通電不良の原因となるバイポーラー鑷子の先に付着した炭化物を生食ガーゼでこまめに拭きとることが大切である。

●リガシュア（LigaSure、血管シール用バイポーラー電気メスの商品名、バリーラブ社）

LigaSureはバイポーラー機能を利用して血管壁のコラーゲンを融合し血管の内腔を閉鎖して、径7mmまでの血管を永久止血できる新しい手術器具である。

●バイポーラーシザーズ（Bipolar Scissors、商品名Power Star、ジョンソン・エンド・ジョンソン・メディカル社）

バイポーラーシザーズはバイポーラーで凝固し、シザーズ（剪刀）で切開する手術器具である。直径2～3mmの血管は、バイポーラーシザーズのみで凝固・切開が可能とされる。

バイポーラーシザーズで凝固するときは、大きい火花で剪刀のコーティングが損傷しないように高電圧の凝固電流ではなく、低電圧の切開電流を通電する。

電気メスを安全に使うために

1) 引火性の麻酔薬（エーテルなど）と同時に使わない。
2) 酸素源の近くでは使わない。
3) 消毒用アルコールやノベクタンスプレー（アクリル系樹脂に殺菌剤を配合したスプレー式のプラスチックドレッシング材）などの引火性の薬液は、完全に蒸発させてから電気メスを使う。
4) 使わないときはハンドピースをプラスチック・ケースに入れておく。
5) 電気メスの刃で組織を圧排したり、鈍的剥離をしない。
6) 電気メスの刃先は常にきれいにしておく。
7) 電気メスには出力示指音と識別できる警報音（アラーム）発生装置が組み込まれているので、異常を知らせるアラームが鳴ったら、すぐにシステムを点検する。
8) 電気メスを持っている術者がフットスイッチを操作する（Tate's rule）。フットスイッチは不潔にならないようにビニール袋で包む。
9) 電気メスのコードを金属器具に巻きつけない。高周波電流はコイル状のコード内を流れにくいので、電

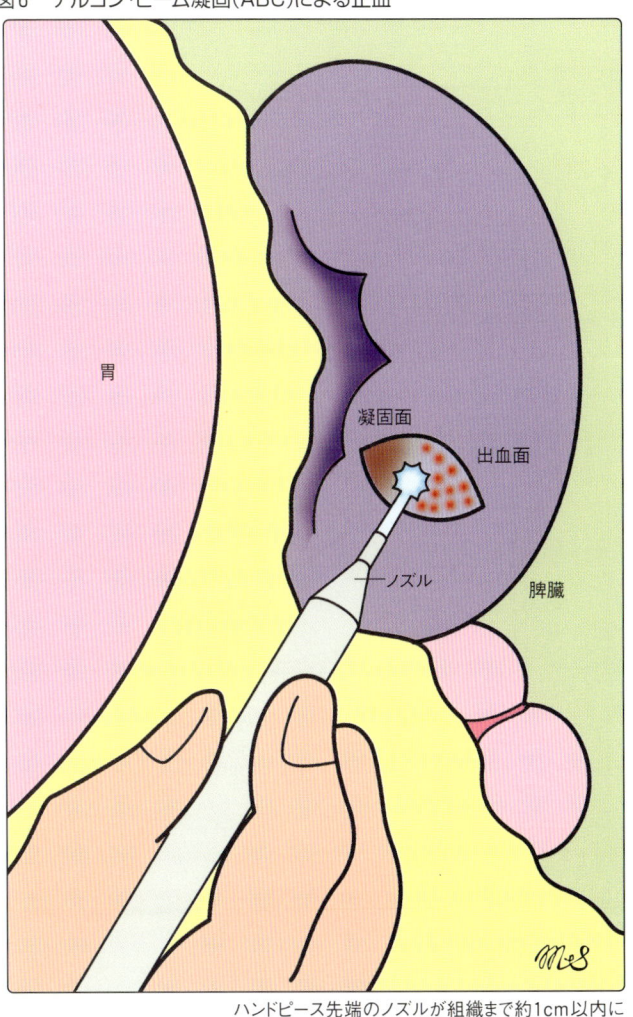

図6 アルゴン・ビーム凝固（ABC）による止血

ハンドピース先端のノズルが組織まで約1cm以内に近づくと臨界点に到達して、放電が開始される。ABCでは火花はアルゴンガス中を直線的に進むので、方向性に優れ、均等に分散した火花は浅く広く均一に組織を凝固し、凝固表面は約110℃の焼痂となる。

図7　電気メス(モノポーラー)とバイポーラー

電気メス(モノポーラー)

ハンドピース

対極板

電気メスでは、ハンドピース先端のアクティブ電極からの高周波電流が患者の体内を流れた後、対極板で回収されて電気メス本体に戻る。

バイポーラー

バイポーラー鑷子

電気メス本体

バイポーラーでは、ピンセット形のバイポーラー鑷子の先端に一対の電極があるので、対極板は不要である。

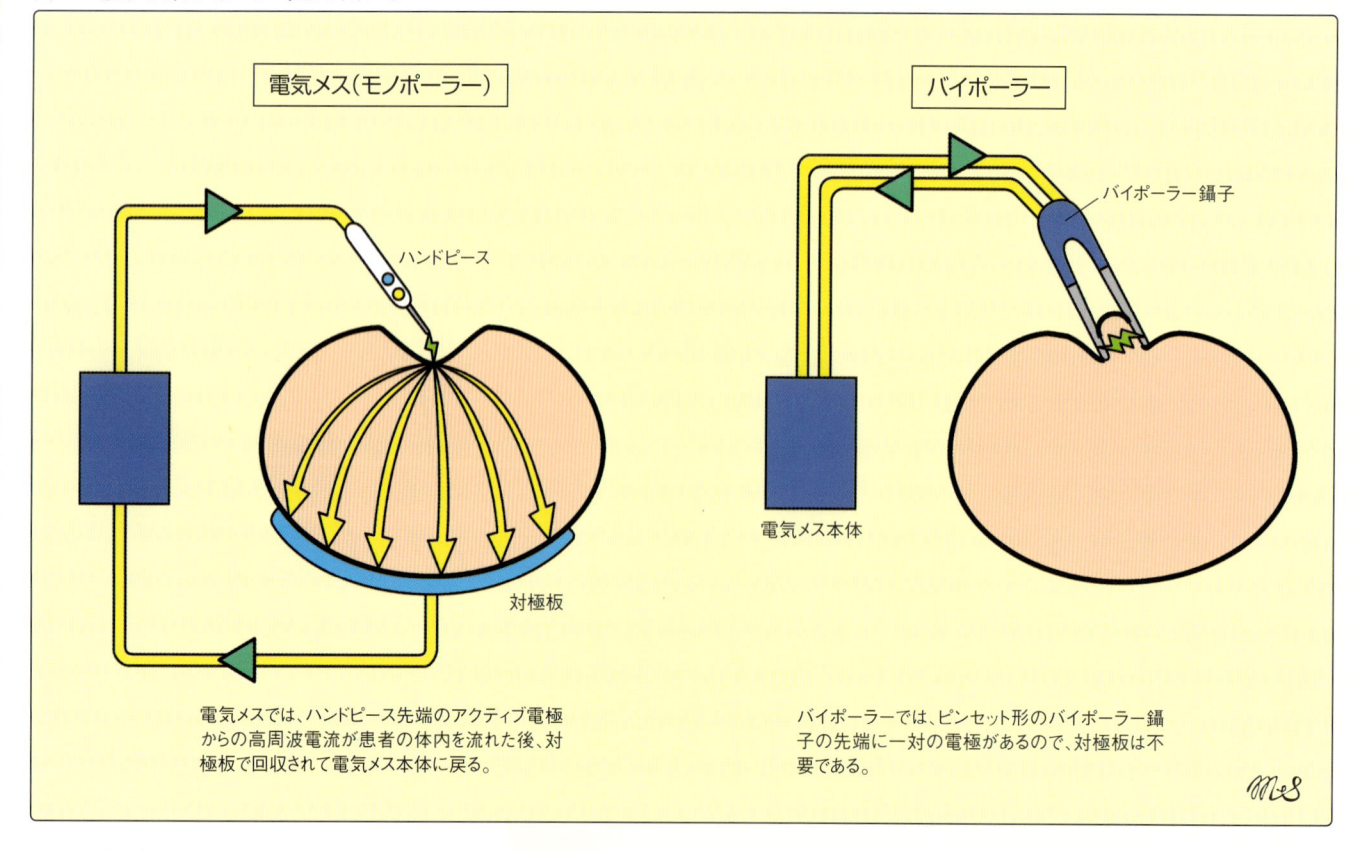

図8　バイポーラーによる止血

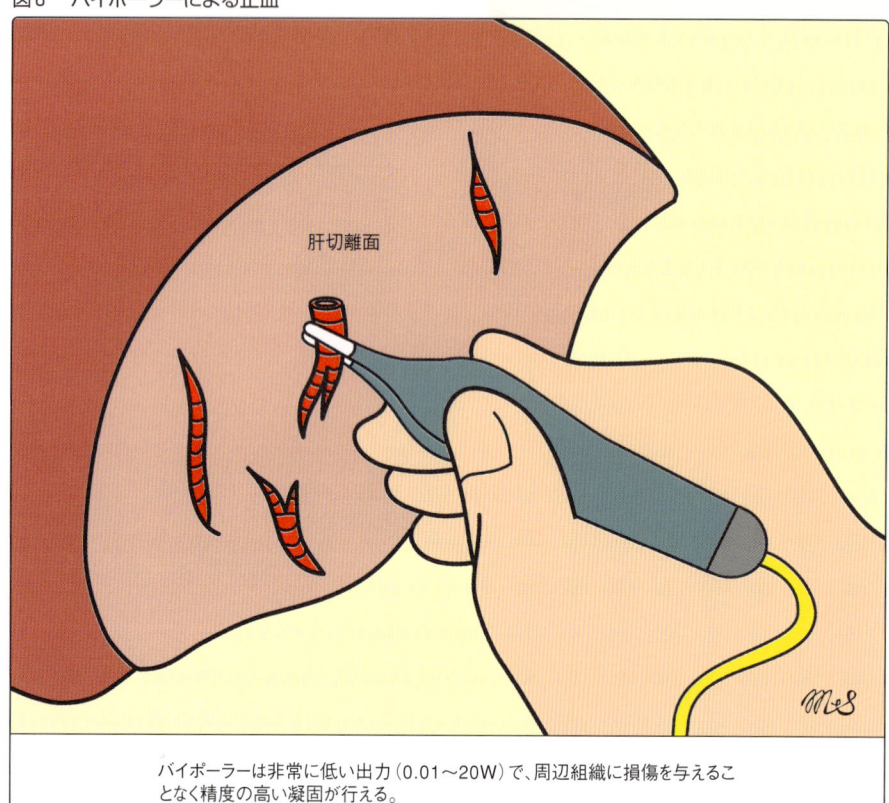

肝切離面

バイポーラーは非常に低い出力(0.01〜20W)で、周辺組織に損傷を与えることなく精度の高い凝固が行える。

気メスや対極板のコードはなるべくまっすぐにする(**図9**、**10**)。

10)電気メスの煙には有毒ガスやウイルス、細菌が含まれているので、吸引器でできるだけ吸引し、術野から除煙する(**写真4**)[11]。

11)電気メスの2台同時使用はできるだけ避ける。

　電気メスを2台同時に使用するには、2枚の対極板を各々の術野の近くで、かつ、対極板同士をできるだけ離して装着する必要がある。

　また2台同時使用により、片方のアクティブ電極からの電流がもう一方のアクティブ電極に逆に流れ込んでしまったり、両方のアクティブ電極の電流が一方の対極板だけに同時に流れ込み熱傷の危険が増加するなど、意図しない現象の発生する可能性がある。したがって、電気メスの

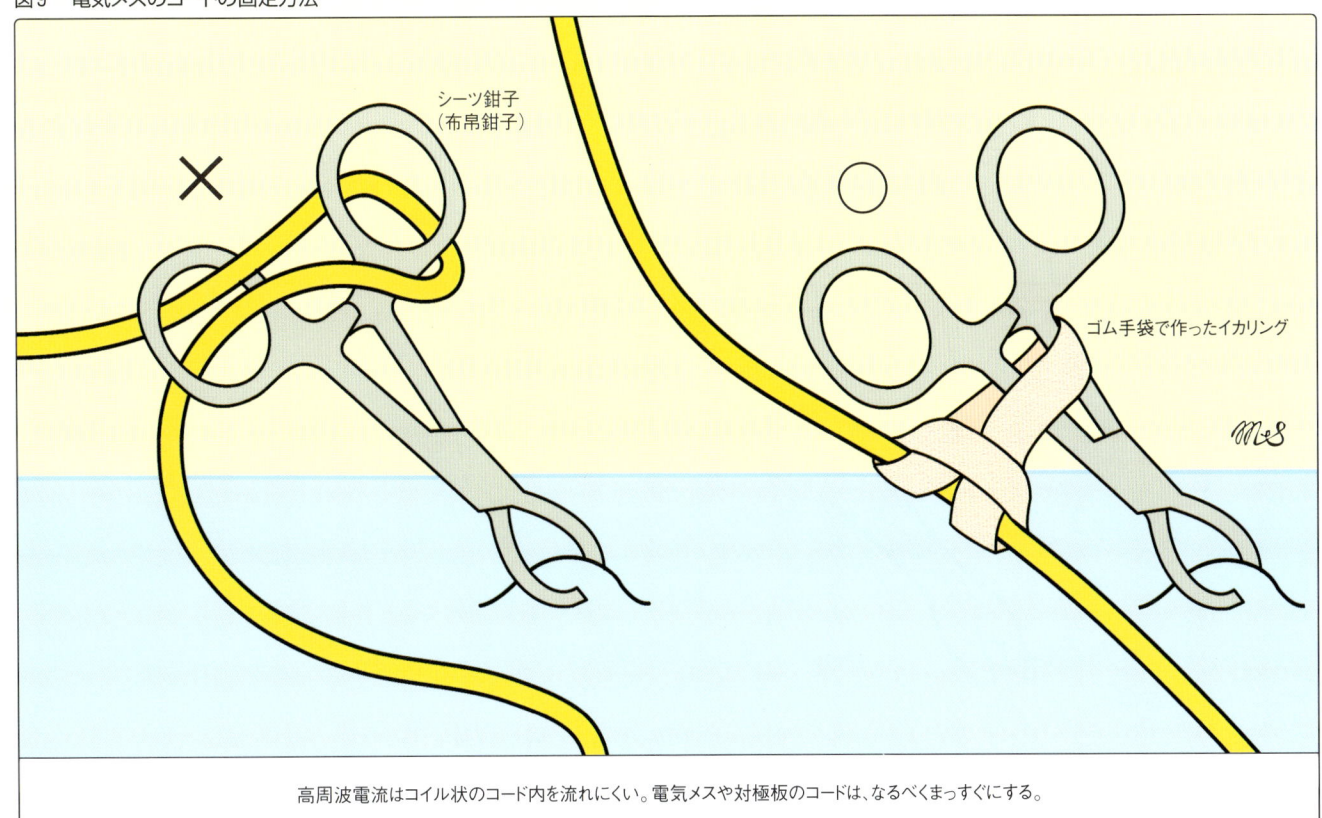

図9　電気メスのコードの固定方法

シーツ鉗子（布帛鉗子）

ゴム手袋で作ったイカリング

高周波電流はコイル状のコード内を流れにくい。電気メスや対極板のコードは、なるべくまっすぐにする。

2台同時使用はできるだけ避けることが望ましい。

対極板(Return Electrode, Dispersive Electrode, Ground Pad)

モノポーラー（いわゆる電気メス）では、ハンドピース先端のアクティブ電極（メス先電極）からの高周波電流が、身体の表面や中を全体に広がって流れ、患者の体に貼りつけた対極板（患者プレート）で回収されて電気メス本体に戻る（**図7**）。

電流を拡散して電流密度を下げるために、対極板は十分大きく（約110～150cm²）作製されている。もし何らかの理由で対極板の接触面積が減少（5×5cm以下）すると、対極板の部位で電流密度が再び上昇して、熱傷を生じる危険性がある。

バイポーラーは、鑷子の先端に一対の電極があり、この電極間に電流を流すので対極板は不要である。

電気メスによる熱傷事故の多くは、「対極板の接触不良」と「高周波分流」であり、対極板の装着には注意が必要である[3]。

1. 対極板装着時の注意点

1）対極板は視認性がよく、圧迫を受けにくい部分で、できるだけ術野に近い部位に装着する。したがって、腹部の手術では大腿前面、胸部の手術では腹部前面か大腿前面で凹凸のない面に装着するのが望ましい。

また、高周波電流を良好に拡散させるためには、対極板の長辺が手術部位に向くように装着することが望ましい（**図11**）[8]。

対極板を体の背面に装着しない理由は、

図10　イカリングでコードを固定する方法

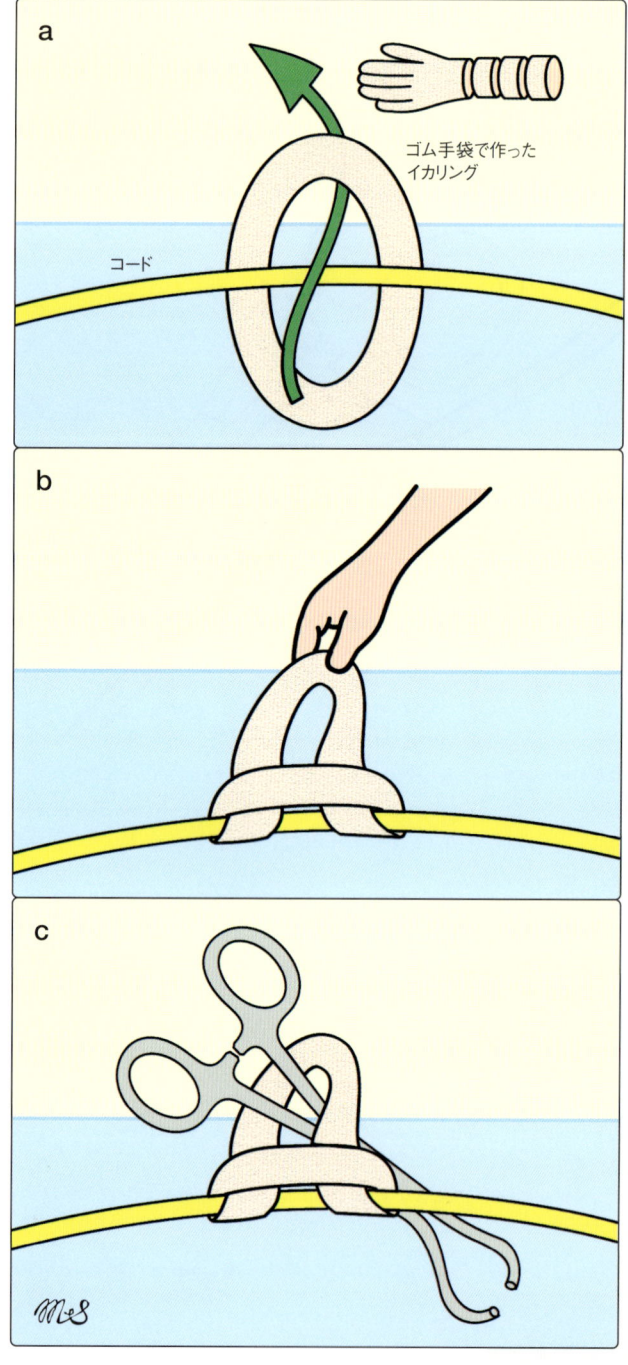

a　ゴム手袋で作ったイカリング／コード
b
c

①術野からたれてきたイソジンが対極板表面に付着すると、電気的絶縁被膜を形成して対極板の有効面積が減少する、
②体位変換時に剥がれる危険がある、
③対極板による熱傷を圧迫壊死、加温マットによる低温熱傷、背面に貯留した薬液による化学反応などによる皮膚障害などと鑑別するため、
などである。

2）人工股関節などの金属が体内に埋め込まれている場合は、金属部分が高周波電流の通り道にならないような位置に対極板を装着する。

ペースメーカーの場合は、対極板をペースメーカーから離れた位置に装着し、電気メスもペースメーカーの近くでは使用しない。ペーシングワイヤーにも高周波電流が集中しないように電気メスコード、対極板コードを接近させない。

2. 高周波分流による対極板以外の部位での熱傷の予防（図11）

高周波の分流による熱傷の発生を避けるために、踵と踵、指先と脇腹など身体の一部分同士が小さな面積で接触する体位はとらないこと。例えば、側臥位では両下肢などの互いに接触する部分、あるいは、上肢を体側につける場合は手指と体部との間に乾燥タオルやクッションを挿入して接触を避ける[8]。

引用・参考文献
1) Cushing HC & Bovie WT: Electro-surgery as an aid to the removal of intracranial tumors. With a preliminary note on a new surgical current generator, Surg Gynecol Obstet, 47:751-784, 1928
2) Michelassi F et al: Electrocautery, Argon Beam Coagulation, Cryotherapy, and other Hemostatic and Tissue Ablative Instruments, In: Mastery of Surgery, 3rd ed, Nyhus LM et al ed, Little Brown, 1997, p234-245
3) 小野哲章：電気メスで事故を起こさないために―電気メス安全問題総論―、Clinical Engineering、12:191-198、2001
4) 都築正和ほか編：電気メスの理論と実際、文光堂、1984
5) Absten GT: Lasers and cautery in laparoscopy, In: Laparoscopic abdominal surgery, Graber JN et al ed, McGraw-Hill, 1993, p41-56
6) 酒井順哉ほか：止血鉗子を用いた接触凝固時の電気メス熱傷原因とその防止対策に関する研究、医科器械学、63(6):261-268、1993
7) JIS(日本工業規格)「電気手術器(電気メス)」、1998
8) 小野哲章ほか：電気メスQ&A、第3版、小林メディカル、2000
9) Reinhold RB et al: Electrosurgery, Selected therapeutic technologies useful in general surgery, In;The physiologic basis of surgery, 2nd ed, O'Leary JP ed, Williams & Wilkins, 1996, p640-642
10) Ellis H: Electrosurgery, In;Operation that made history, Greenwich Medical Media, p73-78, 1996
11) Giordano BP: Don't be a victim of surgical smoke, AORN Journal, 63:520-522, 1996

写真4　術野除煙システム（VAC-1、ソレンソン・ラボラトリ社）のSmoke Aspiration Tip

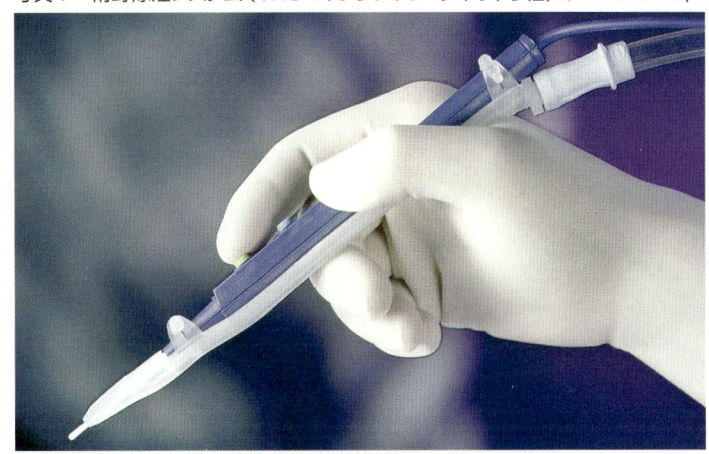

電気メスに装着して、術野の煙を吸引・排除する。

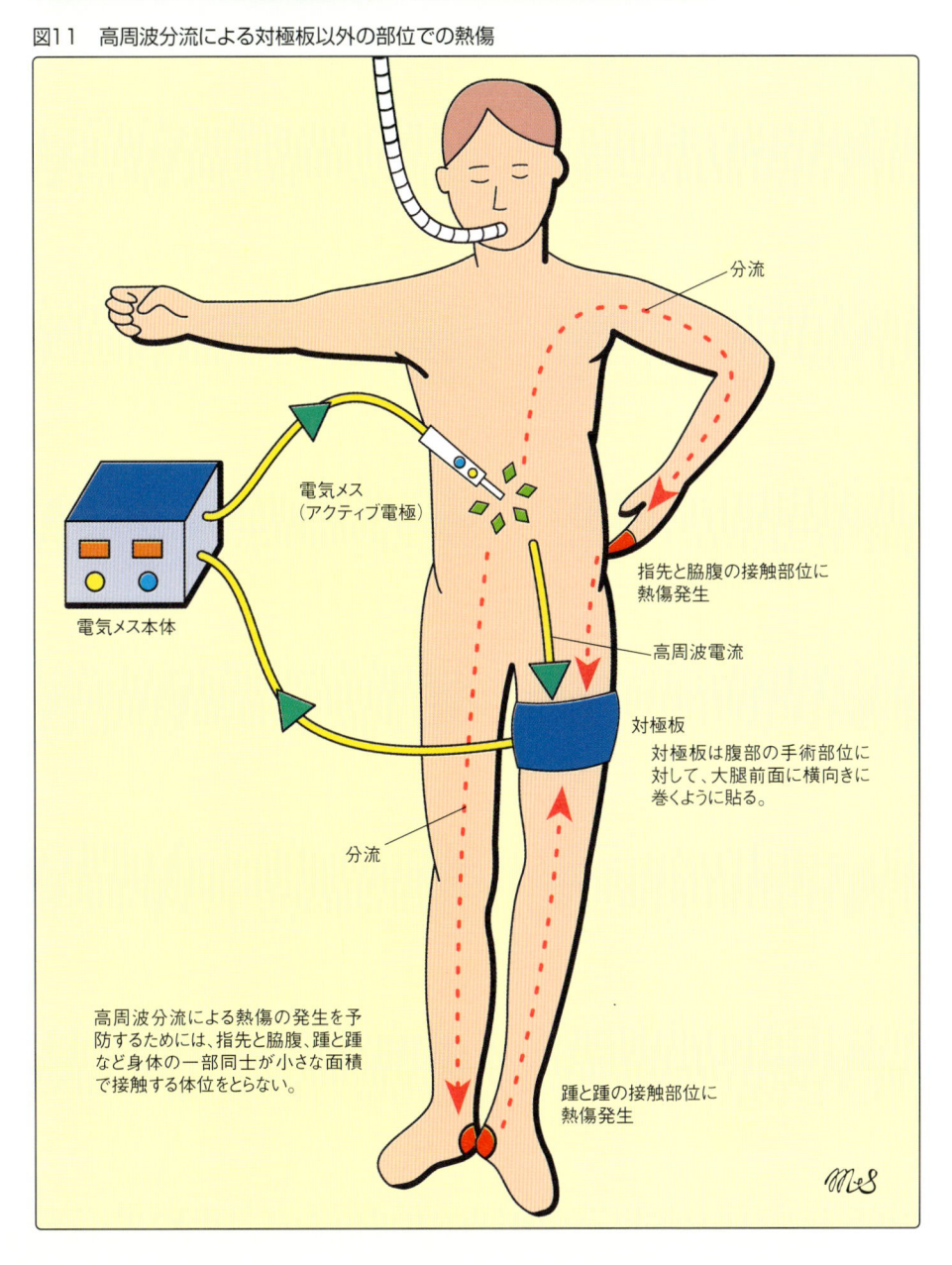

図11　高周波分流による対極板以外の部位での熱傷

分流

電気メス（アクティブ電極）

電気メス本体

指先と脇腹の接触部位に熱傷発生

高周波電流

対極板
対極板は腹部の手術部位に対して、大腿前面に横向きに巻くように貼る。

分流

高周波分流による熱傷の発生を予防するためには、指先と脇腹、踵と踵など身体の一部同士が小さな面積で接触する体位をとらない。

踵と踵の接触部位に熱傷発生

PART I
基本的な手術手技

Chapter ④

把持・牽引する
鑷子・把持鉗子・鉤
Forceps, die Pinzette,
Retractor, der Harken

It is the technique not the forceps that needs to be atraumatic.
——Daniel J. Waters [1]

無傷的であることが必要なのは、鑷子ではなくテクニックである。

図1 鑷子は手の親指と示指・中指が伸びて、物をはさむ形をしている

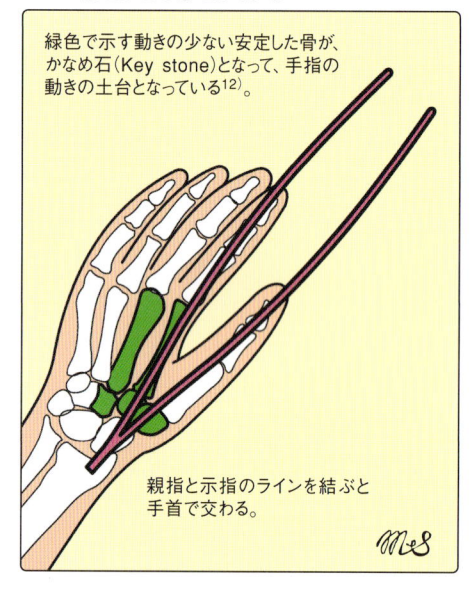

緑色で示す動きの少ない安定した骨が、かなめ石(Key stone)となって、手指の動きの土台となっている [12]。

親指と示指のラインを結ぶと手首で交わる。

鑷子

1. 鑷子とは

鑷子(ピンセット)は外科手術器具のうちで最も古いもので、イタリアの古代都市ポンペイ遺跡からも発掘されている [2]。

鑷子は手の親指と示指・中指が伸びて物をはさむ形(図1)をしており、鉛筆を持つようにして把持する(写真1、2、図2)。

鑷子には、その先端に鋭利な鉤をもつ有鉤鑷子(外科鑷子、鉤ピン、Rat-tooth forceps)と、先端部は単なるすべり止めだけで鉤のない無鉤鑷子(解剖鑷子、Plain forceps, Dressing forceps)の2種類がある。鑷子の長さは一般に長鑷子23cm、中鑷子18cm、小鑷子13cmである。

2. 鑷子の使い方

手術中は、術者が右手(利き手)に持った剪刀や持針器で組織を切開、剥離、縫合などを行うときに、左手に持った鑷子で右手の操作に先んじ

図2 「はさみは鑷子で切れ」

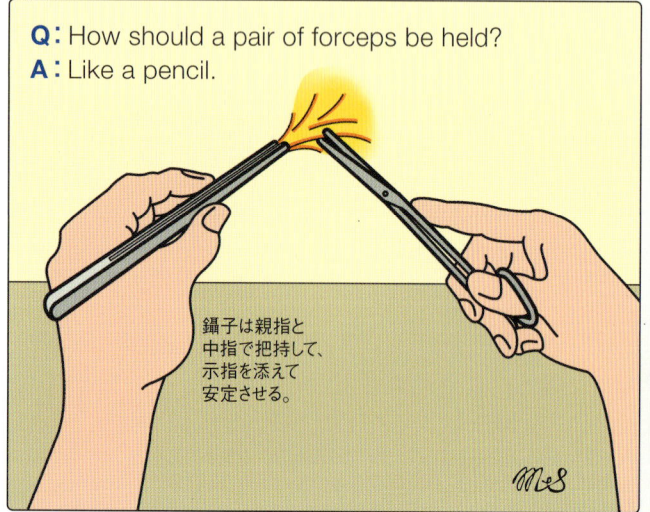

Q: How should a pair of forceps be held?
A: Like a pencil.

鑷子は親指と中指で把持して、示指を添えて安定させる。

写真1 有鉤鑷子

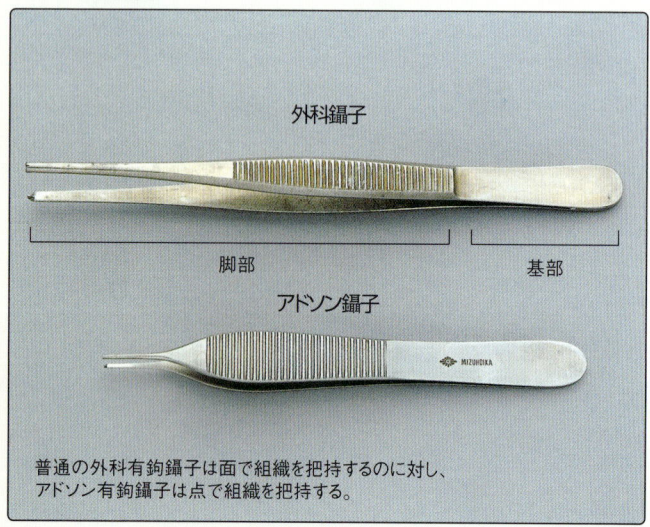

外科鑷子

脚部　基部

アドソン鑷子

普通の外科有鉤鑷子は面で組織を把持するのに対し、アドソン有鉤鑷子は点で組織を把持する。

て目的組織を把持、牽引して手術をリードする。

「はさみは鑷子で切れ。鑷子でカウンタートラクションして、3次元的な場を作ってそこをはさみで切ると、安全な切離ができる」[3]。

鑷子は組織をつまんだり（Pinching-like action）、引き寄せたり、押さえたりするのに用いる（図2）。その他、組織の剥離（図3、4）や圧排（図4）にも使える多目的な手術器具である（写真1）[4]。有鉤鑷子の片方の鉤だけで皮膚を牽引することもできる（図5）[5]。

3. いろいろな鑷子

1) アドソン鑷子（Adson Pickup）

アドソン鑷子の先端はイルカのくちばし状に細く、逆に指の当たる部分は幅が広いうえに、他の鑷子と比べて先端に近い位置に存在する[4]。

有鉤のアドソン鑷子は繊細な鉤をもち、鑷子の脚部に加えられた力が小さな鉤の先に集中して組織を点として確実に把持できるので、皮膚のような比較的硬い組織の把持に用いる。長さは12cmある。

普通の外科用鑷子は、有鉤よりも無鉤のほうがAtraumatic（無傷的）である。しかし、アドソン鑷子は組織を面でなく点でつかむので、有鉤のアドソン鑷子のほうが無鉤のものよりAtraumaticであるということができる（写真2）[6]。

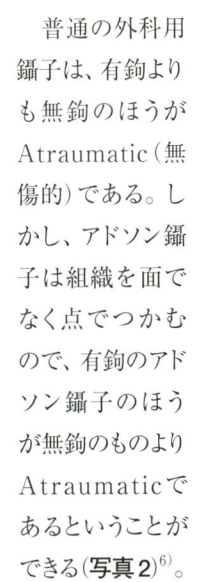

2) アドラークロイッツの9双鑷子（Adlercreutz鑷子）

アドラークロイッツ鑷子は先端に4爪と5爪をもった9双鑷子である。無鉤の鑷子は把持力が弱いために、軟部組織を把持しようとするとつるつるすべって、何回もつかむために組織を傷つけてしまうが、この9双鑷子は組織を確実に把持することができる[7]。

3) ドベーキー鑷子（DeBakey鑷子）

血管外科の大御所であるアメリカのドベーキー（1908～）が考案し

写真2　各種鑷子の先端

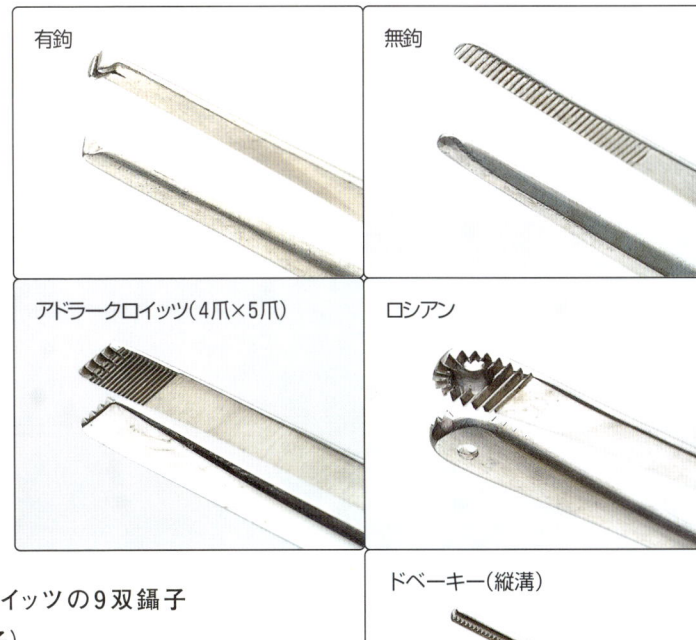

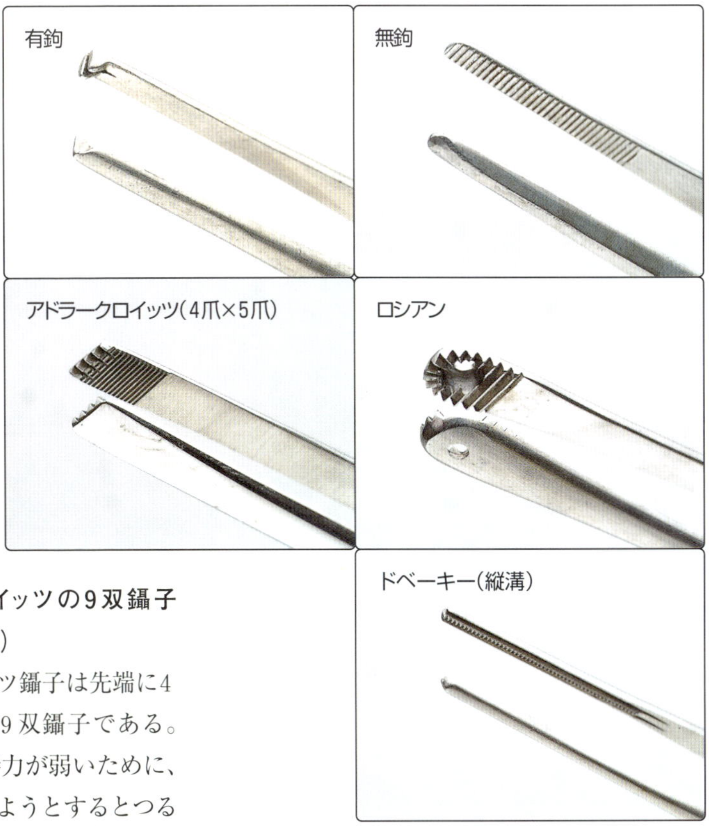

有鉤

無鉤

アドラークロイッツ（4爪×5爪）

ロシアン

ドベーキー（縦溝）

図3　鑷子による組織の剥離

膜様組織に小孔を開けて、その孔から組織の下面に鑷子を挿入して、鑷子の脚部の弾性を利用して組織を剥離する。鑷子を有溝ゾンデのようにして、開けた鑷子の間で組織を切開することにも用いる[12,13]。

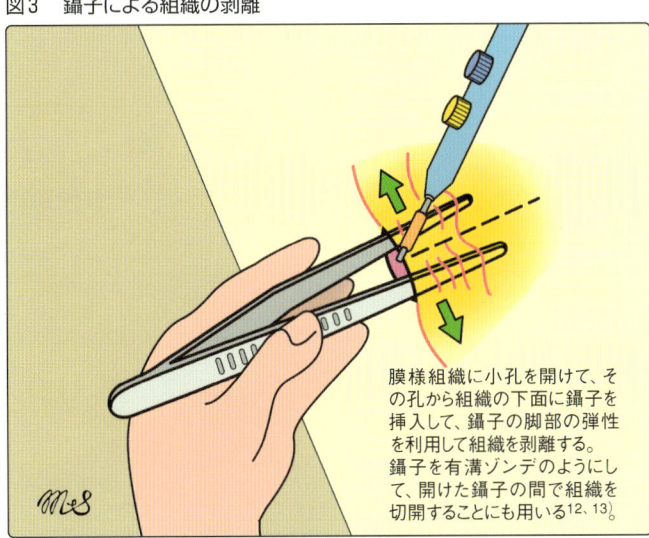

図4　鑷子による組織の剥離・圧排

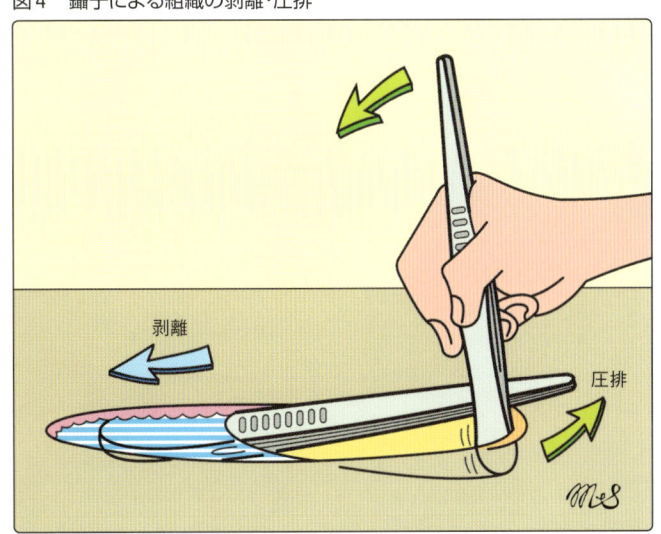

剥離

圧排

図5 有鉤鑷子による牽引

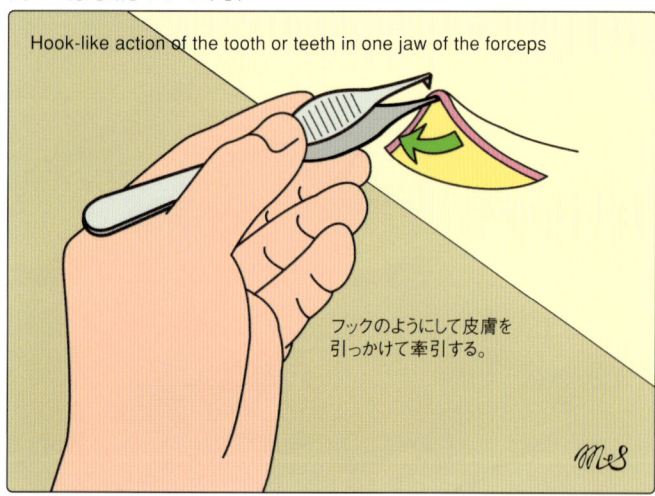

Hook-like action of the tooth or teeth in one jaw of the forceps

フックのようにして皮膚を引っかけて牽引する。

Always keep a forceps in one hand when assisting—it is never wise to be unarmed during battle.
—Daniel J.Waters[1]

手術を手伝うときは、常に片手に鑷子を持ちなさい—戦いの場で素手でいるのは決して賢明ではありません。

たドベーキー鑷子の先端は、2本の縦溝（繊細な横溝付き）と1本の縦溝（繊細な横溝付き）が咬合する。本来、血管用鑷子だが、血管以外に繊細な組織や出血する小血管などの把持にも用いられる。

4）ロシアン鑷子（Russian鑷子）

ロシアン鑷子の先端には、鋸歯状の鉤がドーナッツ状に配置されており、すべりやすいリンパ節を確実に把持するときなどに用いる。

把持鉗子

鑷子で組織を長時間把持していると指が疲れるので、鑷子で把持する代わりに把持鉗子で組織を把持する。把持鉗子は止血鉗子とよく似た構造で、ラチェット機構で先端を咬合させておく。

把持鉗子にはアリス鉗子やバブコック鉗子（写真3、4）のほかに肺把持鉗子、胆嚢把持鉗子、痔核把持鉗子などがある。

1）アリス鉗子

アリス鉗子は短く小さい波型の鉤をもち、先端部分が幅広く、小さな圧力で組織を把持できるように全体に弾力性がある。アリス鉗子は皮膚、筋膜、組織を把持するときに使われる。アリス鉗子はアメリカのアリス（Oscar Allis, 1836-1921）が考案した[8]。

2）バブコック鉗子

バブコック鉗子は、把持した組織以外は鉗子のどこにも組織が接触しないように独特の形状をしており、その先端は鉤のない横溝を有する。

バブコック鉗子は組織にかける圧を小さくするために、2つ目（または3つ目）のラチェットをかけるまで把持部が閉じないように設計されている。

バブコック鉗子は尿管、虫垂、卵管などの管状の構造物を包み込むようにしてつかんだり、消化管壁のような傷つきやすい組織を柔らかく把持するときなどに用いる[9]。

写真3 アリス鉗子とバブコック鉗子

アリス

バブコック

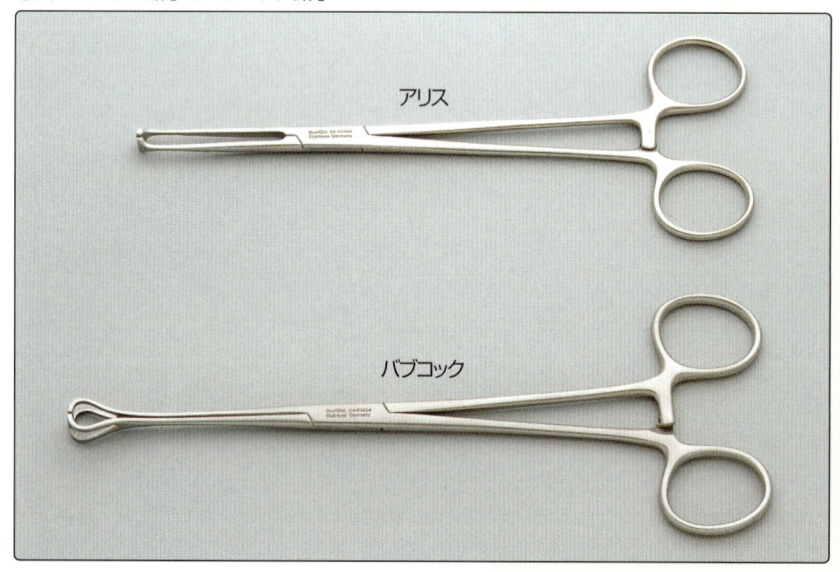

写真4 アリス鉗子とバブコック鉗子の先端

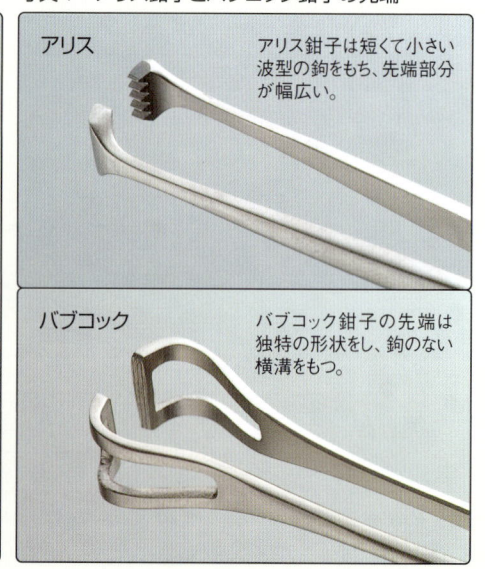

アリス

アリス鉗子は短くて小さい波型の鉤をもち、先端部分が幅広い。

バブコック

バブコック鉗子の先端は独特の形状をし、鉤のない横溝をもつ。

バブコック鉗子はアメリカのバブコック（William Babcock, 1872-1963）が考案した。

鉤

鉤は手術中に術者の視野を妨げる器官や組織を圧排し、手術操作に必要な空間を確保するために用いられる。

鉤には助手が把持して用いる手持ち式の鉤（Handheld retractor、**写真5**）と創縁に設置する固定式の鉤（Self-retaining retractor、**写真6**）とがある。

術野の状況を最もよく把握している術者自身が、助手の持つ鉤の位置を決める必要がある。術者が鉤の位置を変えようとするときには、鉤を持つ助手は組織によけいな力が加わらないように、その間、鉤を持つ力を緩めることも大切である。

鉤を引くときは、術野が良好に展開されるように鉤が爪先立つ（Toeing）ようにして、鉤の先を効かせる（Toeing-in effect）ことが重要である（**図6**）[9]。

手は最良の鉤である[10]

"Your fingertips are still the most important "instrument" you have."[1]——あなたの指先は、それでもなお、あなたが有する最も大切な"道具"である。

多くの手術器具は、外科医の手や指が特別に延長しただけのものにすぎない。最も使いやすくて良い手術器具は、しばしば大変単純な形をしている。

外科医の最も優れた道具は、その

写真5　手持ち式の鉤

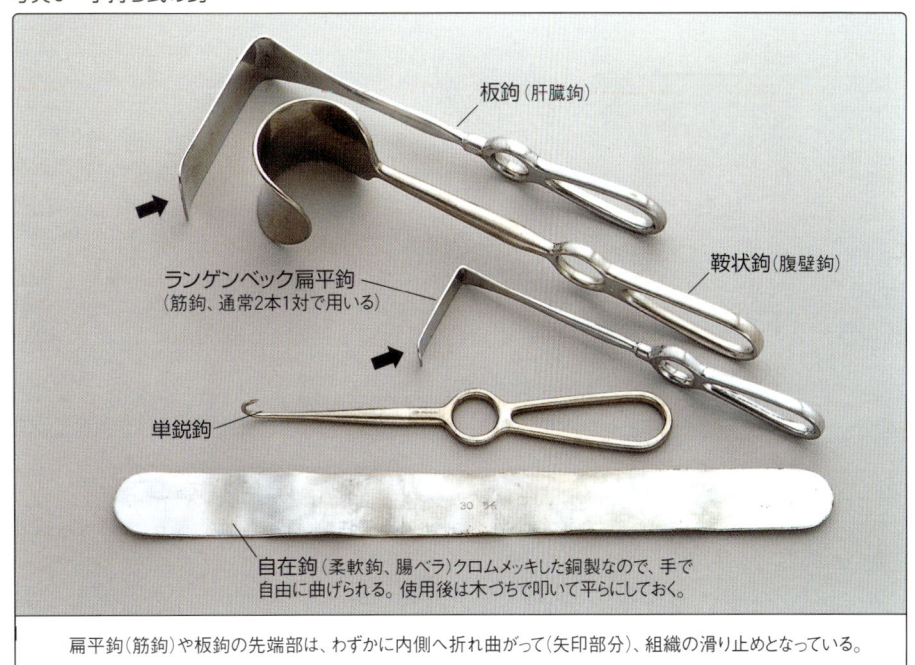

- 板鉤（肝臓鉤）
- 鞍状鉤（腹壁鉤）
- ランゲンベック扁平鉤（筋鉤、通常2本1対で用いる）
- 単鋭鉤
- 自在鉤（柔軟鉤、腸ベラ）クロムメッキした銅製なので、手で自由に曲げられる。使用後は木づちで叩いて平らにしておく。

扁平鉤（筋鉤）や板鉤の先端部は、わずかに内側へ折れ曲がって（矢印部分）、組織の滑り止めとなっている。

写真6　アドソン開創器とウェイトラナー開創器

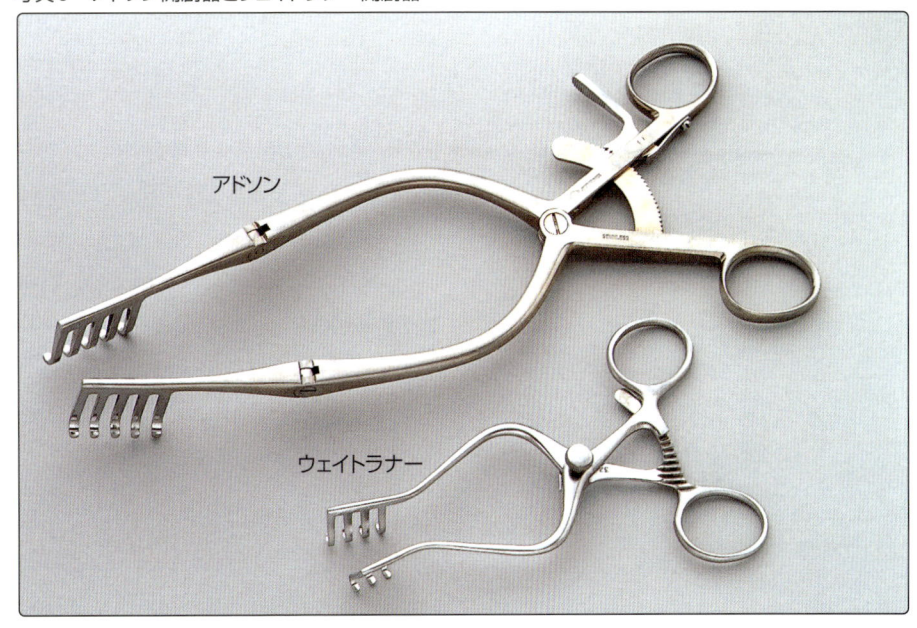

- アドソン
- ウェイトラナー

図6　鉤の先を効かせて引く

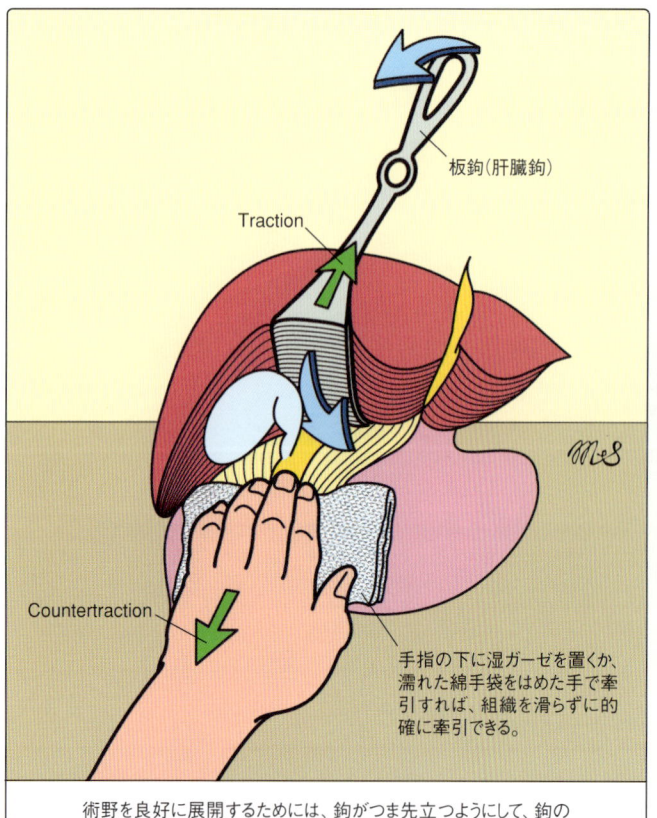

板鉤（肝臓鉤）
Traction
Countertraction

手指の下に湿ガーゼを置くか、濡れた綿手袋をはめた手で牽引すれば、組織を滑らずに的確に牽引できる。

術野を良好に展開するためには、鉤がつま先立つようにして、鉤の先を効かせる（toeing-in effect）。

図7　The Surgeon's Ten Best Instruments-his Fingers[5]

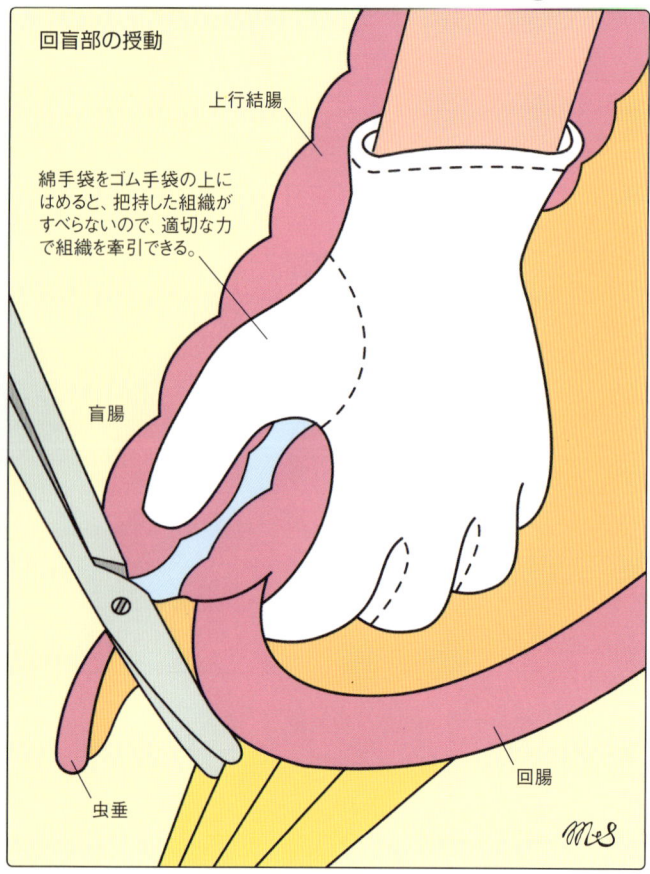

回盲部の授動
上行結腸
盲腸
虫垂
回腸

綿手袋をゴム手袋の上にはめると、把持した組織がすべらないので、適切な力で組織を牽引できる。

The best retractor may be the hand[9].
One must not forget the operator's and assistant's hands can also be used as retractors. The hand possesses the advantages of being soft, pliable, and sensate. It has no sharp edges that could injure tissue, and can mold itself to the shape of most organs.

最良の鉤は手かもしれない。
術者や助手の手もまた、鉤として使えることを忘れてはならない。手は柔らかく、しなやかで、感覚を有するという利点がある。

脳と直結している手とその指先である。手を通して、組織の温度、密度、柔軟さ、厚さ、質感、湿度などが術者に伝わる。手は組織を傷つけるような鋭い刃をもたないうえに、臓器の形に応じてその形を変えることができる（図7）。

牽引用の支持糸

他の手術器具では牽引しにくいような、奥深い腔の中にある組織を目の前に引き寄せて持ってくるときには、牽引用の支持糸（Stay suture）を用いる（Suture retraction）（図8）[5,11]。
臓器の切除範囲について目印をつけたり、その部分の手を離すと深みに落ち込んでしまうような場合、臓器がすべって有効に把持できないときなどに、一時的に支持糸をかけると便利なことが多い。

その支持糸のさらに奥のほうで操作したいときにも、次々に段階的にかけられた支持糸を外部へ牽引しながら、目的の場所に到達することもできる[10]。

図8　Suture Retraction

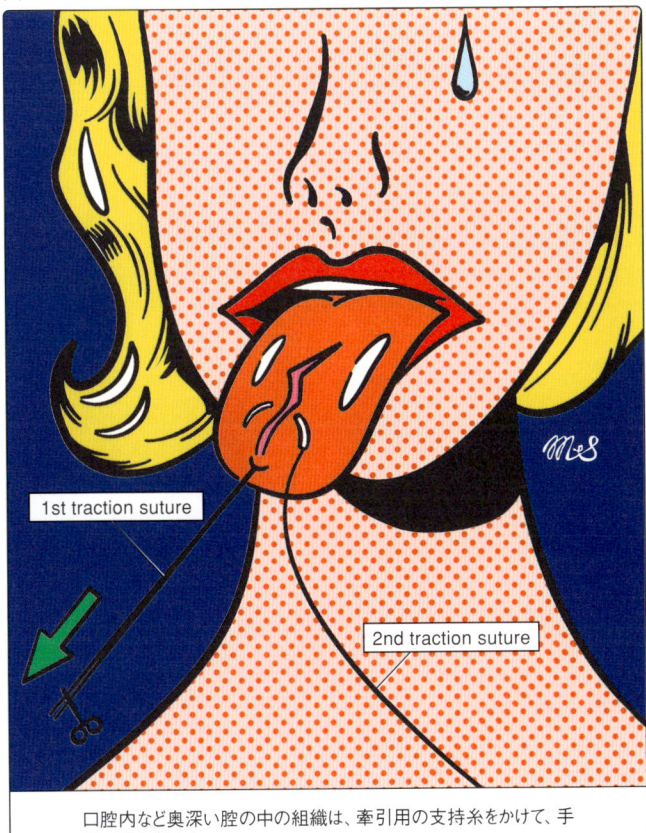

口腔内など奥深い腔の中の組織は、牽引用の支持糸をかけて、手前に引き寄せる。

引用・参考文献
1) Waters DJ: A surgeon's little instruction book, Quality Medical Publishing, 1998
2) 安藤博：出血との闘い、局所止血法の歴史（その4）、臨床外科、40：1373-1375、1985
3) 岡島邦雄：手術手技臨床座談、第35回手術手技懇話会記念講演会、1998.6.20
4) 古橋正吉ほか：鑷子（ピンセット）、＜図説手術器械のすべて1、医歯薬出版、1968、p18-23＞
5) Edgerton MT: How to hold skin, In: The art of surgical technique, Lippincott Williams & Wilkins, 1988, p40-58
6) 市田憲信：atraumatic techniqueとは＜実地医家のための外来小手術アトラス、文光堂、1988、p6-7＞
7) 渡辺寛：再び鑷子の使い方——手術基本手技の教育、手術、49(7)：1121-1122、1995
8) Allis OH: Intestinal anastomosis with suturing of the entire thickness of the intestinal wall, Am J Obstet Dis Women Children, 1902, p60-66
9) Deitch EA: Retractors and retraction, In; Tools of the trade and rules of the road, Lippincott Williams & Wilkins, 1997, p53-67
10) 秋山洋：手術基本手技、医学書院、1975
11) 山崎正：舌損傷の縫合法＜清野誠一ほか編：救急医療ハンドブック、南江堂、1982、p223＞
12) Carter PR: Anatomy, In; Common hand injuries and infection, W.B.Saunders, 1983, p11-37
13) Kirk RM: Handling dissection, In; Basic surgical techniques, 4th ed, Churchill Livingstone, 1994, p125-136
14) 岡川和弘：鉗子とピンセット＜市川篤二ほか編：手術の基本、金原出版、1977、p255-258＞

PART I 基本的な手術手技

Chapter 5

縫う
持針器 Needle Holder, Needle Driver, der Nadelhalter
針と縫合糸 Needle, die Nadel & Suture Materials

On occasion, the surgeon needs "only one more suture". The scrub nurse may have lengths of the material remaining that are shorter than those prepared originally. The scrub nurse should not be reluctant to ask the surgeon whether the strands will serve the purpose before opening a new packet. Most surgeons are cooperative in efforts to conserve valuable supplies.——Eticon Inc.[1]

外科医は時に「糸をあともう一本だけ……」と言うことがあります。
看護師さんの手元にちょうどよい長さの糸がない場合には、新しいパックを開封する前に、残っている糸で間にあわないかどうかを外科医に尋ねることを躊躇してはいけません。
多くの外科医は貴重な材料を節約する努力に協力的です。

写真1 持針器の種類（代表例）

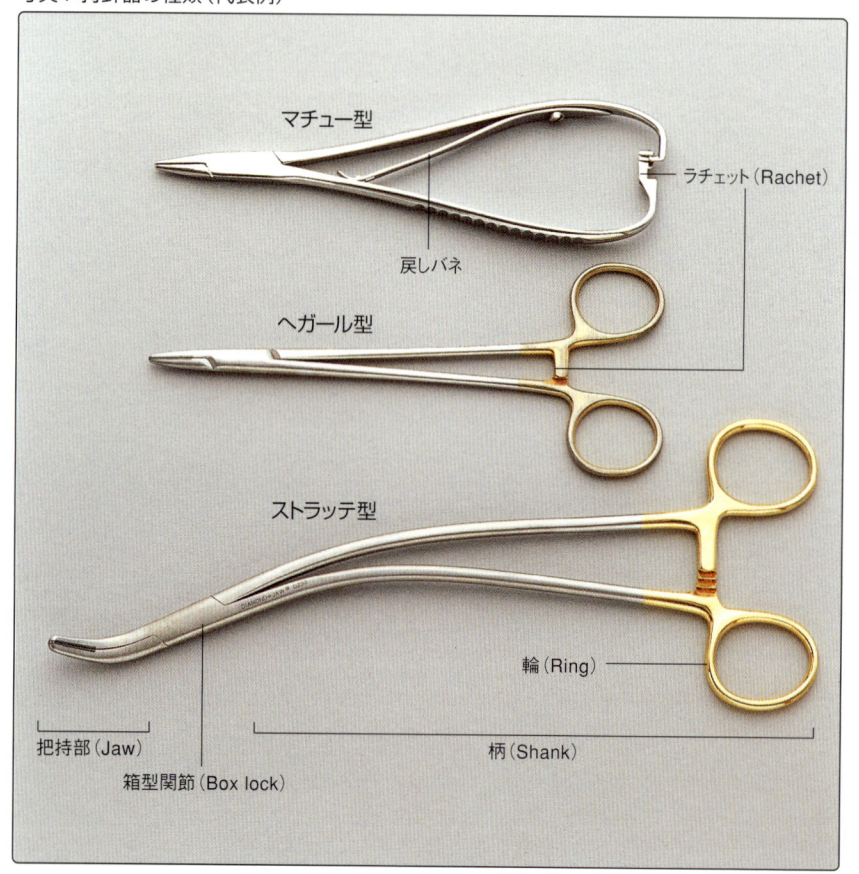

（マチュー型 / ラチェット(Rachet) / 戻しバネ / ヘガール型 / ストラッテ型 / 輪(Ring) / 把持部(Jaw) / 箱型関節(Box lock) / 柄(Shank)）

持針器の種類

持針器には大別して、マチュー型（Mathieu）とヘガール型（Hegar）の2種類がある（**写真1**）。

1. マチュー型持針器

マチュー型持針器には指を通す輪がなく、柄にすべり止めが彫られている。手掌と指全体で持針器を握って運針する（掌把持法：Palm grip法）。持針器の中央に戻しバネがあり、握り込む操作によってラチェット（爪かけ式ストッパー）がはずれて、持針器の先端が開く。
　マチュー型持針器は針を把持する力が強いので、角針を用いて皮膚・筋膜などの比較的硬い組織の縫合に使用する。

2．ヘガール型持針器

ヘガール型持針器には戻しバネがなく、原則的には持針器の輪に通した指でラチェットをはずすことによって、持針器の先端を開く。

ヘガール型持針器の形は止血鉗子と似ているが、止血鉗子と比べてJawが短く関節部はすべて箱型である。Jawのなかにはブルドッグの顎（Bulldog jaw）と呼ばれる大変短いものもある。

ヘガール型持針器は丸針を用いて消化管や血管など、薄くて軟らかい組織の縫合に使用する。

● ダイヤモンド持針器

持針器の針を把持する咬合面は一般に、持針器の長軸に対して直角の歯型と斜め交叉の歯型とが一対になった構造である（**写真2**）。しかし、把持した針の安定性を高めるために、アメリカの会社が1951年に世界で初めて、超硬度のタングステン・カーバイド製のチップ（黒い金属板）を咬合面に接着させた持針器を、Diamond-Jaw®などの商標で発売した。このタイプの持針器はチップの表面がダイヤモンドの鋸でピラミッド型に細かく刻みこまれているので（Diamond-cut teeth）、ダイヤモンド持針器と呼ばれる（**写真3**）。

ダイヤモンド持針器の輪とラチェット部分には、識別を容易にするために金メッキが施されている。最近はヘガール型、マチュー型ともに多くの持針器にこのチップが使われている。

3．ストラッテ型持針器

ストラッテ型持針器（Stratte）の柄は微妙なカーブで左右両方向に弯曲している（Reversed curved shank）。この微妙なカーブにより、横隔膜下

写真2　持針器の咬合面

持針器の咬合面は、持針器の長軸に対して直角の歯型と斜め交叉の歯型とが一対になっている。

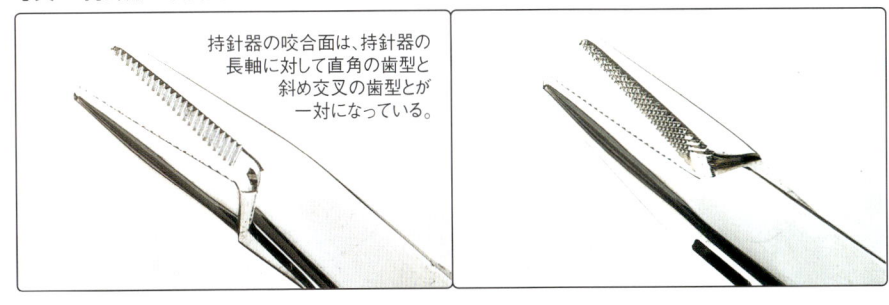

写真3　Diamond-tip

タングステン・カーバイド製のチップ

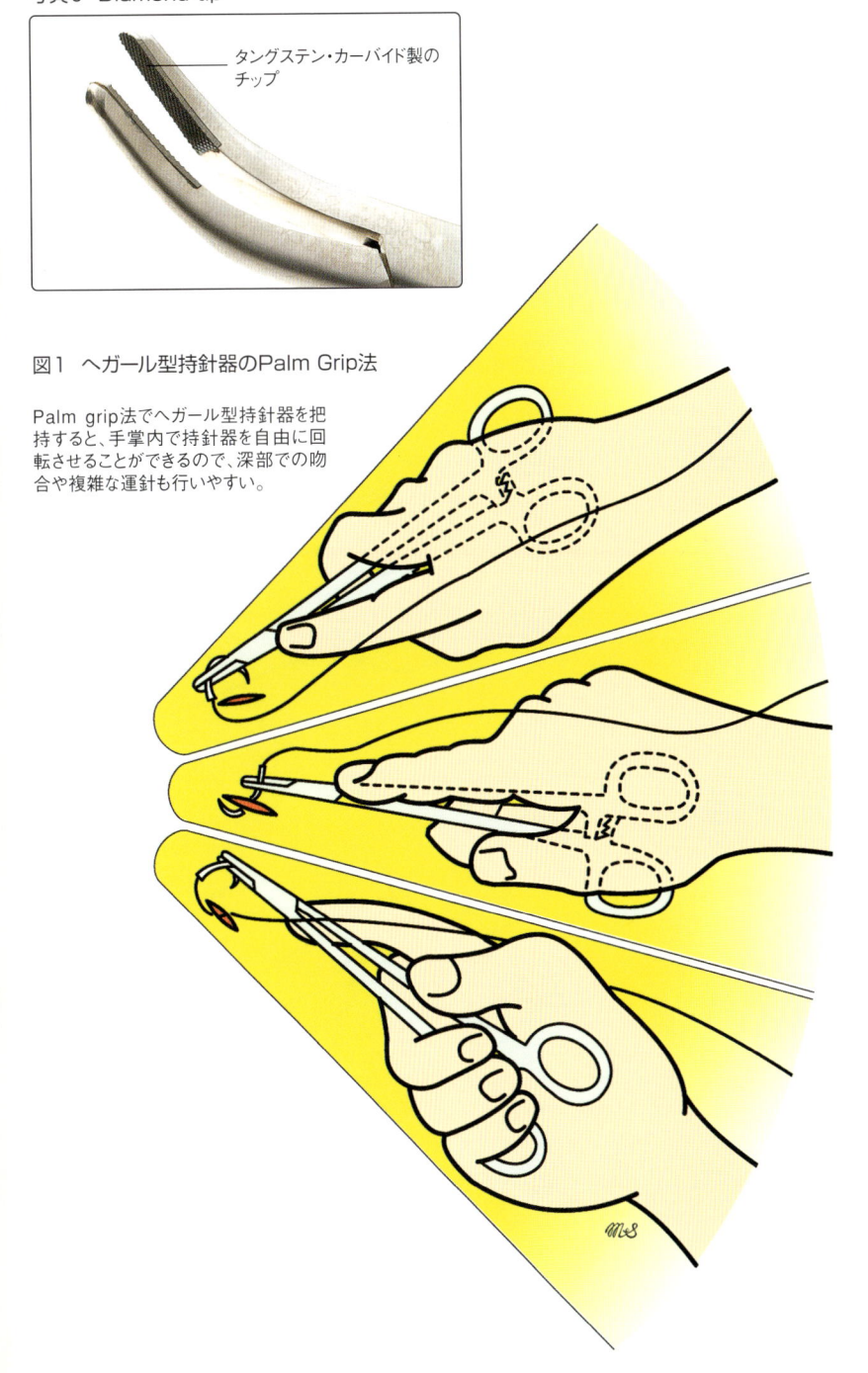

図1　ヘガール型持針器のPalm Grip法

Palm grip法でヘガール型持針器を把持すると、手掌内で持針器を自由に回転させることができるので、深部での吻合や複雑な運針も行いやすい。

図2　ヘガール型持針器のFinger Grip法とPalm Grip法の違い

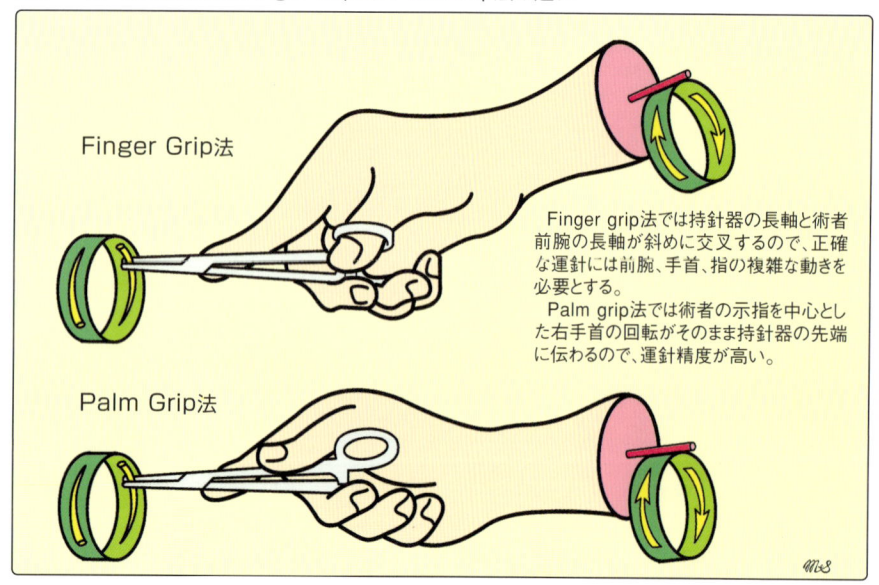

Finger Grip法
Palm Grip法

Finger grip法では持針器の長軸と術者前腕の長軸が斜めに交叉するので、正確な運針には前腕、手首、指の複雑な動きを必要とする。
Palm grip法では術者の示指を中心とした右手首の回転がそのまま持針器の先端に伝わるので、運針精度が高い。

図3　Palm Grip法でのヘガール型持針器のラチェットのはずし方

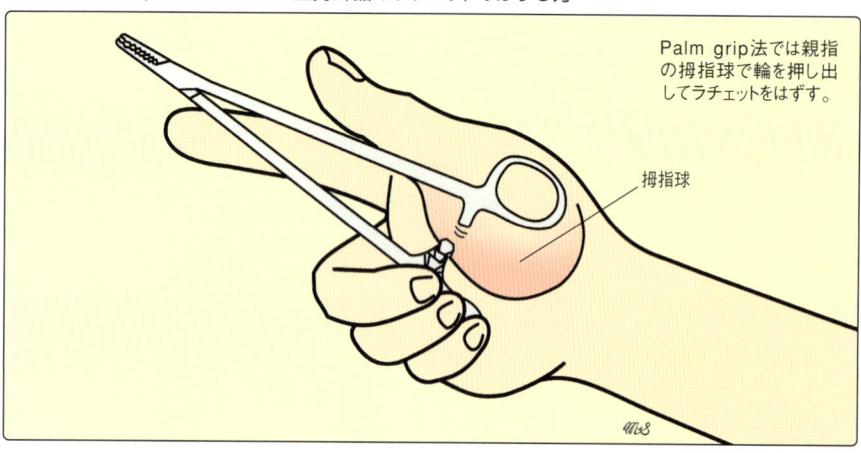

Palm grip法では親指の拇指球で輪を押し出してラチェットをはずす。

拇指球

図4　術者への持針器の手渡し方

清潔看護師の右手
術者の右手

術者が持針器を持ちかえる必要がないようにして、術者の手掌内にポンと確実に手渡す。

持針器の糸を自分の手首にかけた状態で術者に持針器を手渡せば、術者の手掌内に糸が入り込まない。

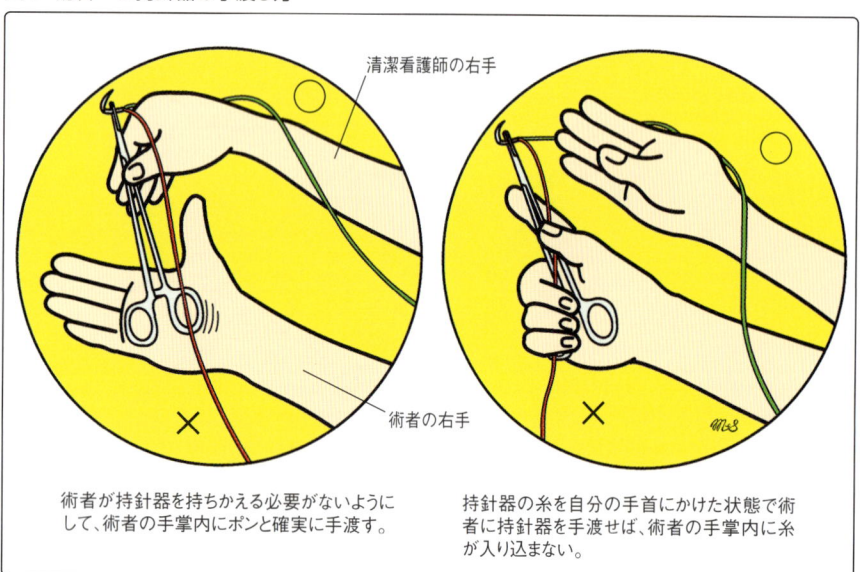

深部での食道空腸吻合や骨盤腔深部での結腸直腸吻合など、深部での吻合時に針を消化管壁に対して直角に刺入させやすい[2]。

ヘガール型持針器のPalm Grip法

ヘガール型持針器の把持法には、①持針器の2つの輪に親指と薬指を通して剪刀と同じ方法で持つ指把持法（Finger grip法）と、②マチュー型持針器の持ち方と同じ掌把持法（Palm grip法）がある。

Palm grip法はFinger grip法よりも術者の手指が持針器の先端に近づくので、針先の動きがより安定する。

また、Palm grip法では手掌内で持針器を自在に回転させることができるので、深部での吻合や複雑な運針も行いやすい（図1）。

Palm grip法ではまた、持針器の長軸が術者前腕の長軸のほぼ延長線上に位置するので、術者の示指を中心とした右手首の回転がそのまま持針器の先端に伝わり、縫合針円（針の弯曲が作る円）に沿った運針を行いやすく運針の精度が高くなる（図2）。

したがってヘガール型持針器もマチュー型持針器と同様にPalm grip法で把持することが推奨されている[3,4]。

Palm grip法でヘガール型持針器のラチェットをはずすには、持針器の一方の柄を右手の中指、薬指、小指でしっかりと把持しつつ、親指の拇指球でもう一方の輪を押し出す（図3）。

術者への持針器の手渡し方

術者は持針器を右手（利き手）の手掌で受け取る。術者が明るく照らさ

れた術野から相対的に暗いメイヨー台の上に、視線を移さずとも持針器を確実に受け取れるように、清潔看護師は持針器を術者の手掌内にポンと確実に手渡す。

清潔看護師は持針器の針についている糸を伸ばして、糸を自分の手首にかけた状態で持針器を術者に手渡せば、術者の手掌内に糸が間違って入り込んでしまうことがない（図4）。

運針における術者の心遣い

助手が糸を結紮する場合、助手が糸の自由端を拾いやすいように、針を組織に刺入する前に、術者は糸の端を助手側に先に渡しておく（図5-a）。術者が運針を自由に行えるように、助手は糸を緊張させた状態では持たず、常に余裕のあるたるませた状態で糸の自由端を把持する。

術者は組織に針を通して、針を引き抜いた後、針先が助手側に向かないように持針器を回内してから、助手が引き出された糸の端を弾機孔から抜いて（あるいは、針の根元から糸を引き抜いて）確保するまで一瞬の間待つ（図5-b、c）。

また、深くて狭い術野では、助手が糸の端を確保するときに、助手が針先で刺傷を負わないように術者は針先の方向に注意する（図6）。

このような操作は術者のちょっとした心遣いであるが、手術を円滑にするのに大いに役立つ[5]。

針と糸

1．丸針と角針

針は針先の断面の形状によって丸針と角針に分けられる。

図5 運針における術者の心遣い①

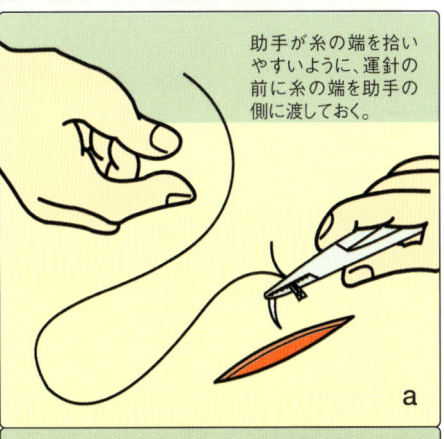

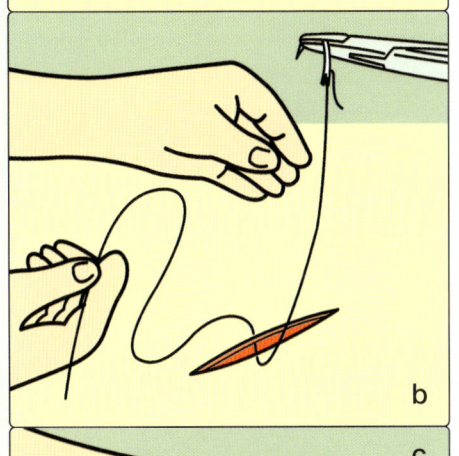

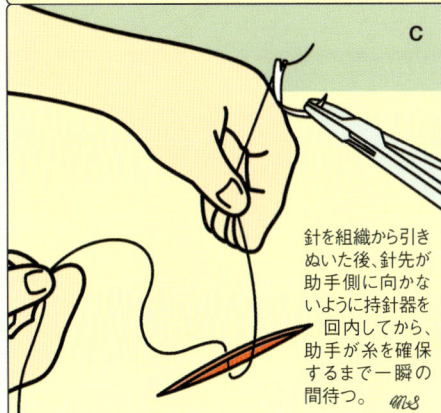

助手が糸の端を拾いやすいように、運針の前に糸の端を助手の側に渡しておく。

a

b

c

針を組織から引きぬいた後、針先が助手側に向かないように持針器を回内してから、助手が糸を確保するまで一瞬の間待つ。

1）丸針（Taper needle）

丸針の針先は尖っているが、体部には刃がなく滑らかで丸い。丸針は組織を切るのではなく、組織を開きながら貫通するので、組織に対する損傷が少ない。丸針は腹膜、消化管、血管、皮下組織など抵抗なく刺通しやすく軟らかい組織の縫合に使用する。

2）角針（Cutting needle）

角針は鋭い刃と針先をもち、体部

図6 運針における術者の心遣い②

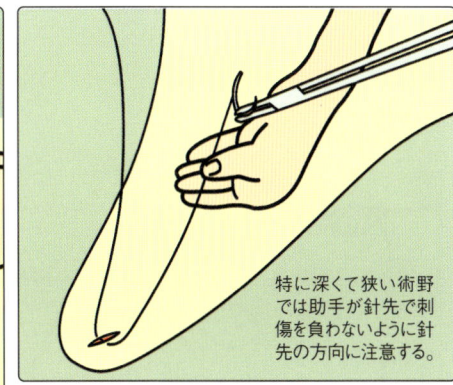

特に深くて狭い術野では助手が針先で刺傷を負わないように針先の方向に注意する。

図7 角針と逆三角針

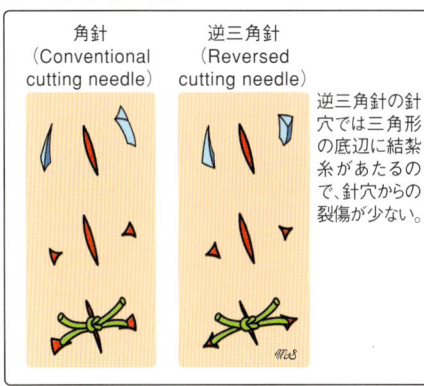

角針（Conventional cutting needle） 逆三角針（Reversed cutting needle）

逆三角針の針穴では三角形の底辺に結紮糸があたるので、針穴からの裂傷が少ない。

図8 無傷針と弾機孔針

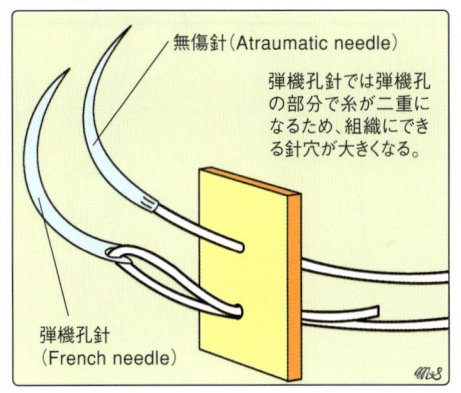

無傷針（Atraumatic needle）
弾機孔針（French needle）

弾機孔針では弾機孔の部分で糸が二重になるため、組織にできる針穴が大きくなる。

図9 針の把持の仕方

左手の指の上で持針器を安定させる。

針はその先端から2/3〜3/4の部位を把持する。

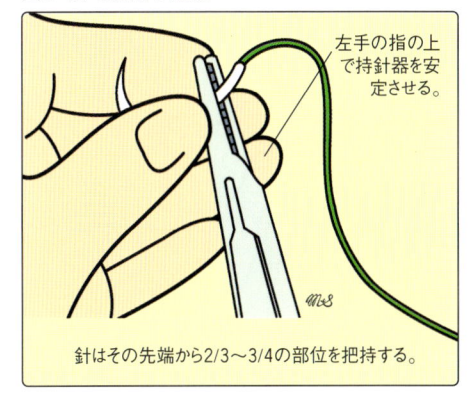

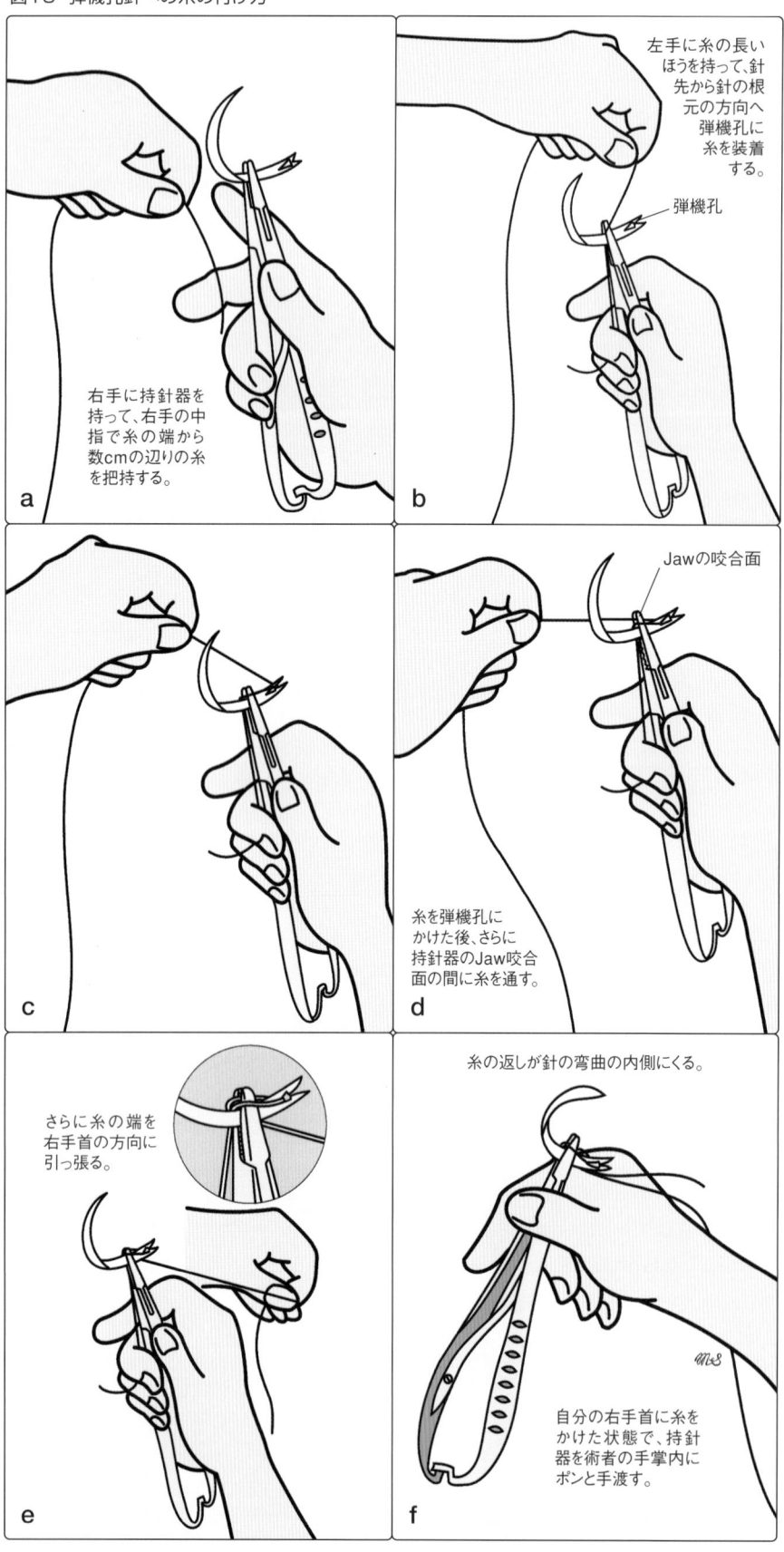

図10 弾機孔針への糸の付け方

a: 右手に持針器を持って、右手の中指で糸の端から数cmの辺りの糸を把持する。

b: 左手に糸の長いほうを持って、針先から針の根元の方向へ弾機孔に糸を装着する。
弾機孔

c, d: 糸を弾機孔にかけた後、さらに持針器のJaw咬合面の間に糸を通す。
Jawの咬合面

e: さらに糸の端を右手首の方向に引っ張る。

f: 糸の返しが針の弯曲の内側にくる。
自分の右手首に糸をかけた状態で、持針器を術者の手掌内にポンと手渡す。

が三角稜構造となっている。角針は丸針よりも刺通性に優れているので、皮膚や乳腺組織など硬い組織の縫合に用いられる。

普通の角針（Conventional cutting needle）ではカーブの内側に向かって第3の刃がついているが、逆三角針（Reversed cutting needle）では第3の刃がカーブの外側についており、カーブの内側は三角形の底辺となっている。逆三角針のほうが角針より強度があり、より硬くて刺通しにくい組織に適している。

また、逆三角針では組織に生じた針穴の三角形の底辺に結紮糸が当たるので、角針の針穴と比べて針穴で生じる裂傷も少ない（図7）。

3）鈍針（Blunt point needle, Noncutting needle）

鈍針は丸針の一種で、針先も丸味をおびており、組織を剥離しながら貫通する。肝臓や腎臓など脆い組織の縫合に用いる。最近は針刺し事故防止の観点から腹壁縫合糸にも鈍針が使用されている（PDS-IIループ糸についているエチガード針など）。

2. 弱弯針と強弯針

最も一般的な針は円周の一部を切りとった形の弯曲針である。3/8円周針（3/8 Circle needle）を弱弯針、1/2円周針（1/2 Circle needle）を強弯針と呼ぶ。弱弯針と強弯針の違いは針の弯曲の強弱の違いではない。

比較的大きく浅い創では手首を少し回転するだけで運針できる弱弯針が使われ、骨盤腔など深くて狭い術野で弱弯針では運針をしづらい場合は強弯針が用いられる。消化管吻合には強弯針が使用される。

3．無傷針と弾機孔針

無傷針（Atraumatic needle、糸付き針：Swaged needle）の糸は、針の根元にあけた穴に埋め込んで針に接着されているので、針と糸との接続部（Swage）に段差がなく組織損傷が少ない。

無傷針には、①糸を軽くひっぱると糸が針から簡単にはずれるdetachタイプの針（引き抜き可能糸付き縫合針：Pop-off suture、エチコンのControl release針やDavis+Geck社のD-Tach針など）と、②糸が針に強固に固定されているタイプがある。detachとは「引き離す」こと。

Detachタイプの糸針は結節縫合に適し、固定タイプの糸針は連続縫合に適している。

弾機孔針（French needle）では針の根元の切れ目（弾機孔：French eye, Split eye, Spring eye）から糸を押し通して装着する。

弾機孔針では弾機孔の部分で糸が2重になるため組織に生じる針穴が大きくなり、無傷針と比べて組織損傷の程度が大きくなる（図8）。

4．針の把持の仕方

"Point to the left, eye to the right, both pointing upwards, convexity down."——針先は左に、糸孔は右に、ともに上を向いて、下に凸。

針はその先端から2/3～3/4の部位を把持する。硬い組織への刺入には1/2の部位を把持することもある。針の接続部は針で一番弱い部分なので把持してはいけない（図9）。

5．弾機孔針への糸の付け方

右手に持針器を持って、右手の中指で糸の端から数cmの辺りの糸を把持する。左手に糸の長いほうを持って針先から針の根元の方向へ弾機孔に糸を装着する（図10）。

針が組織を貫通した後、助手が長いほうの糸を引っぱって弾機孔から短いほうの糸（糸の返し）を引き抜くときに、糸の返しが針の弯曲の内側にあれば、糸が弾機孔でひっかからずにスムーズに引き抜くことができる（図11）。

同じ形の持針器を2本用意して、1本の持針器で術者が縫合している間に、もう1本の持針器の針に糸をつければ、術者の運針のリズムを乱すことなく迅速に持針器に糸針をつけることができる。

6．縫合糸のパッケージ

縫合糸のパッケージの表面には糸針に関する情報が印刷されている（**写真4**）。

図11　糸の返しは弾機孔針の弯曲の内側におく

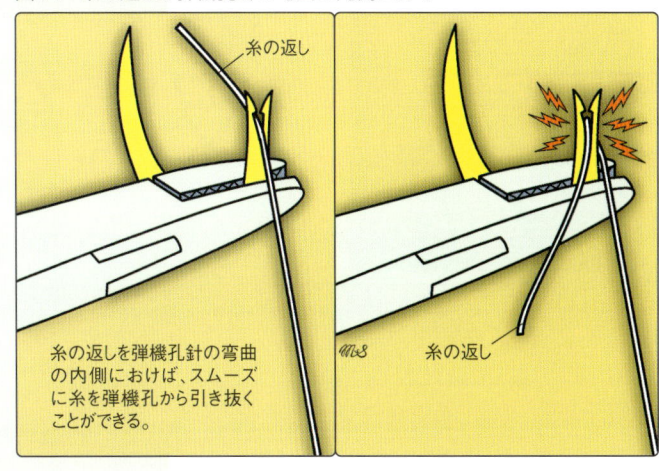

糸の返しを弾機孔針の弯曲の内側におけば、スムーズに糸を弾機孔から引き抜くことができる。

写真4　縫合糸の情報

糸の太さ　3-0（糸の直径0.2mm）
糸の長さ　18インチ（45cm）
商品番号
糸の名称　コーテッド・バイクリル
ポリグラクチン910製の紫色の編み糸
丸針
実物大の針の形
強弯針（1/2円周）針の長さ22mm
滅菌済みの合成吸収糸で、引き抜き可能（コントロールリリース）針付き。再滅菌禁止。
有効期限　2008年7月まで
ここからパックを開ける。
ロット番号
コントロールリリース（CR）の糸針が8本入っている。

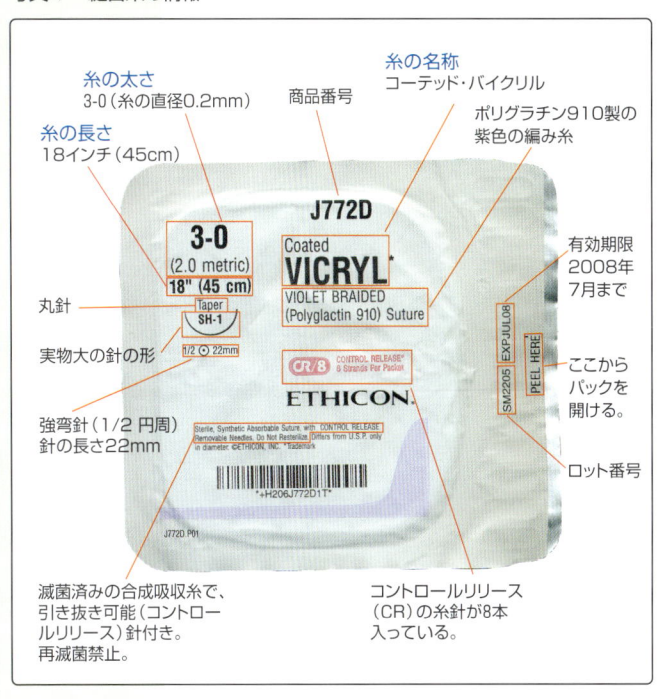

引用・参考文献
1) Ethicon Inc.：Use and handling of sutures, needles and mechanical wound closure device, In；Wound closure manual, Ethicon Inc.,1985
2) 幕内雅敏：手術を教える6、外科、61:230、1999
3) 関州二：手術手技の基本とその勘どころ、第3版、金原出版、1995
4) 門田俊夫：実践の外科臨床、医学書院、1997、p3-9
5) 秋山洋：手術基本手技、医学書院、1975、p147-148

PART I 基本的な手術手技

Chapter 5

縫う
皮膚縫合
Skin Suture, die Hautnaht

Patients greatly appreciate meticulous skin closures in all parts of their bodies. It is not surprising that they assume that surgeons who leave them neat skin scars, they probably also left neat surgery beneath the skin!
—— Milton T. Edgerton[1]

患者さんは体のどの部分であっても、きれいに縫ってもらうと大変感謝します。
皮膚を縫った跡がきれいであれば、「きっと手術も上手に行ってくれたにちがいない」と
患者さんが思っても、ちっとも不思議ではありません！

図1 単純結節縫合

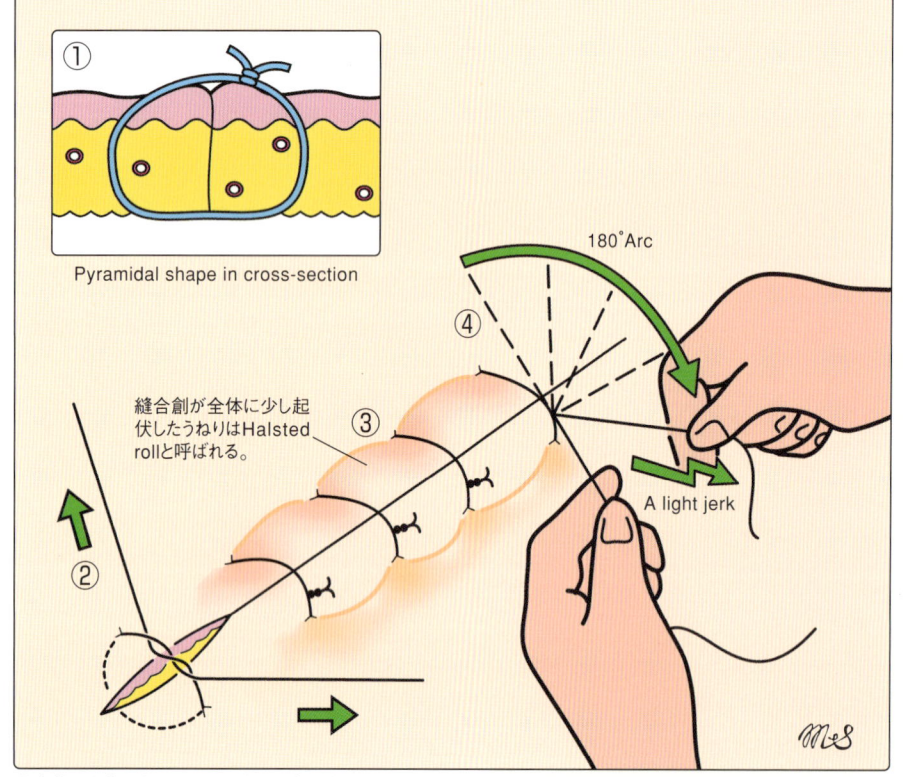

① Pyramidal shape in cross-section
② 縫合創が全体に少し起伏したうねりはHalsted rollと呼ばれる。
③
④ 180°Arc
A light jerk

①皮膚の深部を大きくとって、断面が台形（ピラミッド型）になるような心持ちで運針する。
②糸の両端を持ち上げるようにして、左右に均等な力で引っ張って結紮し、縫合創を少し隆起させる（Halsted roll）。
③創縁が正確に接合して、周囲の皮膚より少し盛り上がるように、結び目を手前に寄せておく。結び目を創縁をはずして片側におくと、創縁の血行を障害しにくく、結び目に血痂も形成されにくい。
④創に緊張がかかる場合は、第一結紮を外科結紮にして、手前側の糸に緊張をかけつつ、向こう側の糸をアーチ状に180°回転して手前にもってくる。そして最後に、糸を軽くぐいっと引っ張って、第一結紮をロックする[1]。

皮膚縫合とは

皮膚の縫合は手術の最後に看板をかけるような作業である。抜糸をしてみると、皮膚の縫い方、糸の縛り方が正しかったかどうか、一目瞭然となる。糸が縛られた状態ではきれいに縫いあがったと思っていても、抜糸をすると、意外に縫い代が大きすぎたり、縫い代の左右差があることに気づく。こうしたことが苦にならないようでは外科医としてのセンスに問題があると言わざるを得ない[2]。

結節縫合法と連続縫合法

皮膚縫合には結節縫合法と連続縫合法の2種類がある[3]。
結節縫合では創縁にかかる張力と創縁の接合状態を調節しやすい。連続縫合は短時間で縫合でき、創全体に均等な張力を加えることができる。
皮下膿瘍が生じた場合、結節縫合では膿瘍部分を一針か二針抜糸するだけで、他の縫合部位はそのままで

排膿できる。しかし、連続縫合ではループが1か所でも切れたり、結び目がほどけてしまうと、縫合全体が緩んでしまう。

単純結節縫合

結節縫合には、①単純結節縫合、②マットレス縫合などがある。

単純結節縫合（Simple interrupted suture）は、その断面が台形（ピラミッド型）となるように運針して一針ごとに結紮する（図1）。

マットレス縫合

マットレス縫合には、垂直マットレス縫合（Vertical mattress suture, Combined holding and coaptation suture, Far-far, near-near stitch）と水平マットレス縫合（Horizontal mattress suture）がある。

垂直マットレス縫合は、縫合すべき創縁が離れていたり、非対象的であったり、創縁の厚みが異なったりする場合などに用いる。

垂直マットレス縫合は大きな縫合（Holding suture：保持縫合）でしっかりと皮膚と皮下組織を接合して、小さな縫合（Coaptation suture：創縁接合縫合）で皮膚縁を接合するDouble stitchである（図2）。

垂直マットレス縫合は閉腹時や閉胸時の皮膚縫合にもよく用いられる。

一方、水平マットレス縫合は、皮膚縫合以外に、筋膜の線維方向と直交する方向に糸がかかるので、筋膜縫合によく用いられる。

三点縫合

皮弁の先端など三角形の形状をした皮膚の先端を縫う場合、先端部の壊死を防ぐために皮弁先端は皮下だけを縫合し、血行の良好な対側の皮膚は全層縫合する三点縫合（Three-point suture、先端縫合：Apical suture、半埋没縫合：Half-burried suture）を行う（図3）[4, 5]。

三角弁部分がきれいに治癒するためには、三角弁の先端が60°以下にならないようにしなければならない。

連続縫合

連続縫合には、①連続反復縫合（Over and over suture, Simple running suture, Whip stitch, Baseball stitch）と②連続かがり縫合（Continuous single-locked suture, Running-lock suture, Blanket stitch, Buttonhole stitch）などがある。

連続かがり縫合では、運針ごとに針を1つ前のループにくぐらせて糸をロックして、止血を確実にしながら、糸をしっかりと締めて縫合する（図4）。

連続縫合糸を抜糸するときは、皮膚表面に出ているループを1つおきに切って抜糸する（図5）[6]。

皮下連続埋没縫合

皮下連続埋没縫合は3/8円周の

図2　垂直マットレス縫合

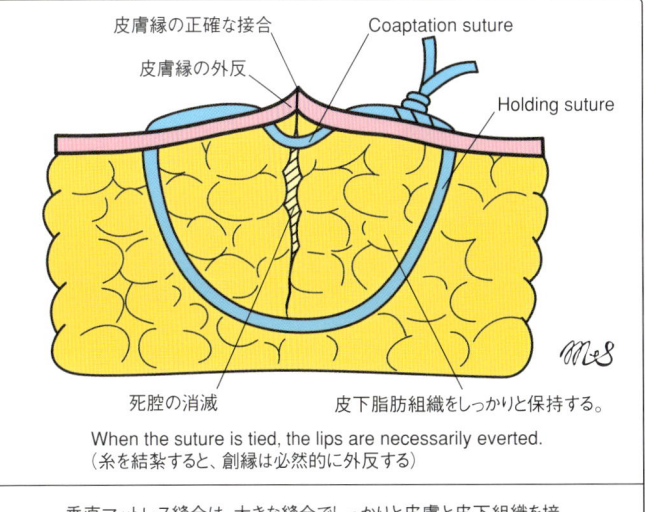

皮膚縁の正確な接合　Coaptation suture
皮膚縁の外反　Holding suture
死腔の消滅　皮下脂肪組織をしっかりと保持する。
When the suture is tied, the lips are necessarily everted.
（糸を結紮すると、創縁は必然的に外反する）

垂直マットレス縫合は、大きな縫合でしっかりと皮膚と皮下組織を接合して、小さな縫合で皮膚縁を接合する。

図3　三点縫合

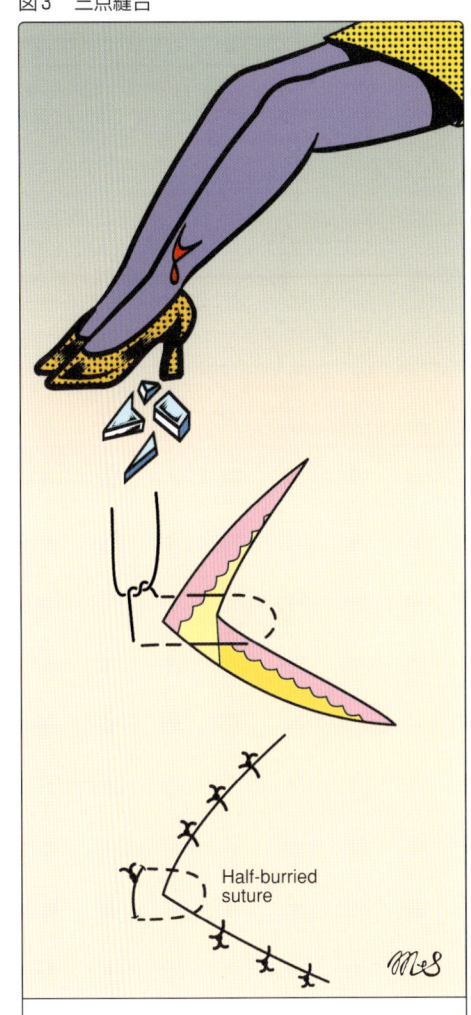

Half-burried suture

皮弁先端は皮下だけを縫合して、血行の良好な対側の皮膚は全層縫合する。

図4 連続かがり縫合

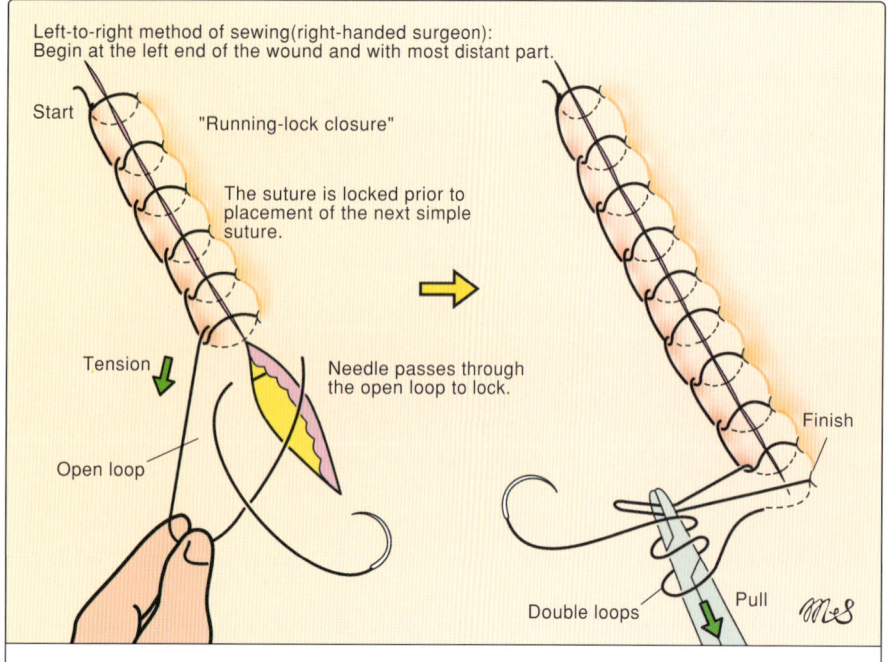

Left-to-right method of sewing (right-handed surgeon):
Begin at the left end of the wound and with most distant part.

Start
"Running-lock closure"
The suture is locked prior to placement of the next simple suture.
Tension
Needle passes through the open loop to lock.
Open loop
Finish
Double loops
Pull

連続かがり縫合では、運針ごとに針を1つ前のループにくぐらせて、糸をロックしながら連続縫合する。
連続縫合は創の左端または遠位端から縫合を開始する。これにより、(右利きの)術者は創の向こう側から手前側へ右手首をスムーズに回外して運針できる。
運針の間、左手は自由に創縁の位置を微調節して、右手の運針を助ける。創の左から右へ運針することにより、術者の両脇がしまって両前腕が近づき、術者は手指の筋肉をスムーズに動かすことができる。

図5 連続かがり縫合糸の抜糸

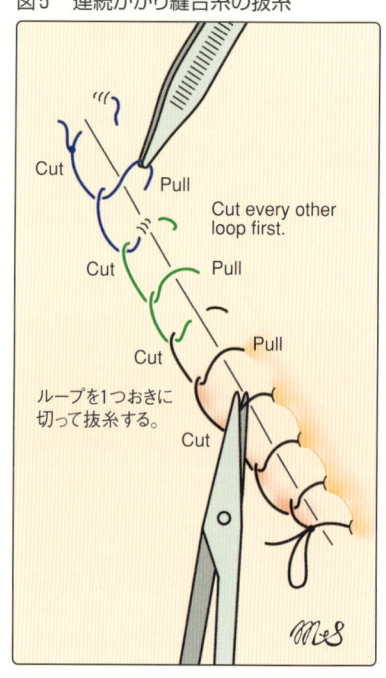

Cut / Pull
Cut every other loop first.
Cut / Pull
Cut / Pull
Cut

ループを1つおきに切って抜糸する。

弱弯角針の無傷針付き糸で、皮下の真皮をジグザグに連続して縫っていく方法である(Halsted intradermic or subcuticular suture, Pull-out stitch, 図6)[5, 7]。創の皮膚表面に糸が出ないので、抜糸後に糸目が残らずきれいな線状瘢痕となる。

抜糸するときは、創周辺を左手の親指と人さし指で押さえて、創縁を固定しつつ、ゆっくりと、かつ、しっかりと縫合糸をひっぱって抜去する(図7)[6]。

PDSⅡなどのモノフィラメントの合成吸収糸を用いて、糸を皮下に完全に埋没すれば抜糸が不要になる。

図6 皮下連続埋没縫合

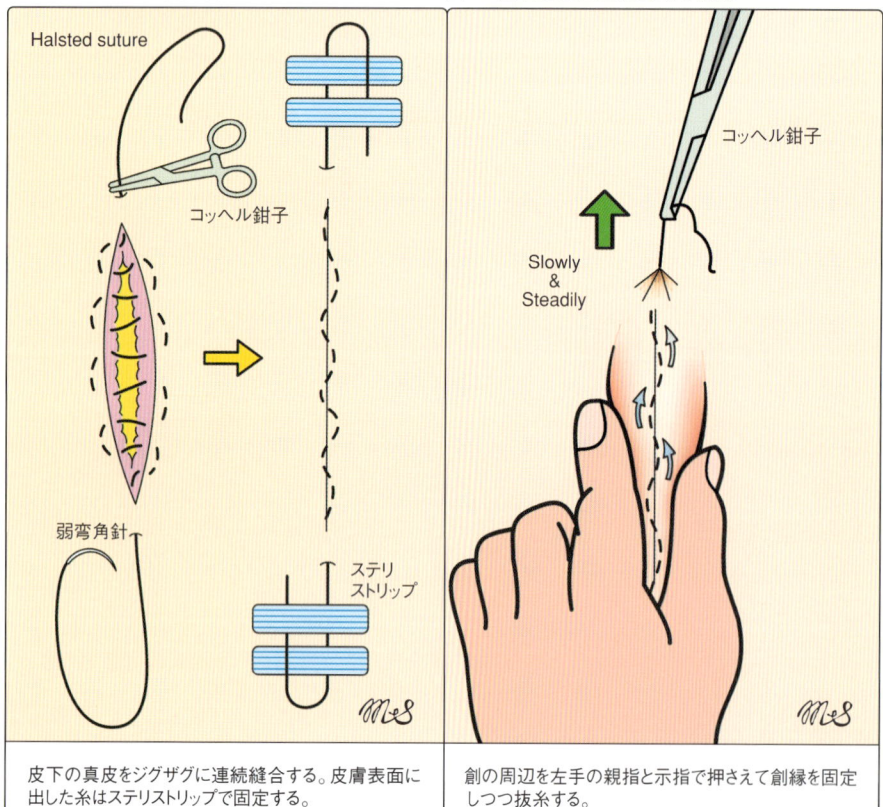

Halsted suture
コッヘル鉗子
弱弯角針
ステリストリップ

皮下の真皮をジグザグに連続縫合する。皮膚表面に出した糸はステリストリップで固定する。

図7 皮下連続埋没縫合糸の抜糸

コッヘル鉗子
Slowly & Steadily

創の周辺を左手の親指と示指で押さえて創縁を固定しつつ抜糸する。

器械結び

持針器を用いた器械結び(持針器縫合:Instrument tie)の利点は、小さな創や狭い術野でも結紮が行いやすく、早くきれいに結べる点である[8, 9]。針付き糸を使用するので、糸の節約にもなる(図8)。

図8 器械結び

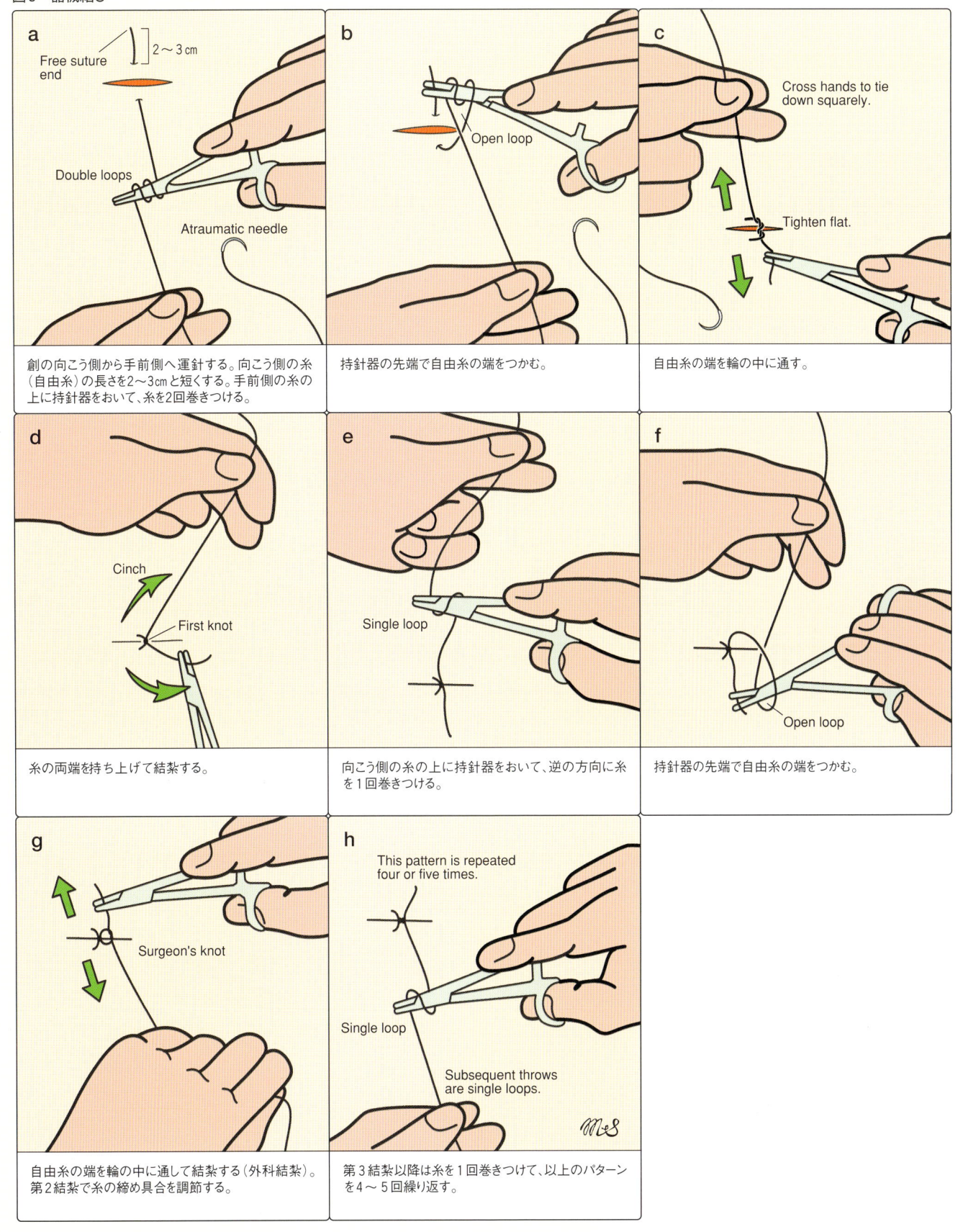

a
Free suture end
2～3 cm
Double loops
Atraumatic needle

創の向こう側から手前側へ運針する。向こう側の糸（自由糸）の長さを2～3cmと短くする。手前側の糸の上に持針器をおいて、糸を2回巻きつける。

b
Open loop

持針器の先端で自由糸の端をつかむ。

c
Cross hands to tie down squarely.
Tighten flat.

自由糸の端を輪の中に通す。

d
Cinch
First knot

糸の両端を持ち上げて結紮する。

e
Single loop

向こう側の糸の上に持針器をおいて、逆の方向に糸を1回巻きつける。

f
Open loop

持針器の先端で自由糸の端をつかむ。

g
Surgeon's knot

自由糸の端を輪の中に通して結紮する（外科結紮）。第2結紮で糸の締め具合を調節する。

h
This pattern is repeated four or five times.
Single loop
Subsequent throws are single loops.

第3結紮以降は糸を1回巻きつけて、以上のパターンを4～5回繰り返す。

Suture materials：There is no objective evidence to suggest that the results achieved with the synthetics are any better than those achieved with silk, but there is also no doubt that to use silk is currently viewed as old fashioned.
—— Alan D. McGregor[4]

縫合糸：絹糸で縫合するよりも、合成糸で縫合したほうが結果がよいという客観的な証拠はない。しかし最近は、「絹糸で皮膚縫合するのは時代遅れである」とみなされていることも、これまた疑いのないところである。

皮膚縫合の基本

　皮膚縫合は感染の起こらない方法で、美しい縫合跡に仕上げなければならない。

　皮膚縫合の基本は、縫い合わせるべき創縁の両端を、密着するのに必要最小限の力で、かつ、必要最小限の間隔で縫合することである[10]。原則的には、創の深さ、創縁からの距離、針刺入の間隔が同じ長さで、創縁の両端に立方体を並べたように、すべて等間隔の位置関係で縫合されるのが望ましい[11]。

　皮膚縫合においては、①二等分の原則（Principles of halving）、②適切な結紮張力（Judging tension）、③運針の方向（Direction of suture）、④大きな死腔を作らない（No dead space）、⑤結び目は血行のよい側におく（Knot on better circulation site）などの原則を守ることが重要である。

二等分の原則

　創を縫合閉鎖するときは、創の中点（Midpoint）をまず最初に縫合する（Central suture）。次に創端とCentral sutureとの中点を縫合する。以下同様にして、中点を順に縫合して創を閉鎖する（図9、10）[1, 8, 12]。

図9　二等分の原則（Principles of Halving）

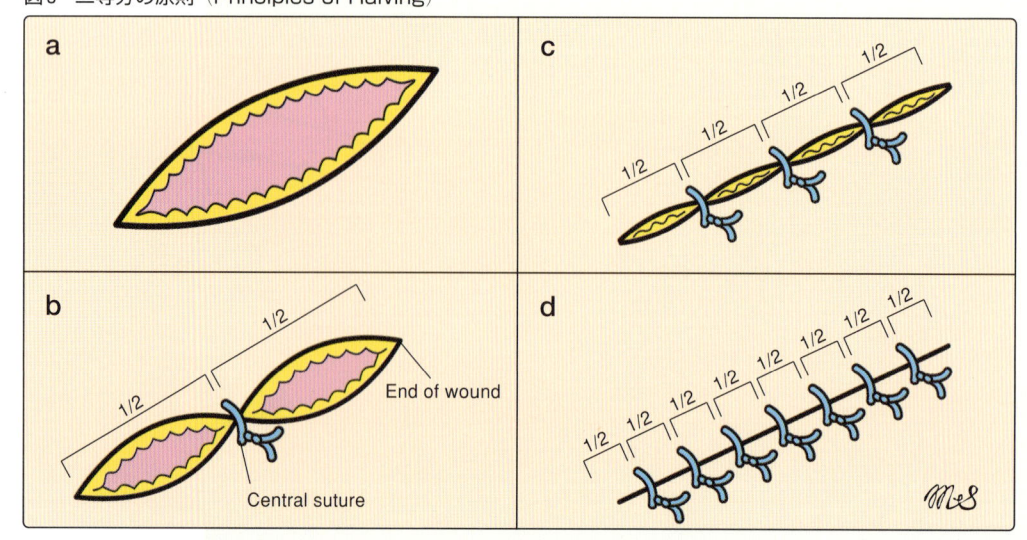

創を縫合閉鎖するときは、創の中点をまず最初に縫合した後、順に中点を縫合していく。

この二等分法によりDog earが防止されるうえに、必要最小限の縫合糸で閉創可能となる。

適切な結紮張力

"Just approximate, don't strangulate."——ぴったりと合わせなさい。血が通わないほど締めすぎてはいけません。

皮膚を締めすぎると、患者が痛いばかりでなく、創感染を生じて創治癒を遅らせてしまう。

縫合糸を適切な張力で結紮したときは、接合した創縁が周囲の皮膚よりも少し盛り上がる。縫合糸を締めつける力が強すぎると皮膚の毛細血管が圧迫されてしまい、縫合糸周囲の皮膚がかすかに蒼白になる（図11）。

術後1、2日間は組織の浮腫により創にかかる力がさらに増強するため、結紮張力が強すぎると縫合糸が皮膚を切って皮膚に瘢痕（むかでの足：Cross hatching, Railroad track）を残してしまう[1]。

結紮時には糸を締めている示指の先端で、糸の締め具合について組織と対話しながら締める[13]。

運針の方向

ジグザグに切れた不規則な創では、まず各々の創の角を2等分するように運針して縫合する（図12）。円弧状に切れた創は、円の中心点を通る線上で運針する（図13）[8]。

死腔

死腔（Dead space）とは、「創において適切に閉鎖されていない空間」のことである。大きな死腔は創内に漿液腫や血腫を形成し、感染を引き起こし、創離開の原因となりやすい。

図10 不規則な形の創の縫合における二等分の原則

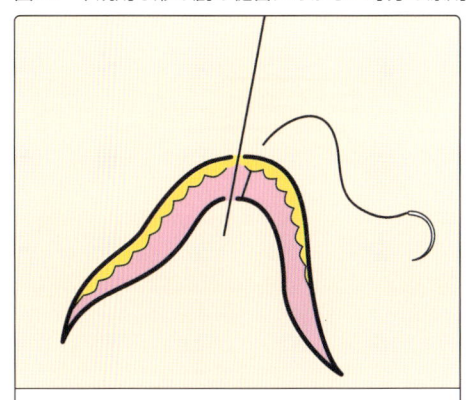

一般的によく動くほうの皮膚側から、固定された皮膚のほうへ運針するのが技術的に容易である。

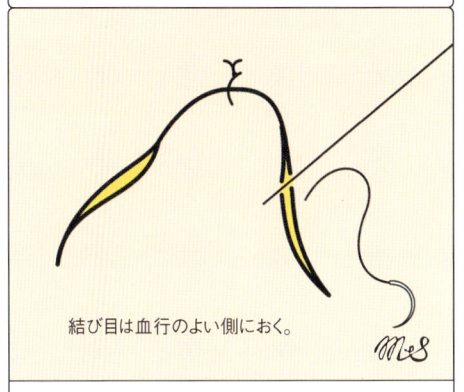

結び目は血行のよい側におく。

創の中点を最初に縫合すれば、それだけで創全体が整然と接合されやすくなる。

図11 Just approximate, don't strangulate！

糸を締めている示指の先端で締め具合について組織と対話しながら締める。

× 血が通わないほど締めすぎてはいけません。

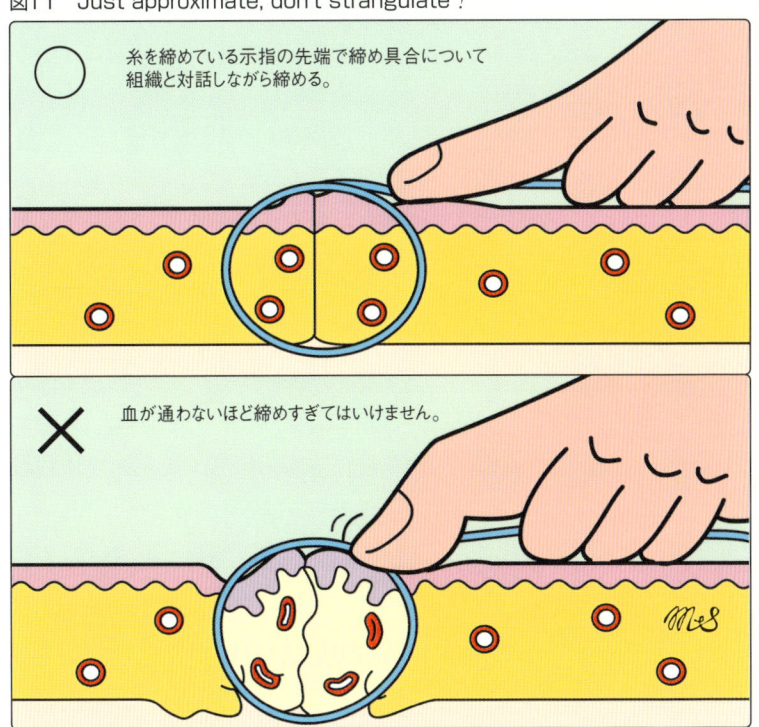

図12 ジグザグの創の縫合

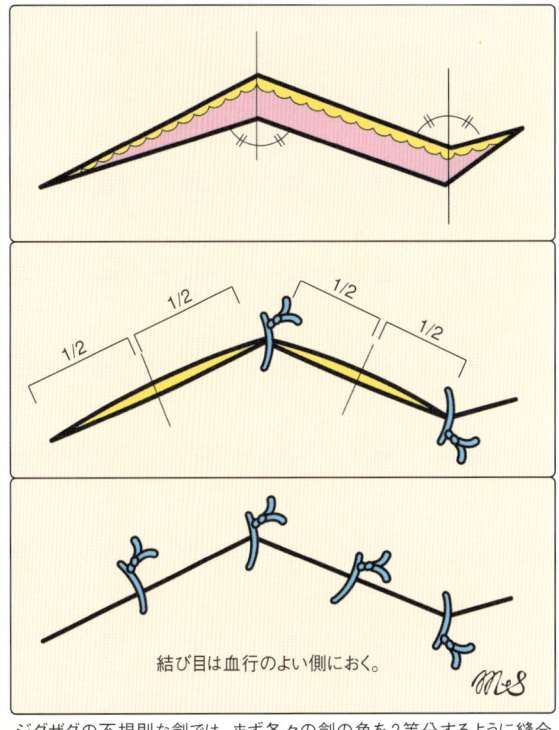

結び目は血行のよい側におく。

ジグザグの不規則な創では、まず各々の創の角を2等分するように縫合する。次に、各創の中点を創縁と直交するように縫合する。

図13 円弧状の創の縫合

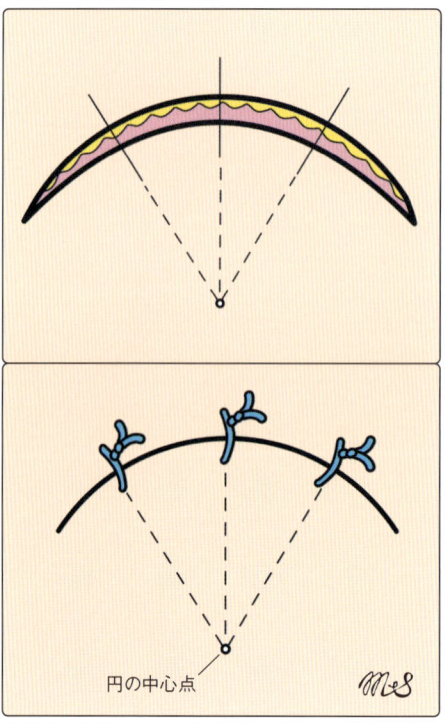

円弧状の創は、円の中心点を通る線上で運針して縫合する。

図15 Dog Earの修正法

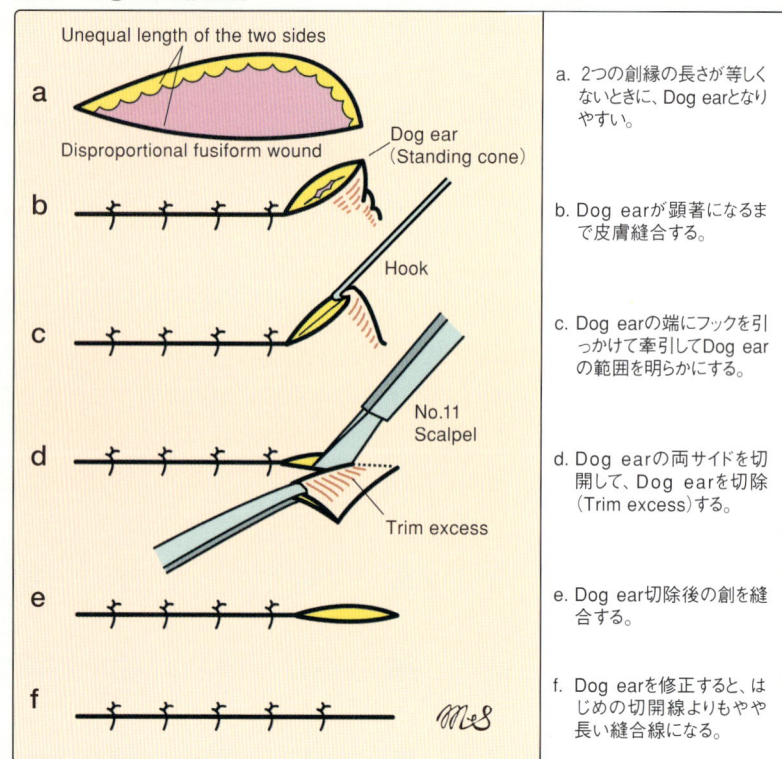

a. 2つの創縁の長さが等しくないときに、Dog earとなりやすい。
b. Dog earが顕著になるまで皮膚縫合する。
c. Dog earの端にフックを引っかけて牽引してDog earの範囲を明らかにする。
d. Dog earの両サイドを切開して、Dog earを切除（Trim excess）する。
e. Dog ear切除後の創を縫合する。
f. Dog earを修正すると、はじめの切開線よりもやや長い縫合線になる。

図14 結び目は血行のよい側におく

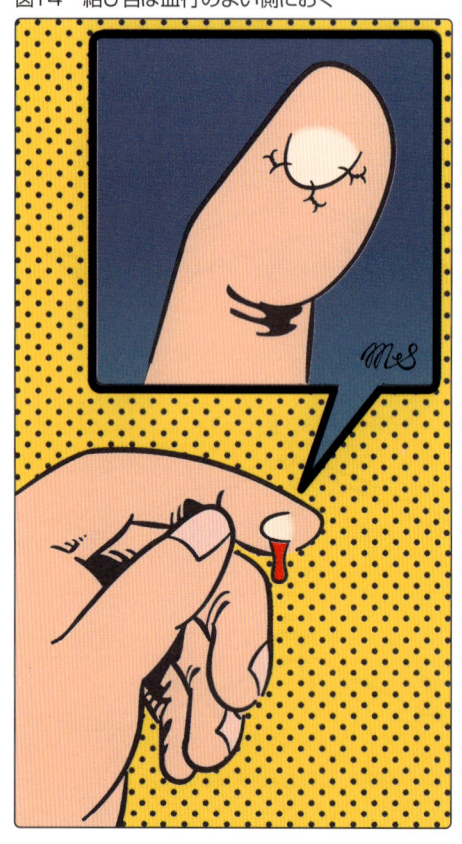

死腔を作らないためには、確実に止血し、層ごとに適切に縫合することが重要である。

しかし、死腔の予防として皮下脂肪層を縫合閉鎖すると、脂肪壊死を引き起こし、異物としての縫合糸を増やすばかりである[14]。

皮下脂肪層が厚い場合や皮膚が弁状になった場合など、大きな死腔が形成される場合には、ブレイクドレーンを挿入してJ-Vacなどで吸引する。

"Let dead space take care of itself." ——Halsted

結び目は血行のよい側におく

皮弁状の創などで創の片側の血行が悪い場合は、結び目による圧迫で血行をさらに悪化させないために、結び目は血行のよい側におく（図14）。

真皮縫合

真皮縫合（Dermostich）により、皮下の死腔は減少し、皮膚にかかる緊張が軽減され、皮膚縫合糸をより早く抜糸することが可能となり、縫合糸による瘢痕を予防できる。

真皮縫合糸は角針で真皮の深層にかける。決して真皮の表層にかけてはいけない。真皮縫合糸を真皮の表層にかけてしまうと、皮膚が外反して皮膚の創縁から皮下組織がはみ出し感染しやすくなったり、皮膚表面に凹みを生じたり、変形治癒して患者を失望させてしまう[1]。

真皮縫合で創縁を十分に盛り上げるためには、創縁の皮膚切断面を皮膚面に対してやや鋭角（70°くらい）となるようにトリミングして、かつ、皮下を15番のメスで十分剥離する。

Dog Ear

　紡錘形の皮切で、2つの創縁の長さが等しくないときは、適切に縫合しないと、創の端が犬の耳（Dog ear）の形に盛り上がりやすい（図15）[8,12,13]。

　Dog earを生じないためには、皮切の長径は短径の3〜4倍の長さが必要である（図16）[15,16]。また、二等分法で縫合すると形成されにくい。

皮膚縫合糸の抜糸時の注意点

　皮膚縫合糸を抜糸するときは、有鉤鑷子で縫合糸の結節部分を把持して、皮下に埋まっている糸を引っぱり出して剪刀の先端で切る[3]。切った糸は創の方向に引っぱって抜糸する[4]。創と反対の方向に糸を引っぱると、創が離開する方向に力が作用する危険がある。また、糸を引っぱるときは、剪刀で皮膚を軽く固定して創縁を安定させる（図17）。

　顔の縫合創などでは、糸を引っぱり出すことなく、そのままの状態で尖刃刀（11番のメス）の先などで切る[3]。

スキンステープラー

　器械縫合器の一種であるスキンステープラーでは、四角形に形成されたステープルが創縁を接合する（図18）[17]。四角形のうち皮膚上に出ている横棒（Crossbar）の部分は皮膚表面に接触しないので、ステープルによる線状瘢痕は残らない[18]。

　手縫い縫合と異なり、ステープルによる縫合は一瞬のうちに行われるので、術者による微妙な調整が難しい。一見創縁がうまく接合しているようにみえていても、実は創縁が内翻している場合がある。

　創縁がめくれ込んで縫合された場

図16　紡錘形皮切における長径と短径の関係

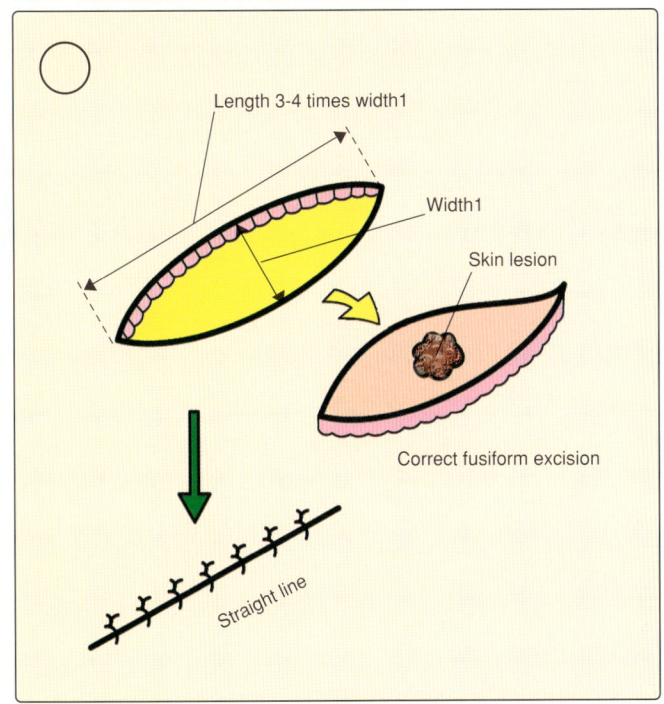

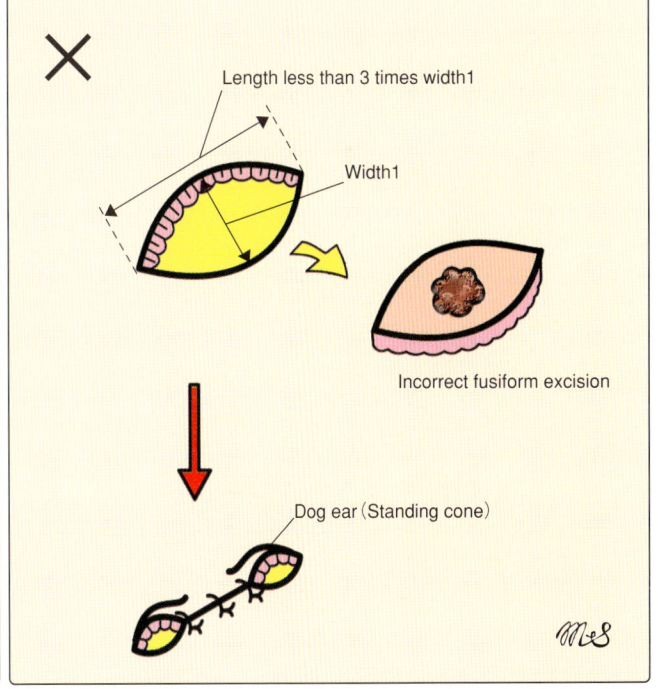

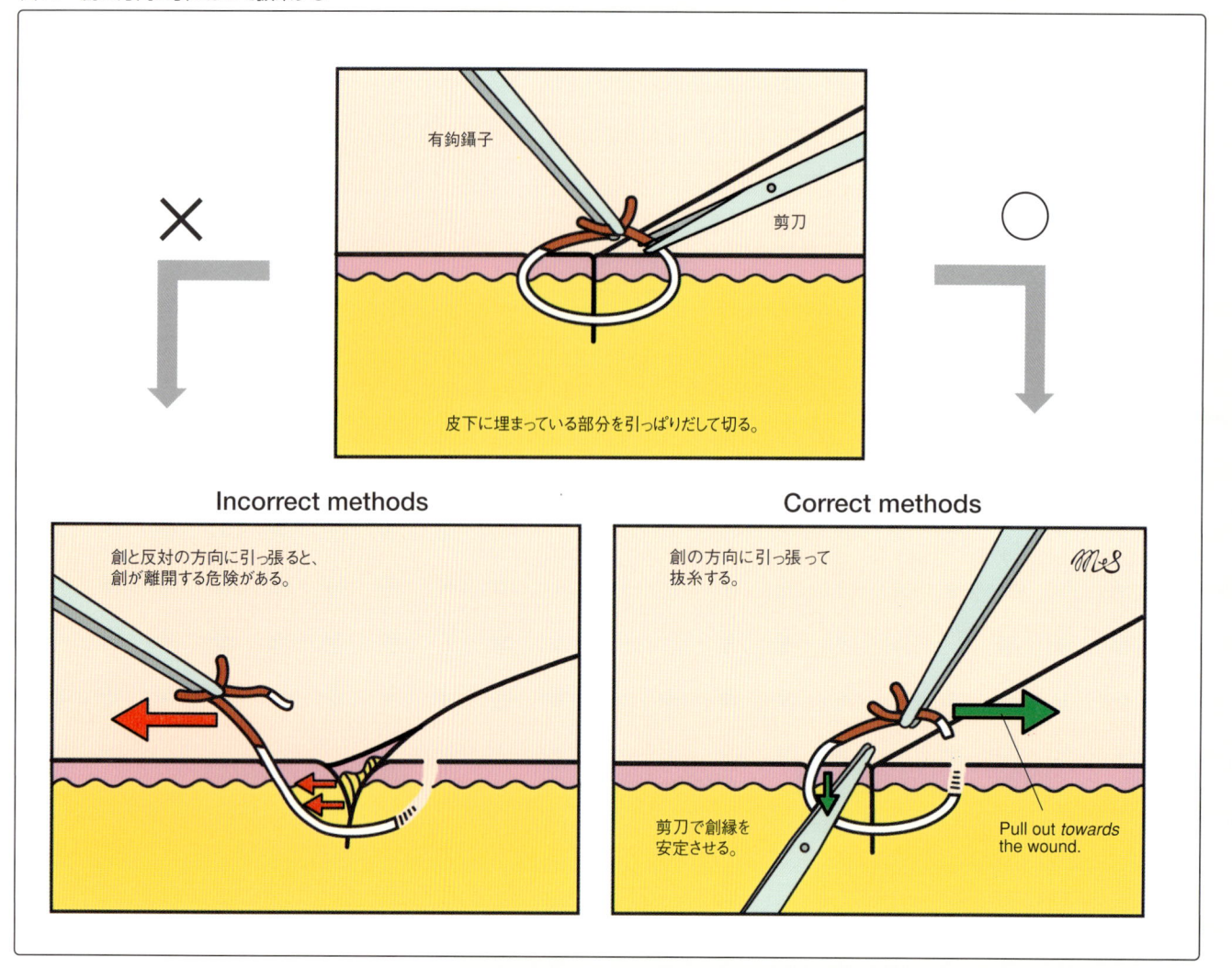

図17　創の方向に引っぱって抜糸する

有鉤鑷子
剪刀
皮下に埋まっている部分を引っぱりだして切る。

Incorrect methods
創と反対の方向に引っ張ると、創が離開する危険がある。

Correct methods
創の方向に引っ張って抜糸する。
剪刀で創縁を安定させる。
Pull out *towards* the wound.

合は、血流のない角化層同士が接合するので創治癒が進まず、ステープルを抜去するとはじけるように離開する。皮膚縫合後、創縁の内翻や段差の有無を有鉤鑷子で確かめて、最終的に創縁をきっちりと接合させておくことが重要である（図19）[19]。

ステープルを抜去するときは、リムーバーでステープルを完全に折り曲げて、ステープルの先端が皮膚に引っかからないように平行にしてから抜去すると痛みが生じない（図20）[18]。

ダーマボンド

皮膚を閉じる方法には、①手縫い縫合、②スキンステープラー、③サージカルテープ（ステリストリップなど）に加え、最近は④皮膚接着剤（ダーマボンド、ジョンソン・エンド・ジョンソン・メディカル社）がある。

ダーマボンドは真皮縫合で創縁をきっちりと接合してから用いる。

図18 スキンステープラーのメカニズム

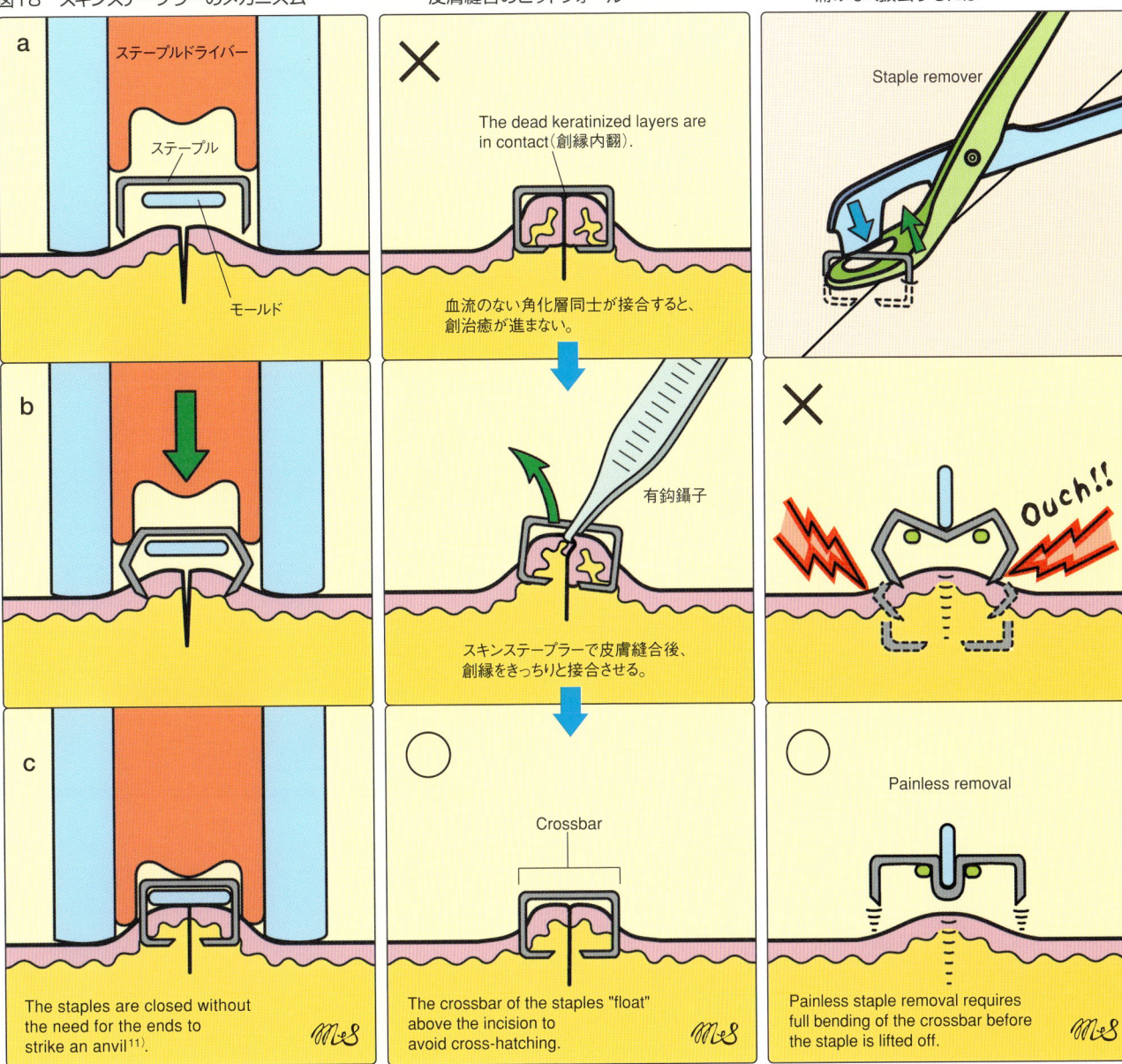

a
ステープルドライバー
ステープル
モールド

b

c
The staples are closed without the need for the ends to strike an anvil[11].

ステープルドライバーに押し出されたステープルは、モールド(鋳型)で90°曲げられて、四角形となって皮膚を接合する。

図19 スキンステープラーによる皮膚縫合のピットフォール

× The dead keratinized layers are in contact(創縁内翻).
血流のない角化層同士が接合すると、創治癒が進まない。

有鉤鑷子
スキンステープラーで皮膚縫合後、創縁をきっちりと接合させる。

○ Crossbar
The crossbar of the staples "float" above the incision to avoid cross-hatching.

図20 スキンステープルを痛みなく抜去するには……

Staple remover

× Ouch!!

○ Painless removal
Painless staple removal requires full bending of the crossbar before the staple is lifted off.

引用・参考文献
1) Edgerton MT: Suturing wounds, In; The art of surgical technique, Lippincott Williams & Wilkins, 1988, p107-154
2) 幕内雅敏：編集ペン 手術を教える1-4、外科、1997-1998
3) 下間正隆：創傷の管理＜まんがで見る術前・術後ケアのポイント、照林社、2000、p56-67＞
4) McGregor AD et al : Wound management, In; Fundamental techniques of plastic surgery, and their surgical applications, 10th ed, Churchill Livingstone, 2000, p3-19
5) Saleh M et al: Illustrated handbook of minor surgery and operative techniques, Heinemann Medical Books, 1988
6) Schultz RC: Facial injuries, 2nd ed, Year Book Med, 1977
7) 門田俊夫：皮膚、皮下組織の縫合、臨床外科、53（11増刊号）：34-37、1998
8) Fomon S : Incision and closure, In ; Cosmetic Surgery, Lippincott, 1960, p50-85.
9) Sherris DA, et al: Sutures and knots , In; Basic surgical skills, Mayo clinic scientific press, 1999, p66-77
10) 市田憲信：実地医家のための外来小手術アトラス、文光堂、1988
11) 鬼塚卓弥：縫合法＜形成外科手術書基礎編、第3版、南江堂、1996、p28-33＞
12) Sherris DA et al: Wound closure, Principles of halving , In; Basic surgical skills, Mayo clinic scientific press, 1999, p84
13) 関洲二：手術手技の基本とその勘どころ、第3版、金原出版、1995
14) Milewski PJ et al: Is a fat stitch necessary?, Br J Surg, 67:393-394, 1980
15) Jurkiewicz MJ et al: Plastic and reconstructive surgery, In; Principles of surgery, 4th ed, McGraw-Hill, 1984, p2101
16) Bull, MJV et al: Basic principles of minor surgery, In; surgical procedures in primary care, Oxford Univ Press, 1995 , p32-39
17) Kirk RM: Handling instruments, In; Basic surgical techniques, 4th ed, Churchill Livingstone, 1994 , p5-15
18) Wind GG et al: Introduction to staplers, In; Principles of Surgical Technique, 2nd ed, Lippincott Williams & Wilkins, 1987, p101-112
19) Deitch EA: Skin closure, In; Tools of the trade and rules of the road, Lippincott Williams & Wilkins, 1997, p112-119

PART I 基本的な手術手技

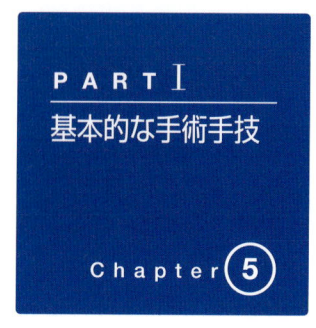

Chapter 5 縫う

消化管の手縫い吻合

Intestinal Hand-sewn Anastomosis, Darmnähte und Anastomosen

> The technique of intestinal suturing remains an unfinished chapter, and the ideal method of uniting intestinal wounds has yet be devised.
> —— Nicholas Senn[1]
>
> 腸管縫合法は未完の章であり、理想的な縫合法はなお工夫されなければならない。

写真1　ドワイヤン型腸鉗子（曲）

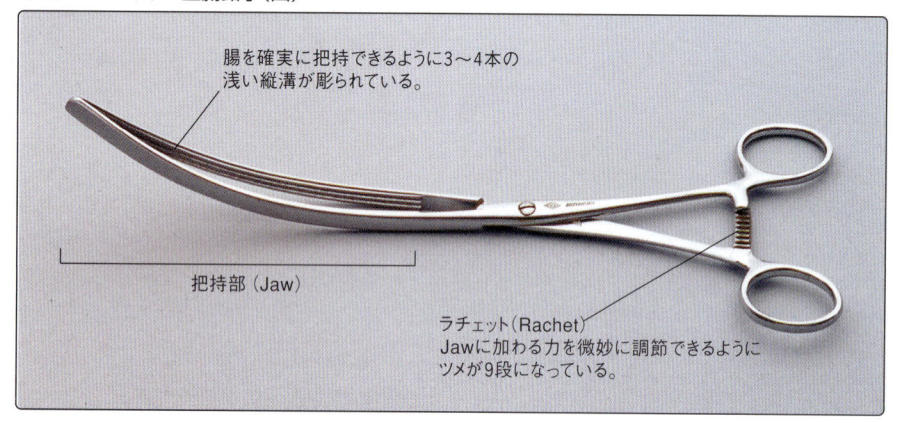

- 腸を確実に把持できるように3〜4本の浅い縦溝が彫られている。
- 把持部（Jaw）
- ラチェット（Rachet）
  Jawに加わる力を微妙に調節できるようにツメが9段になっている。

図1　腸鉗子をかける前に腸内容を排除する

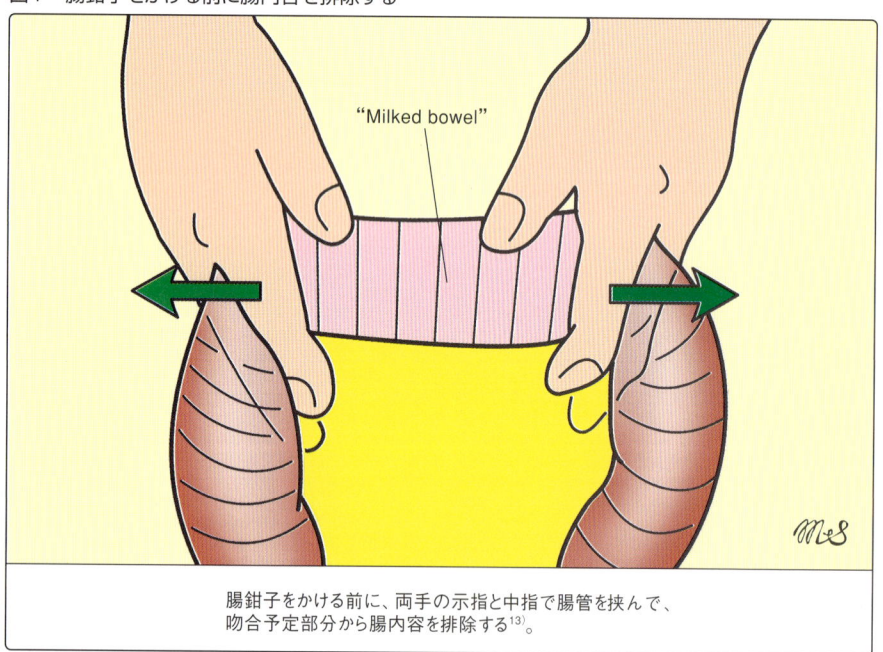

"Milked bowel"

腸鉗子をかける前に、両手の示指と中指で腸管を挟んで、吻合予定部分から腸内容を排除する[13]。

腸鉗子（Intestinal Occlusion Clamp, Darmklemme）

腸鉗子は腸管壁を挫滅することなく腸内容の流出を防ぎ、かつ腸切開部位の出血も防止するように、適当な弾力性を備えたものでなければならない。

最も一般的な腸鉗子は、フランスのドワイヤン（Eugene Doyen、1859-1916）が考案したドワイヤン型腸鉗子である（**写真1**）。ドワイヤン型腸鉗子には直と曲があり、手術では直と曲をともに2本ずつ用意する。

腸鉗子が腸を確実に挟んで滑らないように、Jawの咬合面には鉗子の長軸方向に3〜4本の浅い縦溝が彫られている。Jawはその中央部分が少し膨らんだ構造をしているので、Jawの端で腸管を挟むと、腸管が不完全に閉塞して、腸内容が流出したり腸管のうっ血・浮腫を引き起こす原因となる。したがって、腸管全体に均等に力が加わるように、腸管はできるだけJawの中央部分で把持する（**図1、2**）。

ラチェットは6～9段のツメをもっており、段階的にロックしていくと、まず腸内容の流出が防止され、次に腸切開部位からの出血がコントロールされるので、用途に応じて必要最小限のラチェット状態でロックする。

術者が生理的な腕の動きで運針できるように、腸を挟んだ2本の鉗子はその方向を考えて並べる（図3）。

●吻合(Anastomosis)と縫合(Suture)

狭義の「吻合法」は「消化管再建法」（端々吻合、側端吻合、端側吻合、側々吻合など）をさし、「縫合法」は1層縫合と2層縫合、連続縫合と結節縫合などの「縫い方」をさす。

図2　腸鉗子のかけ方

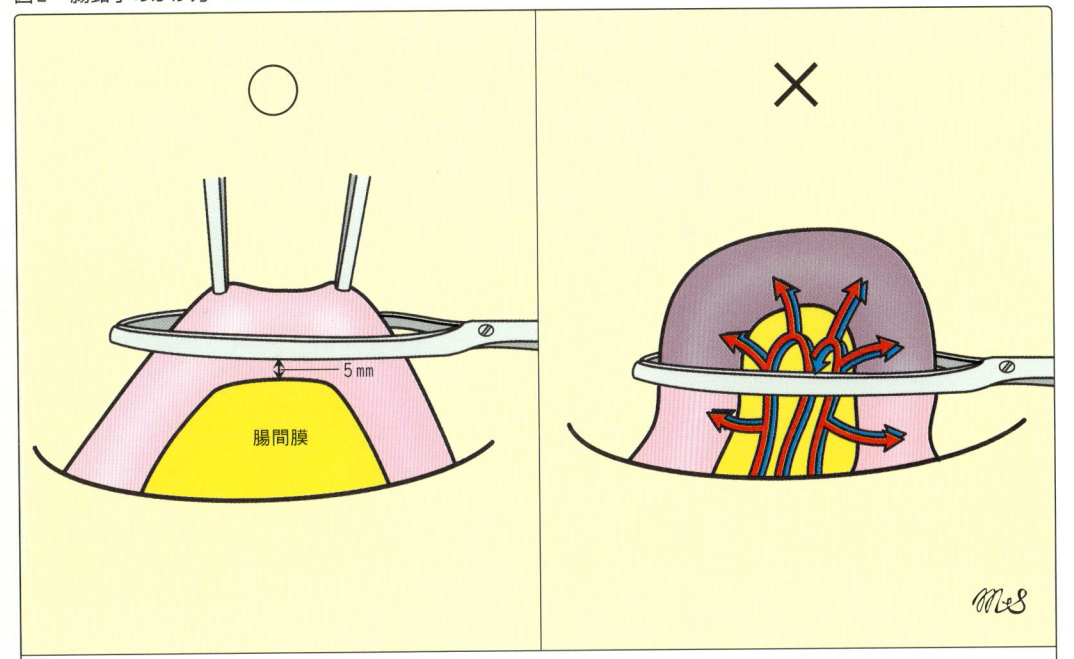

腸管を腸鉗子ではさむときは必ず腸壁をはさみ、決して腸間膜をはさまない。腸間膜をはさむと、Jawの圧迫力が不十分となり、動脈は開通し静脈のみ閉塞されて、はさまれた部分の腸管がうっ血する。
腸を「富士山」型に持ち上げて[14]、腸鉗子をその下縁が腸間膜付着部の約5mm上方にくる程度にかけるとちょうどよい[15]。

消化管吻合の原則

1) 吻合部に粘膜欠損のないこと。

消化管吻合にあたっては、粘膜の切離縁同士を完全に接合することが吻合の第一の基本条件である。

2) 運針の一針一針は、吻合輪の中心から周りの消化管壁に対して放射状に刺出して、次に吻合輪の中心に向かって刺入するような方向の運針であること（図4）。

3) 吻合部に緊張のかからないこと。

吻合部の緊張は血行障害や縫合糸による組織の裂傷をまねき、縫合不全の原因となる。吻合部に緊張がかからないように吻合前に消化管を十分授動しておく。

4) 吻合部の血行を良好に保つこと。

消化管吻合における縫合の目的は「引きよせる」のではなく、「適正な位置に合わせて動かないようにしておく」ことであり、縫合糸は血行障害をきたすほど強く締めない。

5) 吻合部はWater Tight（水漏れしない）に。

消化管内容の漏出は吻合部の炎症から縫合不全を引き起こす。しかし、緻密に縫合しすぎると、血行障害から壊死となり、術後1週間過ぎてから縫合不全を引き起こす結果ともなる。

6) 吻合口が十分に広いこと。

十分な広さの吻合口を作製し術後狭窄を防ぐ。

吻合口の大きさは、胃切除後のビルロートⅠ法や小腸端々吻合では1.5～2横指（2.5～3cm）、ビルロートⅡ法や小腸側々吻合では2～2.5横指

（3〜4cm）を目安とする。

　消化管吻合においては、基本原則を踏まえながらも、杓子定規でない考え方が必要である。吻合臓器の特殊性や断端の切れ方、運針の難易度などにより、臨機応変に吻合し、できあがりが理想に近いことが重要である。

　基本となる条件をすべて満たすような吻合を常に行うように心がけたいものである。危ない橋を渡ってやっと治癒した場合は、結果的にはよくても、その術者には好結果が永続することは期待しえないであろう。
（秋山洋先生「手術基本手技」より[2]）

図3　消化管吻合における生理的な運針の方向

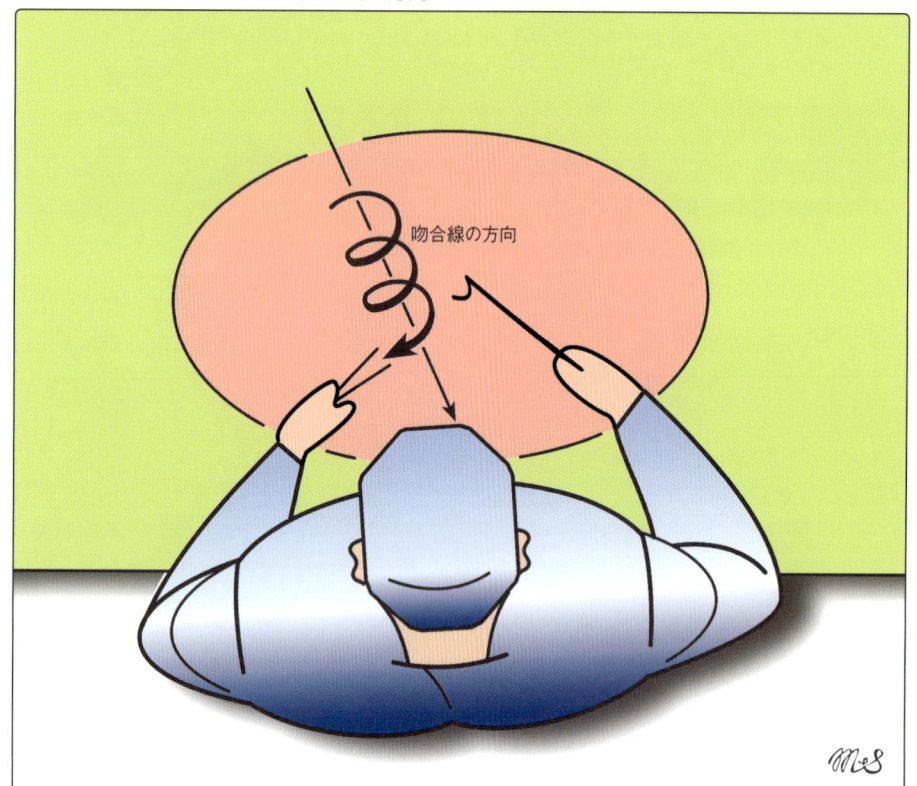

術者が患者の右側に立っている場合、吻合線が患者の体の左上から右下に走り、かつ、吻合線が術者に向かうように留意して腸鉗子を並べる。術者は吻合を自分から遠いほうの端、すなわち向かって左端から開始する。
これにより、術者はその右手首をスムーズに回外（ドアノブを回す方向）して、吻合線の向こう側の組織から手前側の組織に運針可能となる。運針の間、左手は右手の運針を自由に補助できる。また、術者の両脇が閉まって、両前腕が近づき、手指の筋肉をスムーズに動かすことができる。
腸鉗子を適切な位置に並べることができない場合は、術者の体の向きを運針しやすい方向に向き直す。

消化管吻合法の変遷：「漿膜の癒合」から「粘膜下層を重視した断端接合」へ

　フランスのレンベルト（ドイツ語よみ、フランス語よみではランベール、Antoine Lembert, 1802-1851）は「消化管の吻合は内飜された漿膜面の癒合により完成する」という考えから、漿膜筋層内飜縫合（Seromuscular inversion suture）を1826年に報告した。以来、レンベルト縫合は消化管吻合の基本となった。

　その後、アメリカのハルステッド（William S. Halsted, 1852-1922）が1887年に強靱な線維層である粘膜下層の重要性を指摘し、漿膜筋層にさらに粘膜下層を含めた内飜一層縫合法を発表した[3]。なにしろ粘膜下層は、他の動物であればそこから縫合糸のカットグット（Catgut）＊や腸詰めソーセージの袋（羊腸）が製造されるほど、線維成分豊富で強靱な層である[4]。

　ハルステッド以来、吻合における粘膜下層の重要性が認識された。アメリカのギャンビー（Louis P. Gambee）は、1951年に粘膜欠損を最小にするために粘膜層をたるませて内飜し、結果的に粘膜下層が十分接合される縫合法を発表した[5]。

　以来、消化管の各層を正確に接合させる断端接合法が各種発表されている（フランスのジョルダンJourdan法（1965）、カナダのオルーセンOlsen法（1968）など）。

アルベルト-レンベルト縫合とギャンビー縫合

　縫合法の代表には、漿膜接合型のアルベルト-レンベルト縫合と断端接

＊唯一の天然吸収糸であったカットグットは、牛などの腸管を原料としているので、狂牛病（BSE）に関連して安全性を確保するため、平成12年12月より発売中止となっている。

合型のギャンビー縫合がある（表1）。

1. アルベルト-レンベルト縫合

全層縫合（アルベルト縫合）と漿膜筋層縫合（レンベルト縫合）により、漿膜を二重に接合させる方法である。

消化管吻合においては粘膜下層の接合が重要であるという原則には合致しないが、物理的接合力が強く、100年以上前から広く用いられている縫合法である。

全層縫合は抗張力にすぐれ止血効果も高いが、内翻部分が大きいと吻合部狭窄をきたす場合がある。漿膜筋層縫合は全層縫合のすき間からの消化管内容の漏出を防止し、かつ、吻合部の張力を補強する。

連続縫合では吻合口径を縮める方向に緊張がかかるので、アルベルト縫合を連続で行った場合、レンベルト縫合は結節縫合にする。

腸管に局所血流障害のある場合、実験的には粘膜・粘膜下層よりも漿膜面のほうが阻血の影響が少ないので、漿膜面の癒合を重視したアルベルト-レンベルト縫合が安全であるとされる[6]。

● 「アルベルト-レンベルト縫合は、アリス-レンベルト縫合と呼ぶべきである」という説

オーストリアのアルベルト（Eduart Arbert, 1841-1900）が1881年に、フランスのジョベール（Jobert, 1799-1864）の漿膜の密着を重視した全層縫合とレンベルトの漿膜筋層縫合を組み合わせた二層縫合法を「ジョベール-レンベルト法」としてその著書で紹介した。しかしこの縫合法は、後年ドイツの外科学書に、「レンベルト-アルベルト法」として間違って記載されてしまった[7,8]。以来、全層縫合はジョベール縫合ではなく、慣習的にアルベルト縫合と呼ばれている。

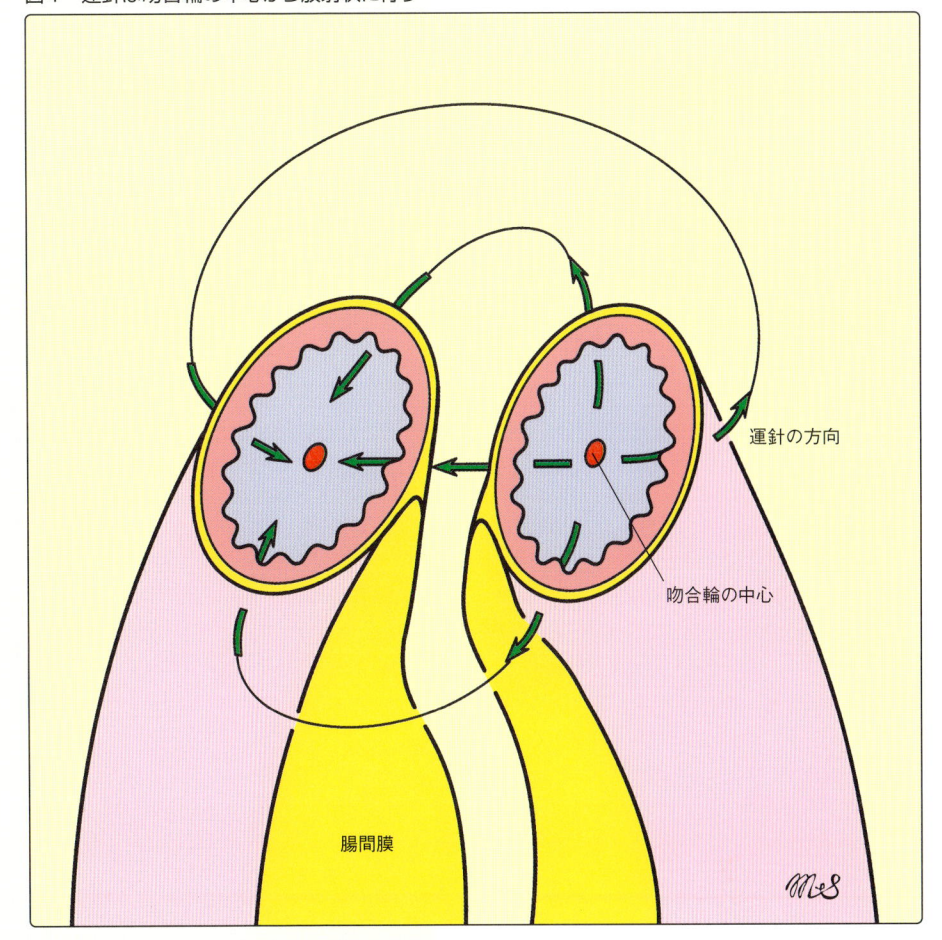

しかし、今日一般的に行われている全層縫合のオリジナルは、アリス鉗子を考案したアメリカのアリス（Oscar Allis, 1836-1921）が1902年にアリス鉗子とともに発表した連続縫合による全層縫合である[9]。したがって、全層縫合に漿膜筋層縫合を追加する二層縫合は「アルベルト-レンベルト縫合」よりむしろ「アリス-レンベルト縫合」と呼ぶべきであるという説がある[10]。

2. ギャンビー縫合

ギャンビー縫合は、粘膜下層のみ

図4　運針は吻合輪の中心から放射状に行う

運針の方向

吻合輪の中心

腸間膜

表1　消化管の縫合法の種類

二層縫合		一層縫合
漿膜筋層接合型吻合 Seromuscular Inverted Anastomosis	断端接合型吻合 End-on Anastomosis	
	層別二層縫合	一層断端接合
（代表）アルベルト—レンベルト縫合 （全層—漿膜筋層吻合）	Layer to Layer （層々吻合）	（代表）ギャンビー縫合
●創のSealingは内翻した漿膜面で行われる。 ●全層縫合時、漿膜や筋層が吻合部の粘膜面に介在しないように注意して、粘膜断端を接合する。		●創のSealingは粘膜面で行われる。 ●粘膜と粘膜下層に糸をひっかける形になるため、運針時に粘膜のみに力が加わりすぎたり、結紮時に糸を強く締めすぎると、粘膜を損傷しやすい。

ならず断端の各層がそれぞれ正しい位置で接合できる垂直マットレス縫合による一層断端縫合法である。マットレス縫合により内飜された粘膜層がしっかり接合され、消化管内容の漏出が防止され、かつ粘膜下層や筋層が消化液にさらされることがないので創治癒がよい。

ギャンビー縫合は一般に結節縫合で行われ、腸管の内径あるいは壁の厚さの異なる臓器間の吻合に適している。

ギャンビー縫合の利点は、
①血流の豊富な粘膜下層同士を接合するので癒合反応がよい、
②強靭な粘膜下層同士を縫合するので支持力が大きい、
③粘膜端が正確に接合できるので粘膜ビランが生じない、
④断端縫合なので吻合部の隆起がなく、狭窄が生じにくい、
⑤一層縫合なので組織の挫滅が少なく、過剰肉芽ができない、
⑥縫い代をとるために腸間膜を大

きく剥離する必要がない、などである。

ギャンビー縫合の縫い代と縫合間隔はともに、消化管全層の厚みと同じ長さ（食道、胃、直腸で5mm、小腸、結腸で4mm）がよい。したがって食道吻合では後壁8〜9針、前壁7〜8針、胃や小腸では前・後壁各8〜10針、大腸では各10〜14針で縫合することとなる[11]。

実際に、どのような縫合法が行われているか

手術手技研究会のアンケート調査（108施設、1998年）によると、横隔膜下深部での食道空腸吻合や骨盤腔深部での結腸直腸吻合など、手縫い吻合を行いにくい部位では器械吻合が多く行われていた[12]。

しかし、胃十二指腸、胃空腸、小腸小腸、小腸結腸、結腸結腸の吻合は、その8割以上が手縫い吻合で行われていた。

手縫い吻合の方法としては、胃十二指腸、小腸小腸など上部消化管吻合では、アルベルト-レンベルト縫合が70％、ギャンビー縫合と層々縫合が10％台で行われていた。結腸結腸吻合など下部消化管吻合では、アルベルト-レンベルト縫合が37％と減少して、層々縫合（37％）やギャンビー縫合（22％）の割合が増加していた。

縫合糸の選択

消化管吻合に用いる縫合糸は、消化管内腔を貫通すると消化管内の常在菌で汚染され、糸の通過した通路に刺創管化膿（Stichkanaleiterung）を引き起こす可能性がある。したがって、消化管内腔を通過する縫合糸には、汚染の波及や縫合糸に由来する膿瘍を最小限にくいとどめるために、異物反応の少ない吸収性の糸（バイクリルやPDSIIなど）で無傷針付縫合糸を使用する。

一般に、アルベルト-レンベルト縫合の2本の糸のうち、消化管内腔を通過する全層縫合糸には吸収性のバイクリルなどを用い、漿膜筋層縫合の糸は清潔層のみを通過するので、扱いやすく安価な絹糸を用いる。ギャンビー縫合の糸は消化管内腔を通過するので、吸収性のバイクリルなどを用いる。

アルベルト-レンベルト縫合による小腸の側々吻合術

小腸の側々吻合は、2本の小腸を並置して、その背側（腸間膜付着部の対側）の腸壁間に吻合を行う[17, 18]。

ブラウン吻合やイレウスのバイパス手術などでは、小腸を切除しないで小腸の側々吻合術が行われる（図5〜9）。

● ブラウン吻合

胃切除後ビルロートII法再建やバイパス手術の結腸前胃空腸吻合術の際などに、輸入脚の内容が胃内に逆流しないように、小腸の輸入脚と輸出脚との間に行う側々吻合をブラウン吻合と呼ぶ。ドイツのブラウン（Christopher H. Braun, 1847-1911）が1892年に最初に行った。

● 二層縫合

アルベルト-レンベルト縫合などの二層縫合では、連続縫合と結節縫合を組み合わせることが多い。二層縫合の利点は、縫合が二重であるため物理的接合が強く、Water tightになることである。

> The Lembert stitch should include both sides in one bite only when the tissue is flexible and well apposed. If the first side is stressed by an attempt to pass through both sides, you are sacrificing gentleness and accuracy, and the needle will probably retract from the second side, negating any time saving. Never hesitate to take two bites.
> —— Gary G. Wind & Norman M. Rich[16]
>
> レンベルト縫合は、縫合する両方の組織がのびやかで、ぴったりと接合できるときにだけ、一針で両者に糸を通すべきである。両方の組織に一気に針を通そうとして、一番目の組織に力を加えてしまうと、愛護的でなくなり、正確さをそこなって、針先は二番目の組織から引っ込んでしまうかもしれず、時間かせぎにはならない。両方の組織に一針ずつ糸を通すことを決してためらってはならない。

しかし逆に、二重に糸をかけるため血行障害に陥りやすく、二層縫合間の間隔が大きな死腔を作ると、接合した漿膜面の間に微小膿瘍を生じやすいという欠点がある。

全層一層縫合

性質の異なる組織を吻合する場合は全層一層縫合を行う[19]。
①胆管空腸吻合（図10）
②尿管回腸吻合（回腸導管造設術）
③皮膚と腸管（人工肛門造設術）
④胃膵嚢胞吻合（慢性膵炎に伴う炎症性膵嚢胞など）

パラシュート吻合

食道空腸吻合における食道、結腸直腸吻合における直腸、胆管空腸吻合における胆管など、一方の吻合端が腹腔内の深部で固定されて自由に動かせない場合、吻合前に吻合部位の両端を近づけすぎると、運針を深部で行わなければならず、その後壁の運針が行いにくい。

したがって、吻合部位の両端を離した状態で、先に両者の後壁にすべての縫合糸をかけておく。

その後に、すべての糸をパラシュートのヒモのようにピーンと張りながら、腸管を固定された吻合部位まですべらせて両端を合わせる。そして糸を順に結紮する。

この方法はパラシュート吻合（パラシュート手技：Parachute maneuver）[20]と呼ばれる（図10）。
（p82へ続く）

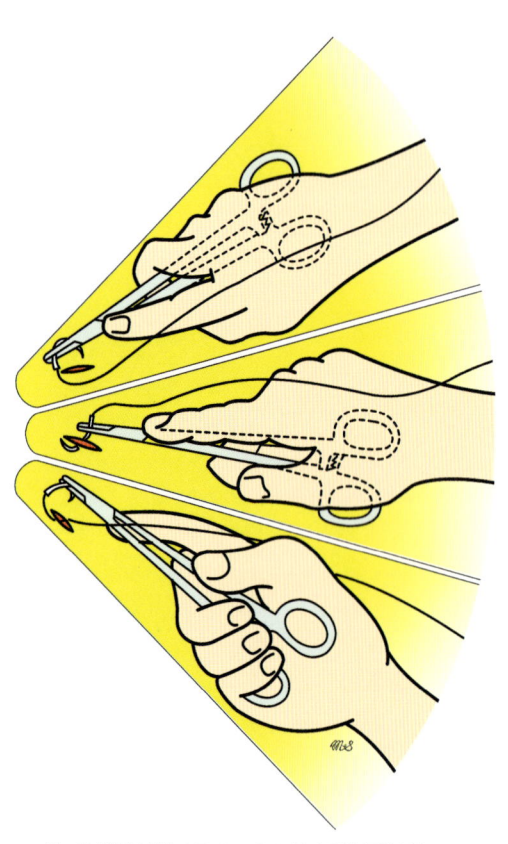

ヘガール型持針器のPalm Grip法（手掌把持法）
Palm grip法でヘガール型持針器を把持すると、手掌内で持針器を自由に回転させることができるので、深部での吻合や複雑な運針も行いやすく、消化管の手縫い吻合においても有用である。
Palm grip法については、p56をご参照ください。

図5 吻合口の作製

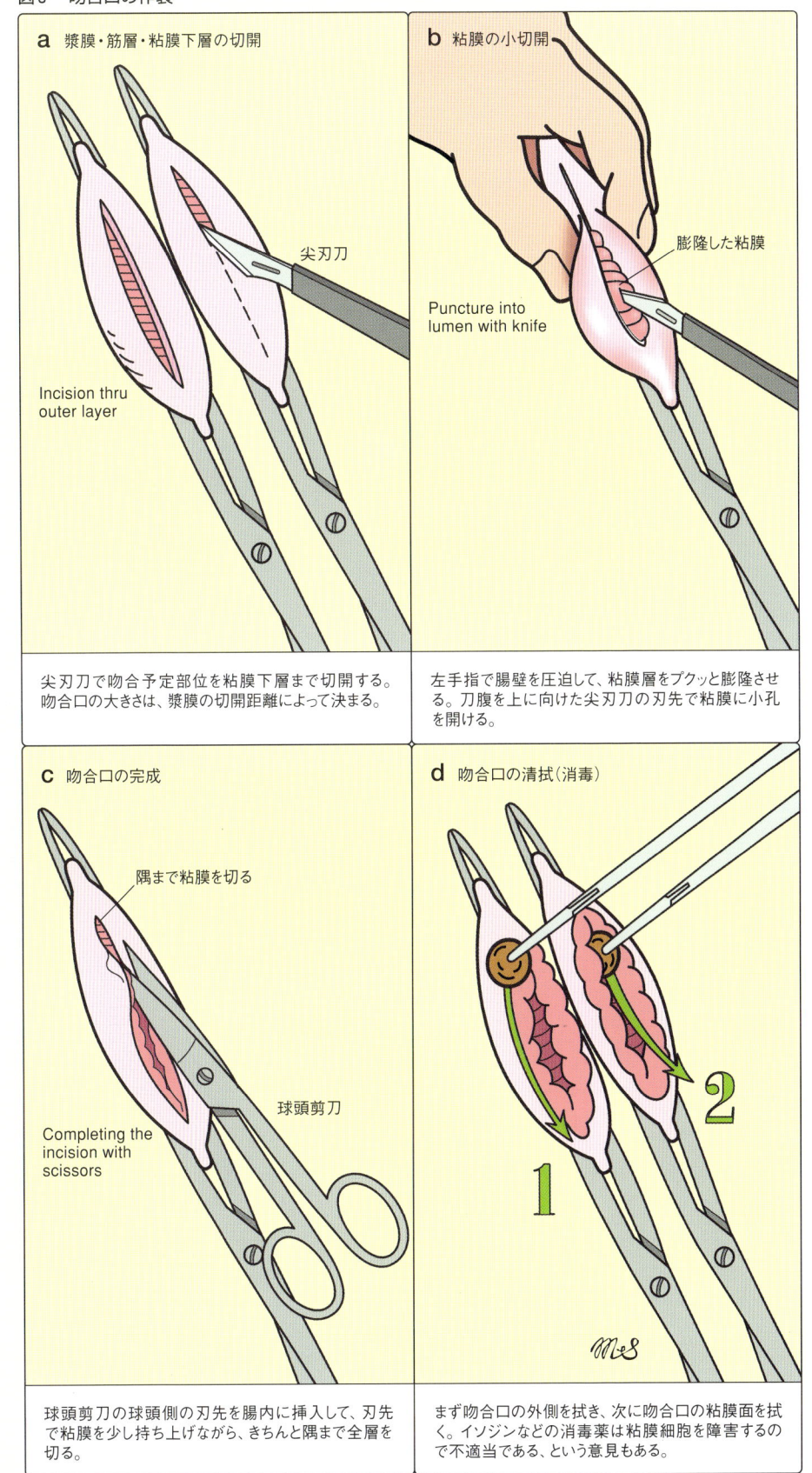

a 漿膜・筋層・粘膜下層の切開

尖刃刀

Incision thru outer layer

尖刃刀で吻合予定部位を粘膜下層まで切開する。吻合口の大きさは、漿膜の切開距離によって決まる。

b 粘膜の小切開

膨隆した粘膜

Puncture into lumen with knife

左手指で腸壁を圧迫して、粘膜層をプクッと膨隆させる。刀腹を上に向けた尖刃刀の刃先で粘膜に小孔を開ける。

c 吻合口の完成

隅まで粘膜を切る

球頭剪刀

Completing the incision with scissors

球頭剪刀の球頭側の刃先を腸内に挿入して、刃先で粘膜を少し持ち上げながら、きちんと隅まで全層を切る。

d 吻合口の清拭（消毒）

まず吻合口の外側を拭き、次に吻合口の粘膜面を拭く。イソジンなどの消毒薬は粘膜細胞を障害するので不適当である、という意見もある。

図6 後壁の全層縫合（アルベルト縫合）

a 連続全層縫合の開始

両端針付 3-0バイクリル

内→外→外→内と運針し、バイクリルの中央で2回結紮する。

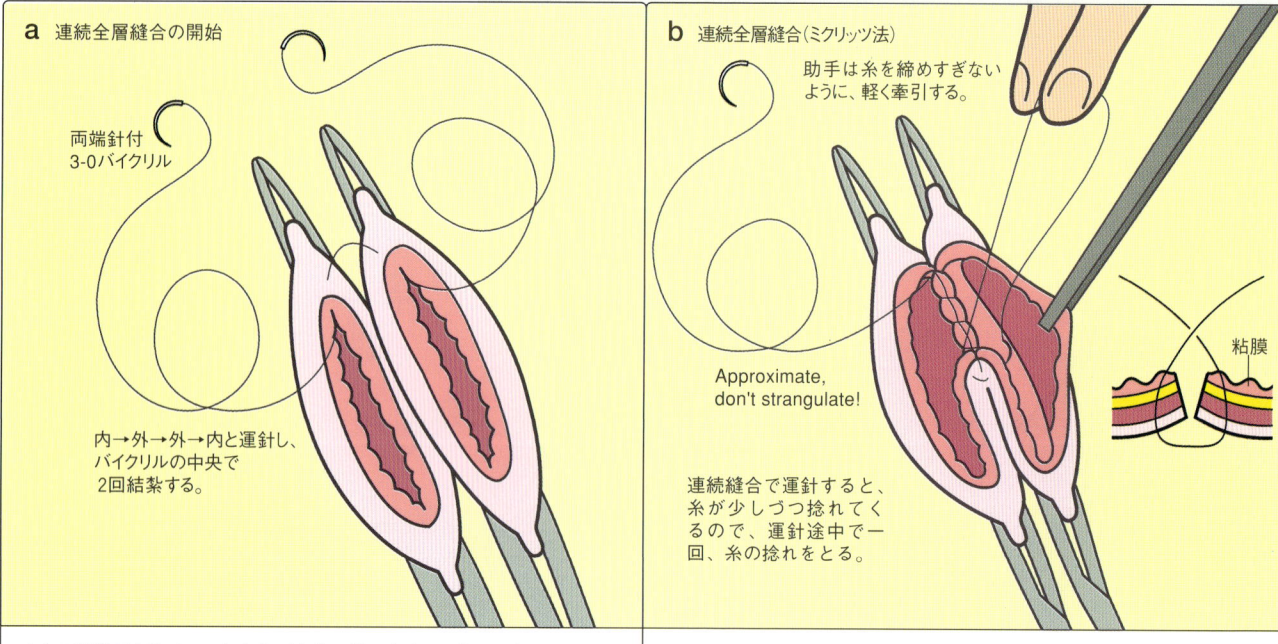

2本の腸鉗子を並べる。吻合線が患者の体の左上から右下に走り、かつ、吻合線が術者に向かうように留意して腸鉗子を並べる。
術者からみて、吻合口の左端から右側へと運針を開始する。両端針付き3-0バイクリル（無傷針付き合成吸収糸）で、内（粘膜側）→外（漿膜側）→外→内とまず1回運針し、バイクリルの中央で2回結紮する。

b 連続全層縫合（ミクリッツ法）

助手は糸を締めすぎないように、軽く牽引する。

Approximate, don't strangulate!

連続縫合で運針すると、糸が少しづつ捻れてくるので、運針途中で一回、糸の捻れをとる。

粘膜

バイクリルの一方の針で内→外→外→内と縫い代約5mm、あゆみ（間隔）約5mmで連続で全層縫合する。全層縫合（アルベルト縫合）を内飜させて連続で行う方法をミクリッツ法（Mikulicz法）[*1]と呼ぶ。
粘膜の取り分を少なくすると、粘膜面がきれいに接合する。ヘガール型持針器をPalm grip法で把持し、ラチェットをかけずに運針する。

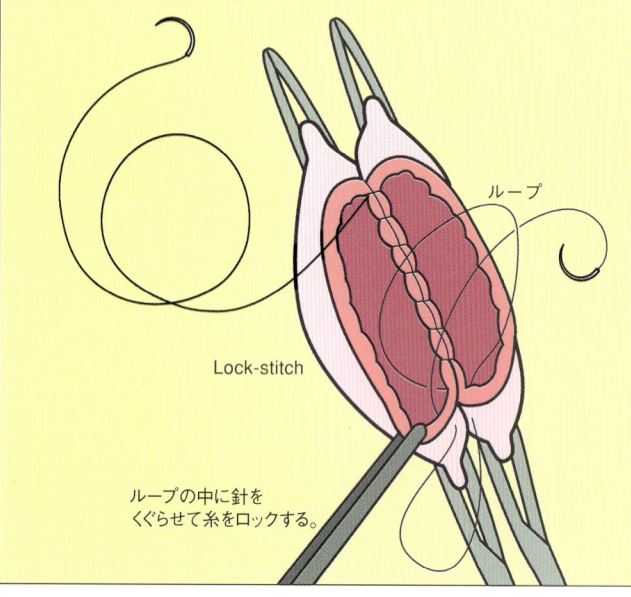

c 後壁の運針の最後でロック

ループ

Lock-stitch

ループの中に針をくぐらせて糸をロックする。

後壁の連続縫合の最後は、ループの中に針をくぐらせて糸をロックする。
後壁縫合の最後でいったん糸をロックしておけば、縫合した糸が緩まず、かつ、連続縫合による狭窄の危険性が少なくなる。

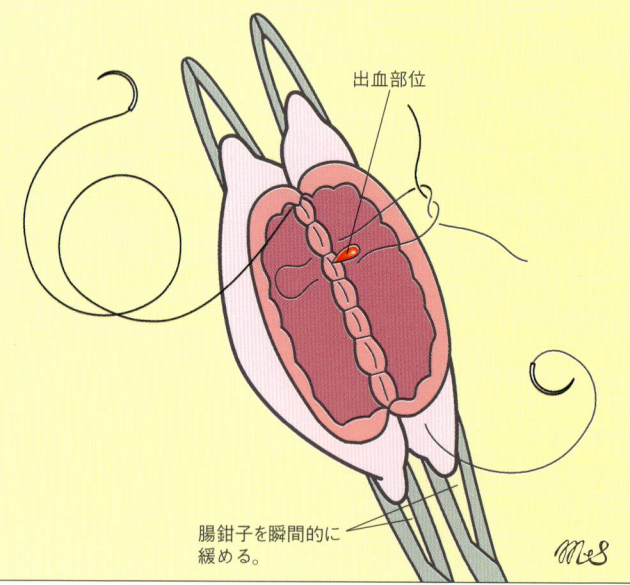

d 後壁吻合部からの出血の有無のチェック

出血部位

腸鉗子を瞬間的に緩める。

後壁を縫合した針を最後に内→外に運針し、漿膜側に針を出しておく。腸鉗子を瞬間的に緩めて、後壁吻合部からの出血の有無をチェックする。出血部位はマットレス縫合にて止血する。

腸管の反転が困難な場合は、全層縫合よりも先に、後壁の漿膜筋層縫合を行う。
また、全層縫合糸を強く牽引して締めつけすぎるような不慣れな助手が相手の場合にも、先に後壁に漿膜筋層縫合をかけて腸管を固定しておくほうが、牽引で全層が損傷されずに安心である。

[*1]：ミクリッツ（Johann Mikulicz-Radecki、1850-1905）はビルロートの弟子でポーランドのクラコワ大学外科教授。胃鏡検査法を創始し、ミクリッツ腹膜鉗子などを考案したほか、今日的な無菌手術を確立した。

図7 前壁の全層縫合（アルベルト縫合）

a 前壁を内飜させながら縫合する

全層を内翻させながら連続縫合する。
後壁を縫合した糸

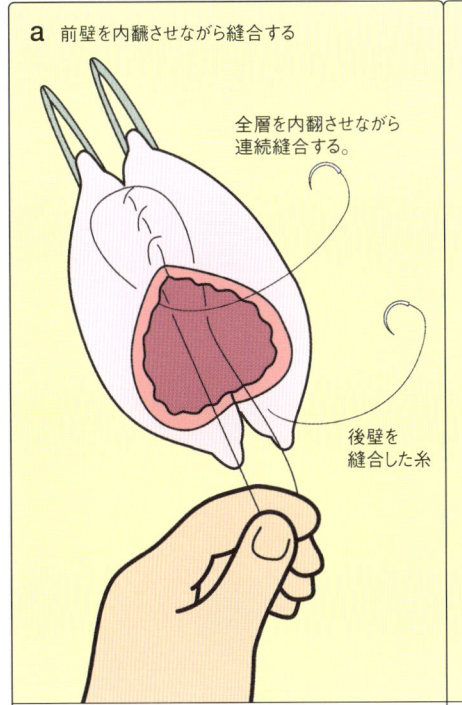

3-0バイクリルのもう一方の針で、内→外→外→内と全層を内飜させながら前壁を連続縫合する。

b 途中で「巻き縫い」に変更する

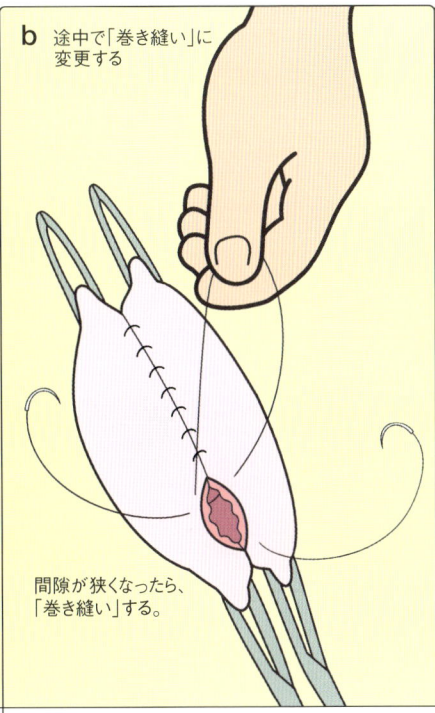

間隙が狭くなったら、「巻き縫い」する。

前壁の間隙がだんだん狭くなって、腸壁を内飜しにくくなったら、粘膜側にある針を手前側（左側）の腸壁で内→外といったん漿膜側に出す。
次に、外→内→内→外と「巻き縫い」で全層縫合する。

c 漿膜側で結紮する

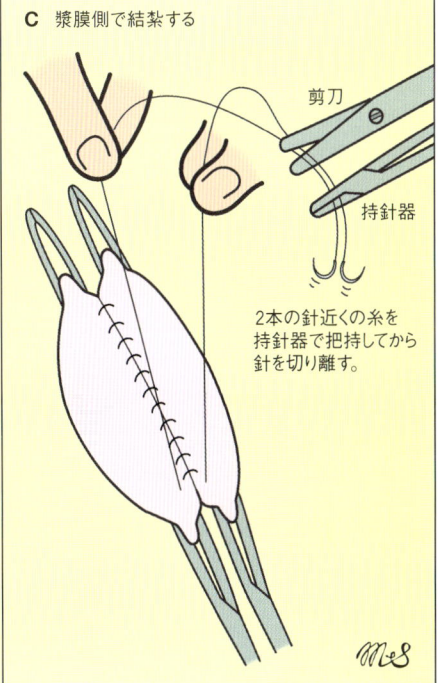

剪刀
持針器
2本の針近くの糸を持針器で把持してから針を切り離す。

前壁の縫合が終了したら、後壁と前壁の2本の針を糸から切り離す。この際、2本の針近くの糸を持針器で把持してから針を切り離し、清潔看護師に持針器と針を返す。
後壁縫合のバイクリルと前壁縫合のバイクリルを5回以上結紮して、全層縫合を終了する。

図8 前壁の漿膜筋層縫合（レンベルト縫合）

a 前壁の漿膜筋層縫合を結節縫合で行う

漿膜筋層縫合糸（3-0絹糸）
全層縫合糸（3-0バイクリル）
全層縫合糸の間に漿膜筋層縫合糸をかける

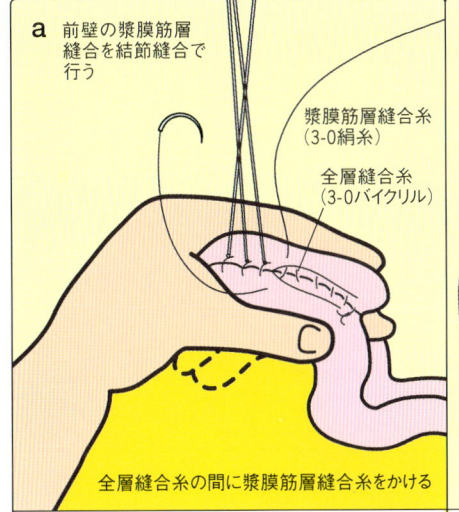

2本の腸鉗子をはずして、腸管の血行を回復させる。これより以後の吻合は清潔操作なので、術者、助手、清潔看護師は手袋を代えたうえ、手術器具も新しいものと代える。吻合部後面に左手中指を入れて吻合部を持ち上げる。左手の親指と示指で前壁の漿膜に緊張をかけながら3-0絹糸で漿膜筋層縫合を結節縫合で行う。全層縫合糸（アルベルト縫合糸）の間に漿膜筋層縫合糸（レンベルト縫合糸）をかけるようにする。

b 針を深く刺入しすぎない

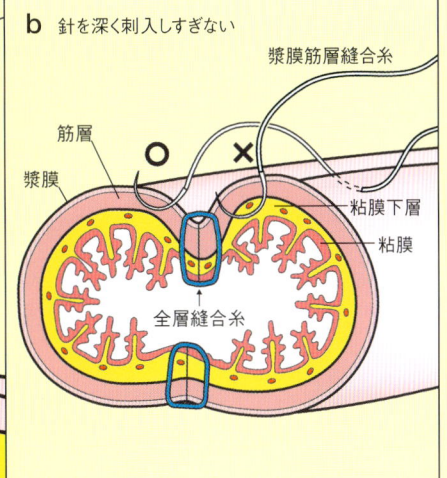

漿膜筋層縫合糸
筋層
漿膜
粘膜下層
粘膜
全層縫合糸

漿膜筋層縫合の針糸が粘膜下層まで刺入して、粘膜下層の血管を屈曲・閉塞させないように注意して運針する。

c 吻合部の反転

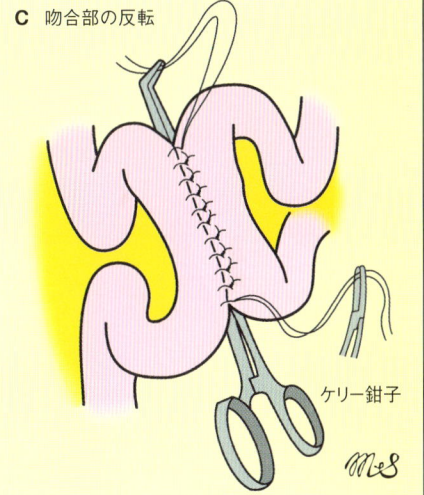

ケリー鉗子

前壁の漿膜筋層縫合が終了したら、吻合部の後面に通したケリー鉗子で一番端の糸を把持して牽引し、吻合部を反転する。
続いて、後壁の漿膜筋層縫合を前壁と同様にして行う。

図9　吻合部の口径の確認

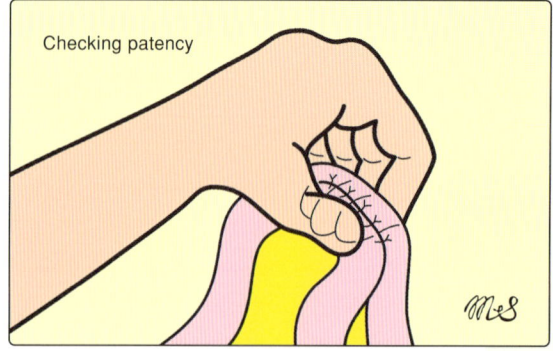

Checking patency

吻合が終了したら、親指と示指・中指・小指で吻合部を軽くつまんで口径を確認する。側々吻合の吻合部の口径は2〜2.5横指（3〜4cm）を目安とする。
同時に、前後壁を縫い合わせていないことも確認する。

図10　パラシュート吻合による胆管空腸吻合

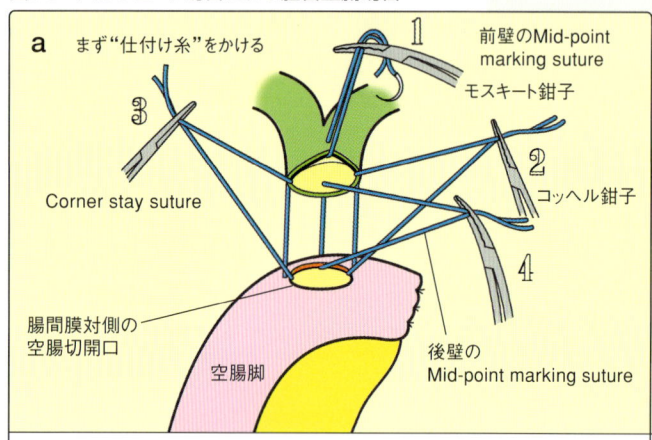

a まず"仕付け糸"をかける

- 前壁のMid-point marking suture
- モスキート鉗子
- コッヘル鉗子
- Corner stay suture
- 腸間膜対側の空腸切開口
- 空腸脚
- 後壁のMid-point marking suture

まず、胆管前壁の中央に4-0 PDSIIなどの合成吸収糸でMid-point marking suture（中央を示す糸）を1針かけてモスキート鉗子で把持する。これを腹側に牽引して胆管内腔を見やすくする（図a中の1）。空腸切開口の左端を内→外と全層を運針し、次に胆管断端の左端を外→内と全層を運針した後、針をはずして糸をコッヘル鉗子で把持する（Corner stay suture：吻合端の支持糸、図a中の2）。次に、空腸切開口の右端と胆管断端の右端を同様に運針（図a中の3）した後、後壁中央にMid-point marking sutureをかけてモスキート鉗子で把持する（図a中の4）。（図中に、空腸にかける腸鉗子の絵は省略）

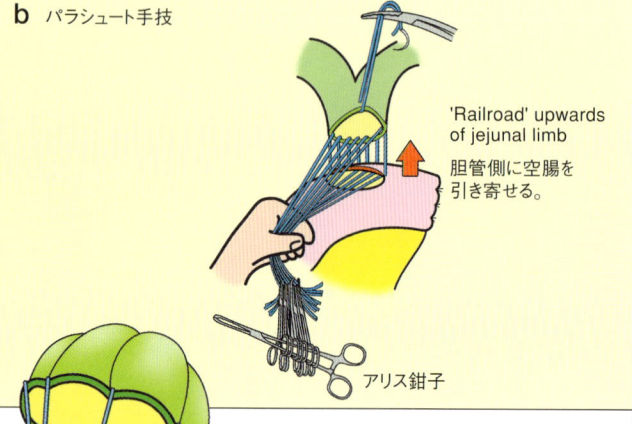

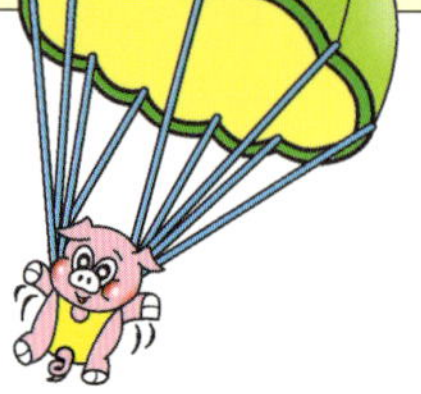

b パラシュート手技

- 'Railroad' upwards of jejunal limb
- 胆管側に空腸を引き寄せる。
- アリス鉗子

胆管と空腸の後壁にすべての糸をかける。糸を把持した各鉗子はその輪を順にアリス鉗子やリスター鉗子に通して整理しておく。すべての糸をパラシュートのヒモのようにピーンと張り、弱い胆管壁に緊張がかからないように注意しながら、空腸を胆管側に引き寄せる。

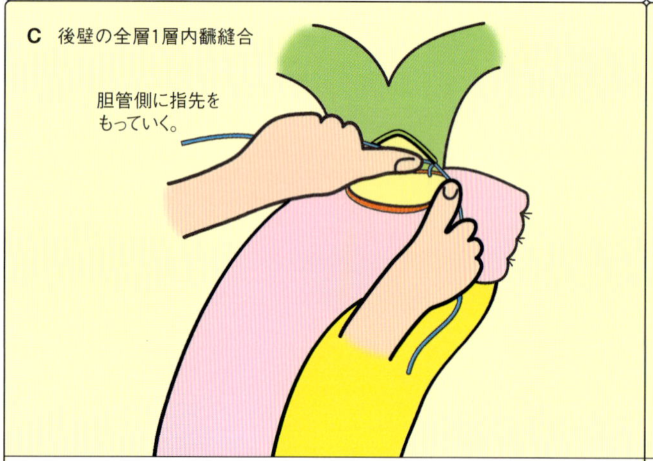

c 後壁の全層1層内翻縫合

胆管側に指先をもっていく。

糸を順に結紮する。胆管と空腸の組織の間に指が入り込まないように注意しながら、胆管側（原則として、組織の弱いほう、裂けやすいほう、深いほう）に指先をもってゆき、結節を胆管粘膜側におく。

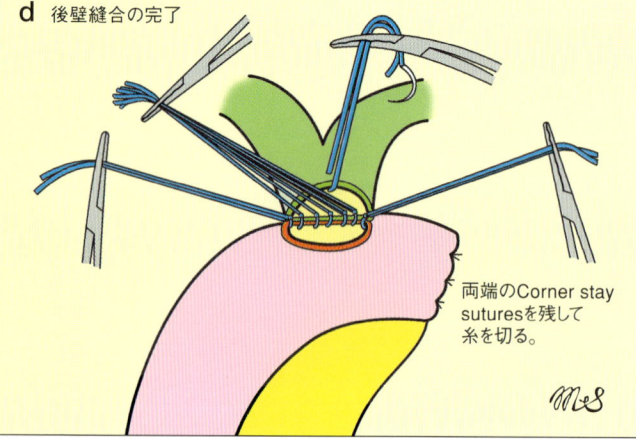

d 後壁縫合の完了

両端のCorner stay suturesを残して糸を切る。

すべての糸を結紮後、両端のCorner stay suturesを残して糸を切る。続いて、胆管ドレナージチューブを留置する（留置しない場合もある）。前壁に同様にすべての縫合糸をかけた後、順次結紮する。
吻合口が大きい場合は、前壁も内翻縫合となるように運針して粘膜側で結紮する。内翻縫合が難しい場合は外→内→内→外と運針して漿膜側で結紮する。

column
腸管圧排・排除法 Intestinal Displacement

"場"をつくる

下腹部・骨盤腔の手術において、手術操作に関係しない腸管・大網などを術野から排除して手術を行いやすい"場"をつくることは大変重要である[1]。
このためには、小腸バッグ内に小腸を収めて腹腔外に出す（**図1**）[2,3]か、レトラクターパッドなどを用いて小腸を上腹部の腹腔内に圧排する（**図2**）[3,4]などの方法で"場"をつくる。
レトラクターパッドはポリビニールアルコール製の馬蹄型のやや硬めのクッションで、ディスポーザブルである（**写真1**）。

参考文献
1) 秋山洋：手術基本手技、医学書院、1975、p14-19
2) 下間正隆ほか：下腹部・骨盤腔手術における小腸バッグやレトラクターパッドを用いた腸管の圧排・排除法、医科器械学、72(6)：294-296、2002
3) 下間正隆ほか：小腸バッグ内に小腸を上手に収納する方法、臨床外科、54(4)：492、1999
4) Shimotsuma M et al: Newly designed intestinal pad for intestinal displacement in pelvic and abdominal surgery, J Kyoto Pref Univ Med, 111(1):105-107, 2002

写真1 レトラクターパッド

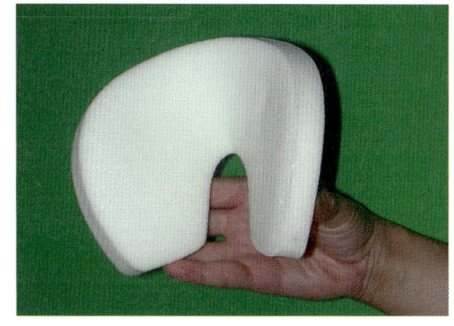

レトラクターパッドの大きさにはLとSの2種類がある。レトラクターパッドはパッケージを開封時にすでに生理食塩液で適度に湿潤な状態となっている。
（平和医療器械　Tel. 03-5970-6353）

図1　小腸バッグを用いた小腸の腹腔外排除法

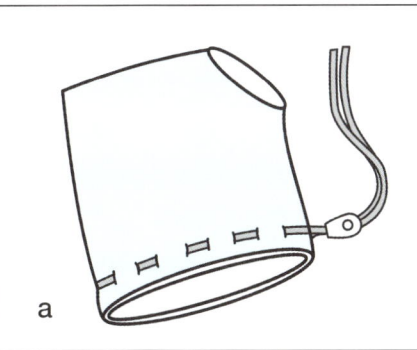

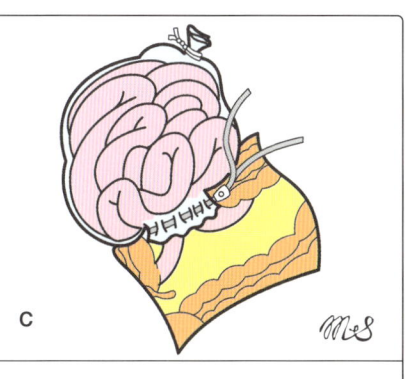

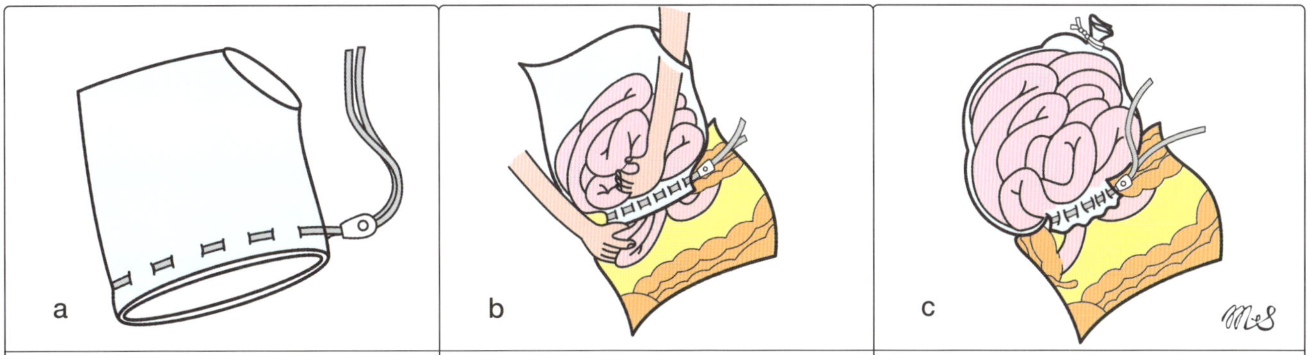

a　小腸バッグ底部の一角を数センチ斜めに切り落とし、底部に作製した口から術者の左手をバッグ内に挿入する。

b　小腸バッグの開口部を小腸間膜根に沿わせて置く。バッグ外の右手で小腸をバッグ内に送り込みつつ、バッグ内の左手で小腸をバッグ内に保持する。

c　バッグ内の全小腸を術者が左手で保持している間に、助手がバッグの巾着紐を締める。バッグ底部の口は太い絹糸かバッグの開口部を閉めた紐の端で結紮して閉鎖する。

図2　レトラクターパッドを用いた腸管の腹腔内圧排法

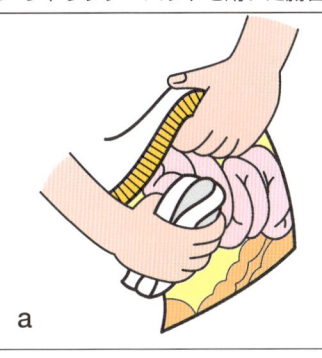

a　手術台をやや骨盤高位にして、腸管を術野から頭側方向へ用手的に圧排する。術者の左手で開腹した腹壁を挙上しつつ、右手でレトラクターパッドをその正中で背側に折り曲げた状態で把持して腹腔内に挿入する。

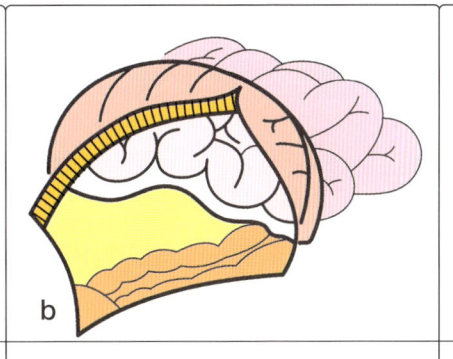

b　パッド中央下部の陥凹部を脊柱の真上に設置して、折り曲げたパッドを開く。パッドの両脚は脊柱の両脇に設置する。

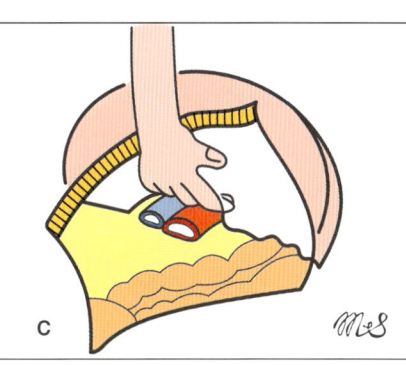

c　パッド中央下部の陥凹部と脊柱との間に指を2本挿入して、パッドが腹部大動脈、下大静脈を圧迫していないことを確認する。パッドが大きすぎたり、大血管を圧迫する場合には、腹腔の形状に合わせて剪刀やメスでパッドをトリミングする。

> We strive to complete the anastomosis with but one layer of interrupted sutures but never hesitate to use additional ones if such is indicated. Each suture must serve a definite purpose or it should not be placed.
> —— Louis P. Gambee[21]
>
> 私たちは一層の結節縫合だけで吻合を完成するように心がけている。
> しかし、必要なときは躊躇せずに追加縫合を加えている。
> 一針一針は明確な目的をもって行われるべきで、目的にかなわない運針はすべきではない。

（p76から続く）

口径差の大きい腸管の吻合における工夫

結腸右半切除後の回腸横行結腸吻合やイレウスで腸管を切除した後などでは、吻合する腸管の口径が大きく異なる場合がある。

このような場合、口径の小さいほうの腸管を斜めに切離したり（**図11**）[13]、シアトル切開（**図12**）を腸間膜対側の腸壁に加えたりして腸管径を大きくする。

あるいは端々吻合を端側吻合や側端吻合、側々吻合に変更する（**図13**）。

端側吻合の盲端は腸内容が停滞しにくいSelf-emptying endとなるので問題はないが、側端吻合や側々吻合では盲端が腸内容の停滞しやすいSelf-filling endになるので、できるだけ盲端を短くして、盲嚢症候群を生じないようにする[13]。

盲端を短くしておけば、盲端は数か月のうちに萎縮して臨床的には問題とならない[18]。

●**盲嚢症候群**
（Blind loop syndrome）

端側吻合、側々吻合や小腸の憩室などで盲嚢が形成された場合、盲嚢内で腸内細菌が繁殖して脂肪性下痢やビタミンB_{12}吸収障害による貧血を引き起こす。

ギャンビー縫合

ギャンビー縫合は消化管の各層をそれぞれ正しい位置で接合できる垂直マットレス縫合による一層断端縫合法である（回腸結腸端々吻合、**図14**）。

ギャンビー自身は粘膜欠損が縫合不全の原因であると考え、粘膜欠損を防止するためにこの方法を考案した[18]。日本ではギャンビー縫合の利点は粘膜下層が接合される点にあると考えられている。

ギャンビー縫合の縫い代と縫合間隔はともに消化管全層と同じ長さ（食道、胃、直腸で5mm、小腸、結腸で4mm）がよい。具体的には食道吻合

図11 口径差の大きい腸管の吻合法

Oblique section of the narrower lumen to match the larger lumen

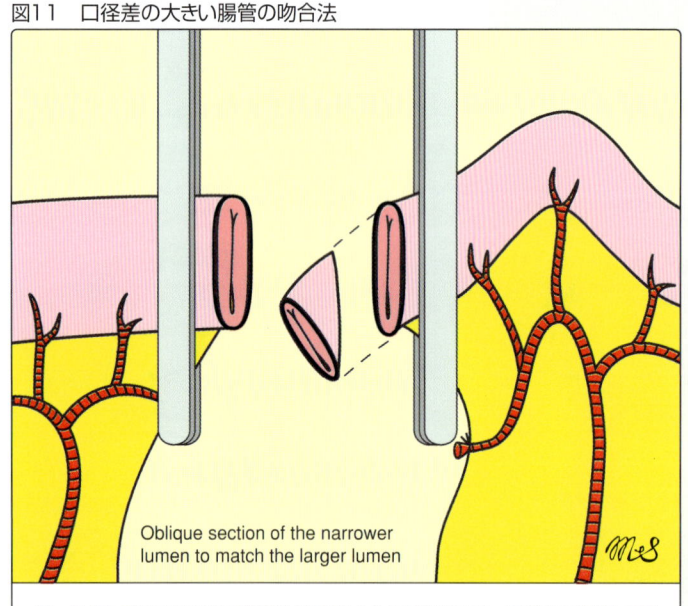

細いほうの腸管の断端を腸間膜付着部からその対側に向かって斜めに切除して腸管径を大きくする。

では後壁8〜9針、前壁7〜8針、胃や小腸では前・後壁各8〜10針、大腸では各10〜14針で縫合する[5]。

ギャンビーの原法では漿膜側で縫合糸を結紮するが、幽門側胃切除後の胃十二指腸吻合や直腸低位前方切除後の結腸直腸吻合など、一方の消化管が固定されているため反転して後壁を漿膜側から縫合できない場合は、後壁縫合は粘膜側から運針して粘膜側で結紮する（**図15**）。

図12 シアトル切開（Cheatle Cut, Antimesenteric Slit）

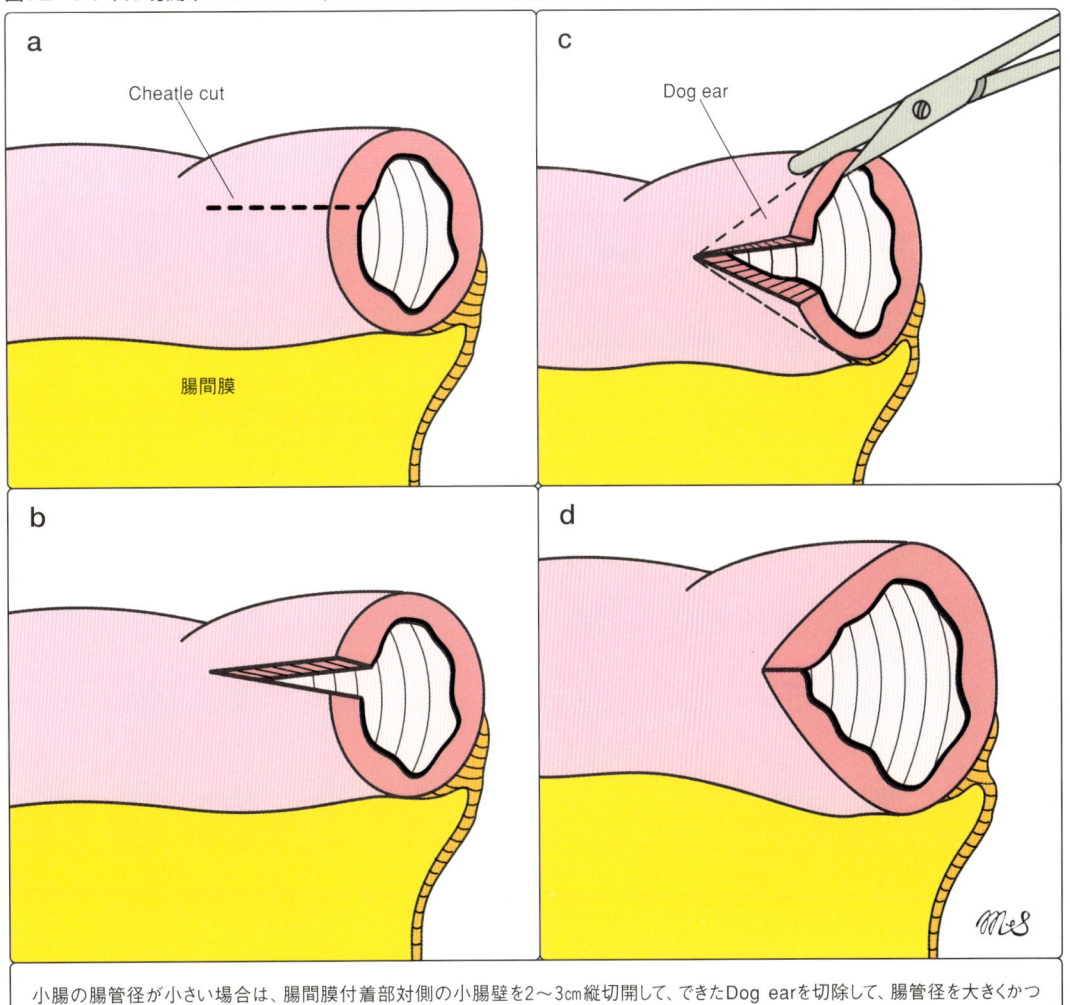

a Cheatle cut / 腸間膜
b
c Dog ear
d

小腸の腸管径が小さい場合は、腸間膜付着部対側の小腸壁を2〜3cm縦切開して、できたDog earを切除して、腸管径を大きくかつ断面を円形にする。

図13 端側吻合と側端吻合

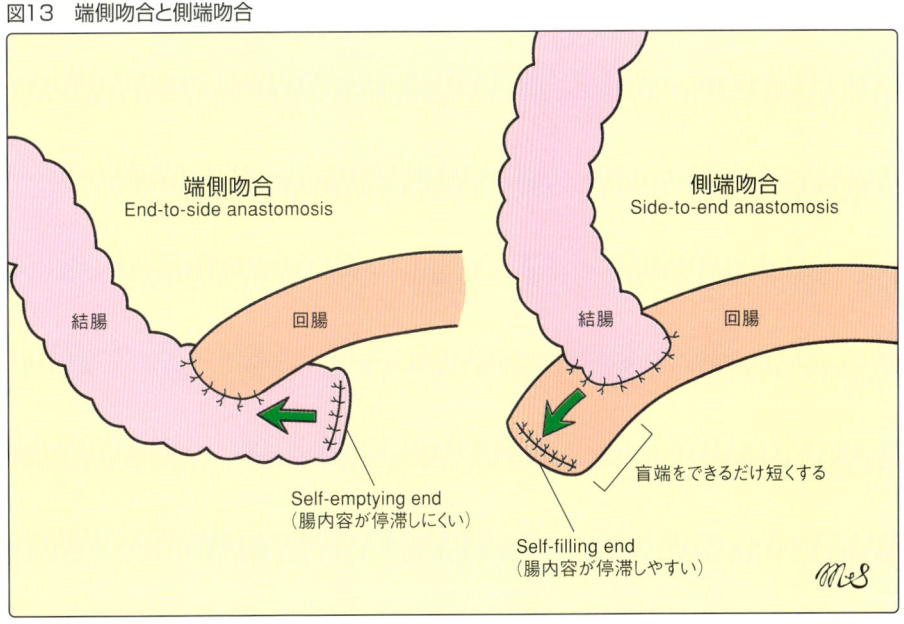

端側吻合 End-to-side anastomosis / 結腸 / 回腸 / Self-emptying end（腸内容が停滞しにくい）

側端吻合 Side-to-end anastomosis / 結腸 / 回腸 / 盲端をできるだけ短くする / Self-filling end（腸内容が停滞しやすい）

図14 ギャンビー縫合による回腸結腸端々吻合術

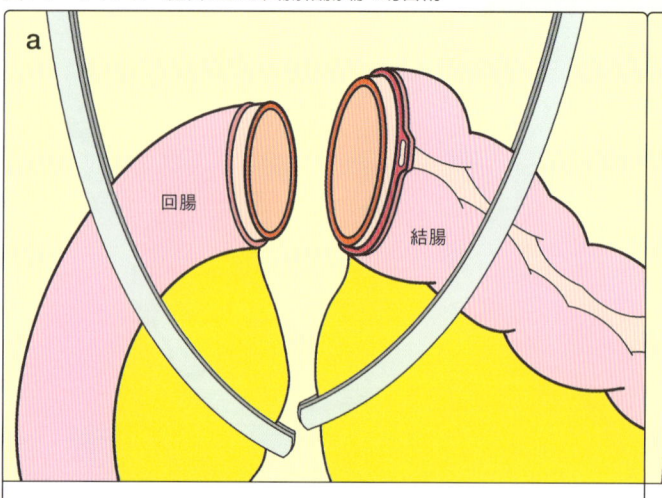

a 回腸と結腸の両断端に腸鉗子をかけ、吻合線が術者に向かうように腸鉗子を並べる（以下、図中に腸鉗子は省略）。

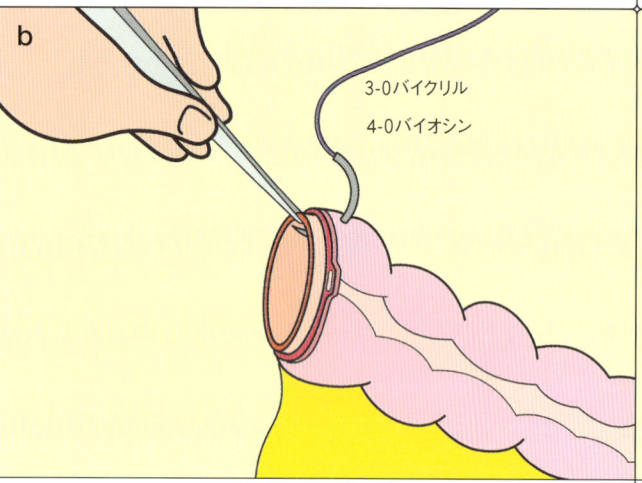

b 術者から遠いほうの端から縫合を開始する。まず、術者の右側にある結腸の漿膜面から全層に糸（3-0バイクリル、4-0バイオシンなど）を通す。

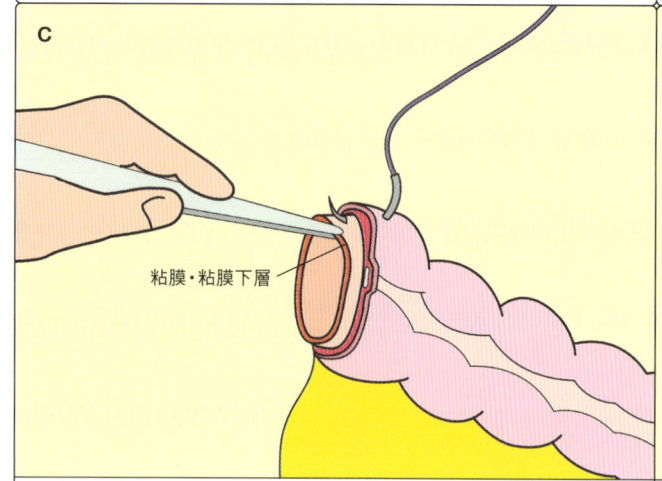

3-0バイクリル
4-0バイオシン

c 次に、消化管内層（粘膜と粘膜下層）に内から外へと糸を通す。

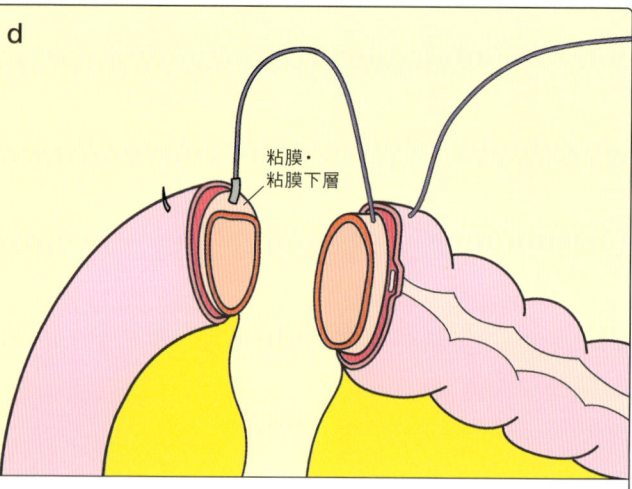

粘膜・粘膜下層

d 続いて、左側の回腸の内層（粘膜と粘膜下層）を外から内に糸を通した後、そのまま内から外へと全層を運針する。

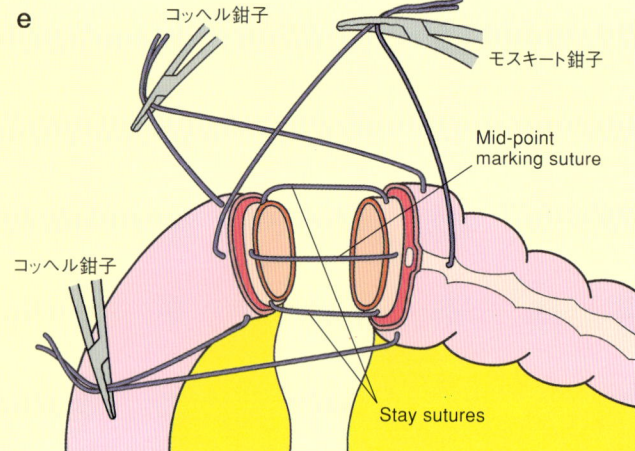

粘膜・粘膜下層

e 吻合部の遠位端と近位端にStay suture（Anchoring suture）をおき、中央にMid-point marking sutureをおくと縫合間隔が等分になり、運針しやすい。

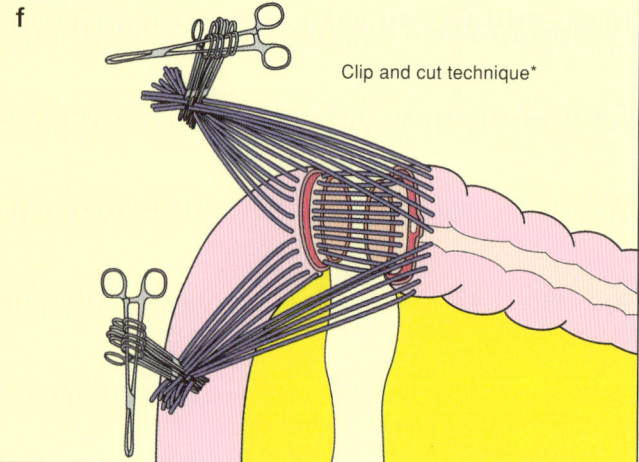

コッヘル鉗子　モスキート鉗子　Mid-point marking suture　Stay sutures

f 前壁にすべての縫合糸をかけた後、両吻合端を引き寄せてから順に結紮する（Clip and cut technique）。結紮は血行を障害しないように、外科結紮で結紮する力をコントロールしながら、組織を寄せるようにして柔らかく結ぶ。

Clip and cut technique*

＊Clip and cut technique：縫合糸を運針ごとに結紮するか、あるいは、最後にまとめて結紮（Clip and cut technique）するかは、術者の好みである。しかし、Clip and cut techniqueでは、縫合間隔と結紮張力がより均一となり、より正確で適切な縫合が可能となる。

図14（続き）　　　　　　　　　　　　　　　　　図15　結腸直腸端々吻合における後壁縫合

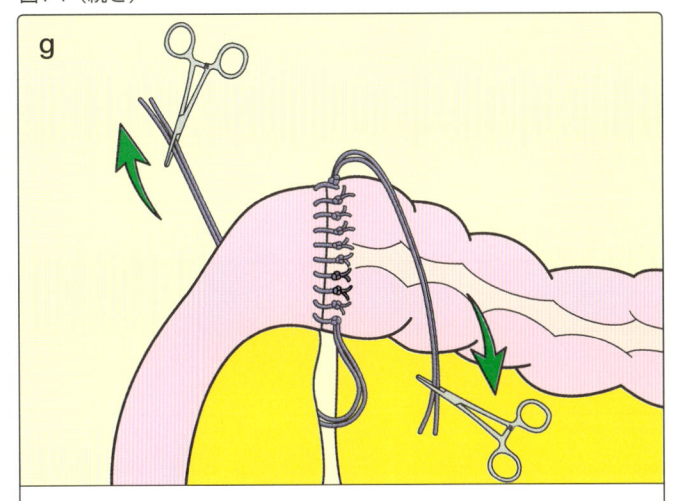

g
両端のStay sutureを残して結紮糸を切る。
吻合部の前後壁をひっくり返して後壁を前面にもってくる。

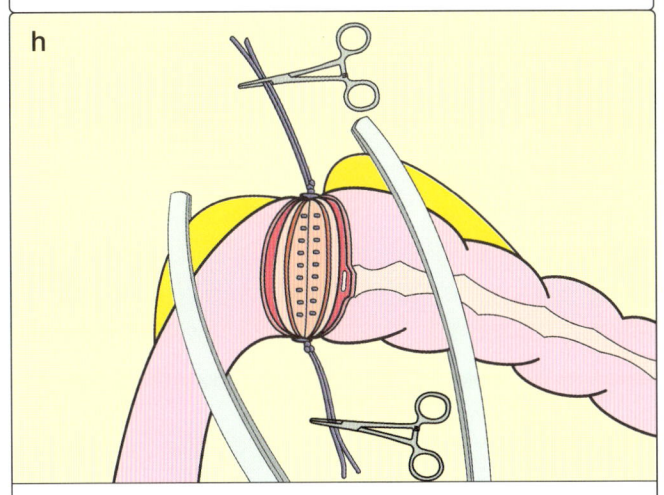

結腸
ストラッテ型持針器
3-0バイクリル
骨盤腔
直腸後壁
膀胱

左右両方向にカーブしているストラッテ型持針器は骨盤腔深部での運針に有用である。

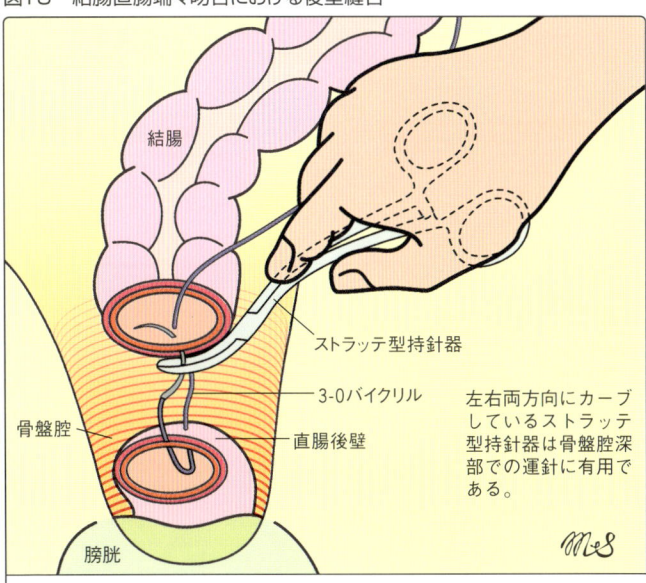

直腸が狭い骨盤腔内に固定されているので、後壁縫合は結腸の粘膜側から運針を開始して粘膜側で結紮する。

h
後壁を同様にして縫合する。

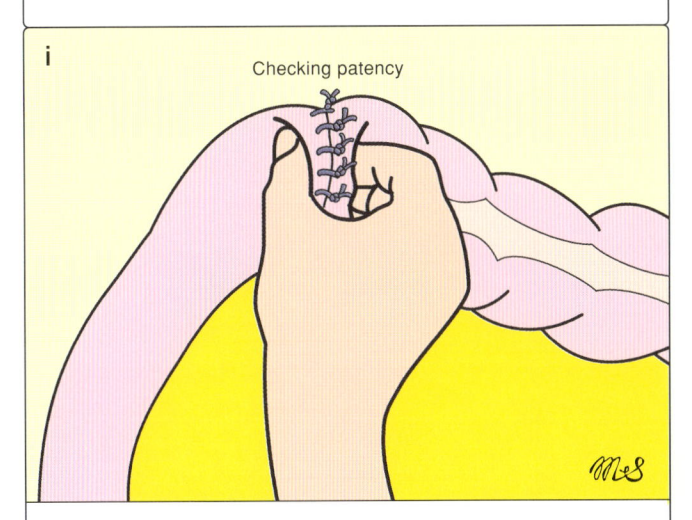

i Checking patency
親指と示指、中指、薬指で吻合部を軽くつまんで、開通性、口径を確認する。
最後に腸間膜の裂隙を縫合閉鎖する。

引用・参考文献
1) Senn N: Enterorraphy; Its history, technique and present status, JAMA 1893, 21:216-235
2) 秋山洋：手術基本手技、医学書院、1975, p152-157
3) Halsted WS: Circular suture of the intestine, An experimental study, Am J Med Sci, 94: 436-461,1987
4) 天然ケーシング、羊腸の膜層組織と利用部分：日本羊腸輸入組合ホームページ
5) Gambee LP: A single layer open intestinal anastomosis applicable to the small as well as the large intestine, West J Surg Obstet Gyn, 59:1-5,1951
6) 杉町圭蔵ほか：異常環境下の消化管吻合法、日本消化器外科学会誌、9(1)：32-38、1976
7) 堺哲郎：Theodor Billrothの生涯略記(3)、外科、29：1000-1009、1977
8) 佐藤裕：腸管吻合にまつわる冠名を再検証する、臨床外科、51(12)：1447、1996
9) Allis OH: Intestinal anastomosis with suturing of the entire thickness of the intestinal wall, Am J Obstet Dis Women Children, 1902:60-66
10) 佐藤裕：Allisが提唱した腸管吻合について、日本外科学会雑誌、101(10)：746、2000
11) 丸山圭一：消化器外科セミナー2、へるす出版、1981, p35-61
12) 吉野肇一ほか：合理的な腸管吻合その1、手術、53:763-784、1999
13) Liu KJM et al: Surgical procedures on the small intestine, In; Shackelford's surgery of the alimentary tract, vol.V, 4th ed, Zuidema GD ed, W.B.Saunders,1996, p267-288
14) 吉野肇一：基本的器械の正しい使い方＜吉野肇一ほか編：手術室研修医マニュアル、診断と治療社、1999, p100-108＞
15) 陣内伝之助：手術時における一・二の心得＜市川篤二ほか編：安全な手術への道、金原出版、1972, p129-132＞
16) Wind GG & Rich NM: Basic surgical maneuvers: suture patterns, In; Principles of surgical technique, 2nd ed, Lippincott Williams & Wilkins, 1987,p82-85
17) 小越章平：小腸側々吻合法＜イラスト外科セミナー、医学書院、1990, p89-90＞
18) Partipilo AV: Surgery of the small intestine, Lateral anastomosis, In; Surgical technique and principles of operative surgery, Lea & Febiger, 1957,p757-774
19) 進藤勝久ほか：腸管の手縫い吻合法、手術、47(6)：1002-1007、1993
20) Kirk RM: Handling ducts, In; Basic surgical techniques, 4th ed, Churchill Livingstone, 1994, p41-47
21) Gambee LP, et al: Ten year's experience with a single layer anastomosis in colon surgery, Am J Surg ,92: 222-227, 1956

PART I 基本的な手術手技

Chapter 5

縫う
器械縫合・吻合
Mechanical Suture & Anastomosis

Staplers are not a quick road to surgery for the untrained and will not turn a nephyte into a virtuoso.
—— Felicien Steichen & Mark Ravitch [1]

縫合器は未熟な外科医にとって手術の近道ではなく、初心者を手術の名人にも仕立てあげないだろう。

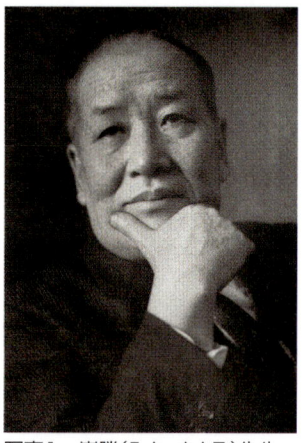

写真1　峯勝(みね・まさる)先生
(京都府立医科大学・元教授、1904～1990)
EEAの原型、峯式吻合器(写真2)を考案し、世界ではじめて食道空腸吻合に臨床応用した。

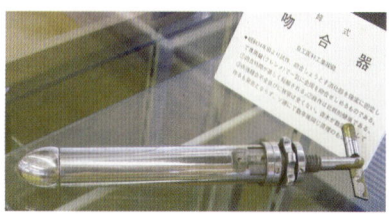

写真2　医科器械資料館(千葉県印旛郡印旛村)所蔵

縫合器と吻合器

　縫合器(Stapler)は消化管や肺などの臓器の断端を閉鎖することを目的とした器械で、吻合器は消化管内腔の連続性を構築する器械である。

　器械縫合は粘膜同士が接合するMucosa to mucosa(全層一層外翻縫合)に行われ、器械吻合は漿膜同士が接合するSerosa to serosa(全層一層内翻吻合)に行われる。

　縫合や吻合に器械を用いると、手術時間が短縮され、かつ消化管や肺・気管支内容による術野の汚染が防止され、手縫い法に比べて比較的簡単に縫合や吻合ができる。しかし、器械では手縫い法のように組織の状態に応じて微妙な手加減を加えることができず、一発勝負で手直しを行いにくい。

自動縫合器・吻合器の種類

　自動縫合器・吻合器には、線状縫合器(TA)、線状吻合器(GIA)、環状吻合器(EEA)の3種類がある(皮膚縫合用は除く、表1)。

器械縫合のメカニズム

1. 縫合メカニズム

　縫合器でまず組織を軽く固定・圧挫する。次に"コ"の字型のステープルを組織に打ち込むと、組織を貫通したステープルはアンビル(受け皿、鉄床)でBの字型に折れ曲がって組織を接合する、という2段階の機構で器械縫合が行われる(図1) [2]。

2. B字型ステープルでの縫合

　B字型ステープルは、B字の2つの半円形の空間で組織の血流を維持しつつ組織を接合している。ステープルの配置間隔は約2mmで、手縫い縫合の縫合間隔よりも細かく配列されているうえ、交互に2列のステープルラインが配置されるので、手縫い縫合よりもWater tight(水漏れしない)である(Leak-proof union)。

　血流は組織の断端まで十分に確保されるので、ステープルのすき間をぬって血管が走行している場合に、組織断端からの血液の「にじみ出し」が時に認められる。希に動脈性の出血をみることもある(図2)。

表1 自動縫合器・吻合器の種類

		商品名	
		タイコ・ヘルスケア・ジャパン (United Staple Surgical社製)	ジョンソン・エンド・ジョンソン・メディカル (Ethicon Endo-Surgery社製)
自動縫合器	TA ペッツ型縫合器が原型 線状縫合器 Linear stapler	マルチファイヤーTA プレミアム・マルチファイヤーTA ロティキュレーター(回転式ヘッド)	プロキシメイト・リニヤー・スティプラーⅡ プロキシメイトTX プロキシメイト・アクセス(ヘッドが90°、シャフトが30°曲がる)
自動吻合器	GIA 線状吻合器 Linear cutter	GIA ILA(ナイフなしもある) マルチファイヤーGIA(カートリッジにナイフが付いている。ナイフなしもある) ポリGIA(吸収性のステープル) バーサファイヤーGIA(シャフトが短い) GIAユニバーサル	プロキシメイト・リニヤーカッター (本体にナイフが付いている。ナイフなしもある)
	EEA 峯式吻合器が原型 環状吻合器 Circular cutting stapler	プレミアム・プラスCEEA (アンビルの形が平坦で、吻合後にアンビルヘッドが垂直に倒れるので、器械の抜去が容易)	プロキシメイトILS CDH (ステープルの高さを1〜2.5mmまで調節できるGap setting機構)

3. ステープルの種類

GIAでは、3種類のステープルのなかから組織の厚さに応じたステープルを選択する(**表2**)。

EEAでは組織の厚さに応じて、手術中にEEA本体のウイングナット(アジャスティングノブ)をステープルが適切な高さになるまで締めつける。

4. ステープルの材質

金属性ステープルの材質は現在はステンレスから帯磁性の低いチタン*aになっている。金属性ステープルはCT、MRIの画像に影響するため、金属性でない吸収性ステープルも開発・商品化されている(ポリGIA)。吸収性ステープルは放射線透過性で、くさび型のファスナー(コの字型の針)の先端がリティナー(針受け)に"カチッ"とロックされることにより縫合が行われる(**図3**)。

線状縫合器(TA:Thoraco-Abdominal, Linear Stapler)

器械のジョー(開口部)に縫合しようとする組織を取り込みハンドルを握り込むと、2列または3列に交互配列されたステープルが組織に打ち込まれ、全層一層外翻縫合(Mucosa to mucosa)が完成する。

胃切除や直腸切除時の断端の縫合閉鎖や膵実質の切断や肺切除などで用いられる。

先端のヘッドが関節状に屈曲・回転したり、シャフト(軸)を自由に曲げることのできる器種(ロティキュ

*a チタン(Titan)は軽くて硬い金属で、耐食性・耐熱性にすぐれ、鉄の2倍の強度をもち、航空・宇宙用素材などにも用いられる。
チタンは磁性が弱いので、術後にMRIを撮影しても危険はないとされている。

図1　器械縫合のメカニズム

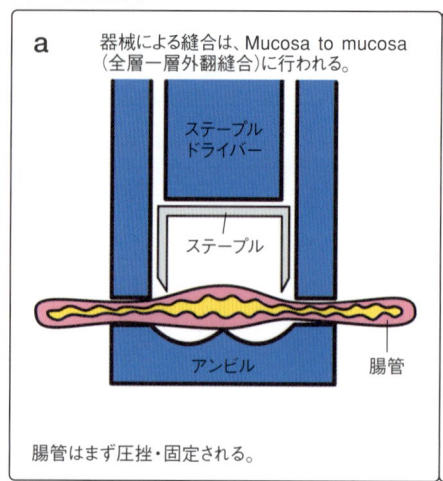

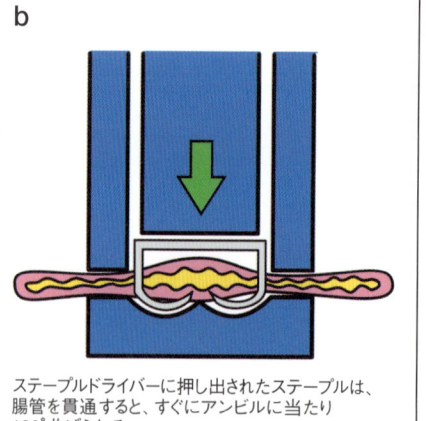

a　器械による縫合は、Mucosa to mucosa（全層一層外翻縫合）に行われる。

ステープルドライバー
ステープル
アンビル
腸管

腸管はまず圧挫・固定される。

b　ステープルドライバーに押し出されたステープルは、腸管を貫通すると、すぐにアンビルに当たり180°曲げられる。

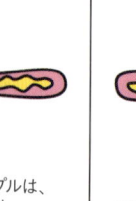

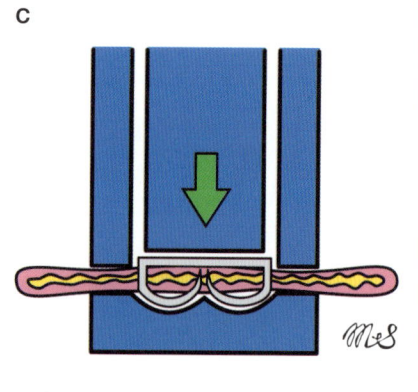

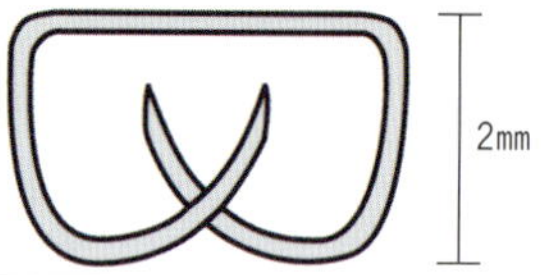

c　180°曲げられたステープルは再び腸管に刺さり、B字型となって腸管を接合する。

表2　B字型ステープルの種類

カートリッジの色	白	青	緑
ステープルの高さ	1mm	1.5mm	2mm
（形状）	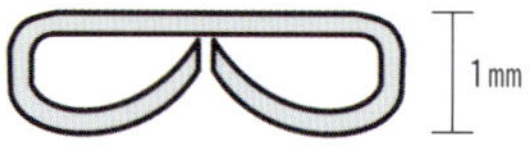 1mm	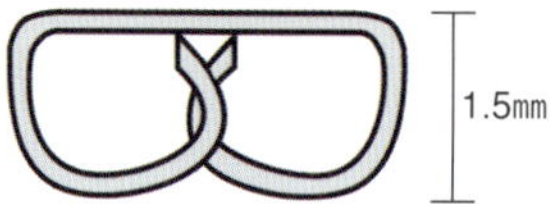 1.5mm	2mm
使用組織	血管 小児の消化管 肺実質末梢部 肺静脈	消化管全般（食道・胃・小腸・大腸） 肺実質 肺葉気管支	壁の厚い胃　　補強材付きの肺実質 壁の厚い直腸 括約筋の部位 膵実質 肺実質肺門部

"Little boy blue, giant green"

レーター、プロキシメイト・アクセス）もあり、小骨盤腔内での直腸断端の閉鎖などに有用である。

TAの原型は1924年にハンガリーのVon Petzが考案、実用化したペッツ型縫合器である。

線状吻合器(GIA:Gastro-Intestinal Anastomosis,Linear Cutter)

GIAは元来、消化管の側々吻合用に開発された器械で、カートリッジ・フォークとアンビル・フォークから構成される。吻合する消化管に2本のフォークを通す穴をあけ、フォークを挿入した後に合体させる。器械側面のノブを手元からフォークの先端方向にスライドさせると、4列のステープルが打ち出され、その間をナイフが走り、消化管の縫合と切離が同時に行われ、漿膜接合型の全層一層内翻吻合(Serosa to serosa)が完成する。

現在は吻合以外に、縫合・切離にもよく用いられ、消化管のポーチ形成や機能的端々吻合術(p95)など、術中に最もよく使用される手術器械の1つである。

開腹下・開胸下手術用のGIAのステープルラインは4列（切離後は2列）であるが、内視鏡下手術用の多くは止血効果を高めるために6列（切離後は3列）となっている。

図2 器械縫合した組織断端からの出血

交互に配列されたステープルのすき間をぬって血管が走行している場合、組織の断端から希に動脈性出血をみることがある。
ステープルラインに一針追加縫合を加えて止血する。

図3 吸収性ステープル（ポリGIA）による器械縫合

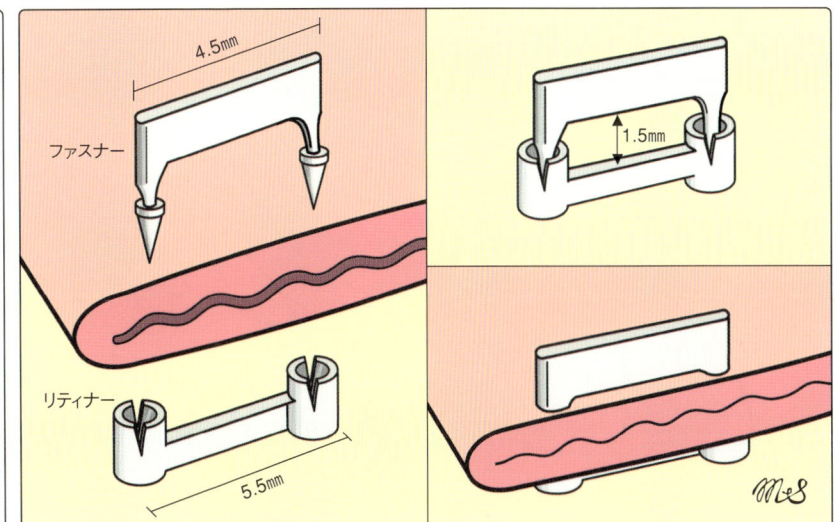

ファスナー　4.5mm
1.5mm
リティナー　5.5mm

吸収性ステープルは、ポリ乳酸とポリグルコール酸からできている。術後1週間は約75％の抗張強度を保持し、やがて生体内で加水分解されて、約3〜4週間後には細片になり吸収される。

図4 消化管断端の巾着縫合

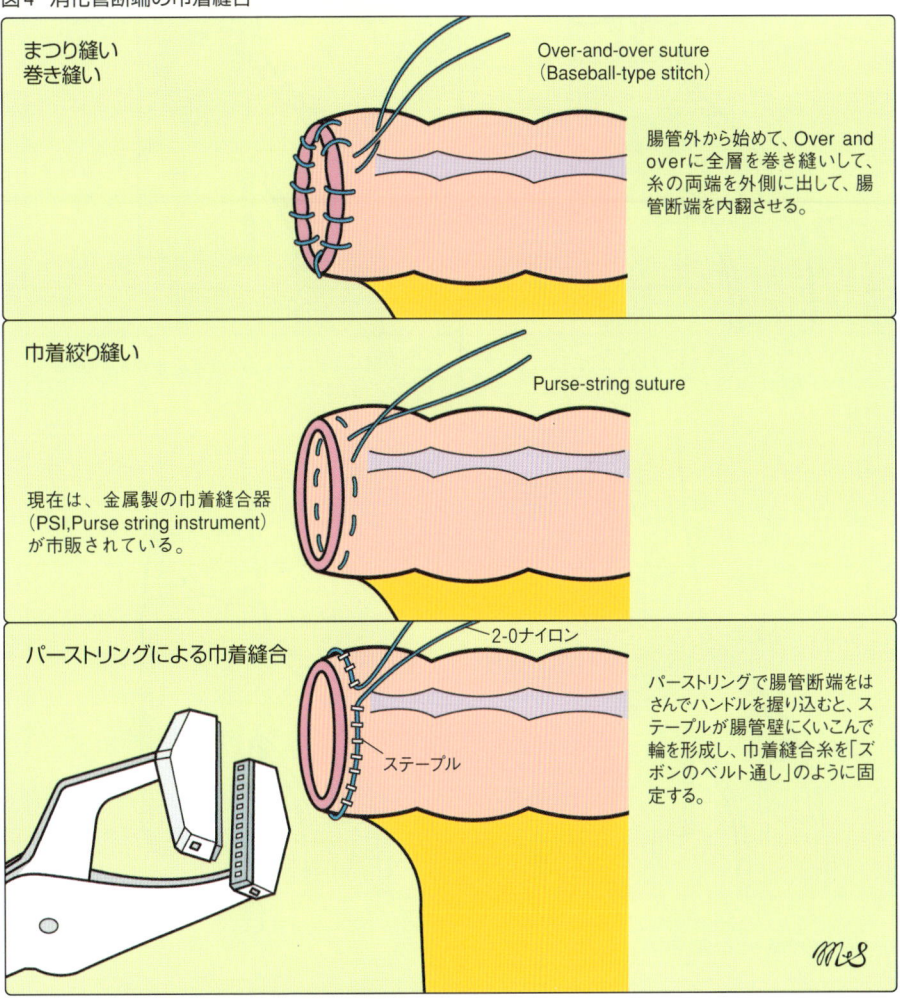

まつり縫い
巻き縫い

Over-and-over suture
(Baseball-type stitch)

腸管外から始めて、Over and overに全層を巻き縫いして、糸の両端を外側に出して、腸管断端を内翻させる。

巾着絞り縫い

Purse-string suture

現在は、金属製の巾着縫合器(PSI, Purse string instrument)が市販されている。

パーストリングによる巾着縫合

2-0ナイロン
ステープル

パーストリングで腸管断端をはさんでハンドルを握り込むと、ステープルが腸管壁にくいこんで輪を形成し、巾着縫合糸を「ズボンのベルト通し」のように固定する。

環状吻合器(EEA:End-to-End Anastomosis, Circular Cutting Stapler)

吻合する消化管内の一方にキノコ型のアンビルを挿入留置する。もう一方の消化管内に、環状2列交互配列のステープルラインとその内側を打ち抜く円筒刃を内蔵した本体を挿入する。アンビルと本体を合体して吻合する消化管同士を引き寄せた後に、ハンドルを握り込むことにより、円筒型のカートリッジからステープルが打ち出され消化管が縫合される。同時に円筒刃によってその内腔が打ち抜かれ、瞬時に漿膜接合型の全層一層内翻吻合(Serosa to serosa)が完成する（図4、5）。

EEAの原型は峯勝先生（京都府立医大・元教授、写真1）が1958年に開発した峯式吻合器である[4]。EEAは横隔膜下や骨盤腔深部など手縫い吻合を行いにくい場所において特に有用で、胃全摘後の食道空腸吻合、直腸低位前方切除後の結腸直腸吻合

図5 環状吻合器の吻合メカニズム（PCEEAによる食道空腸端側吻合）

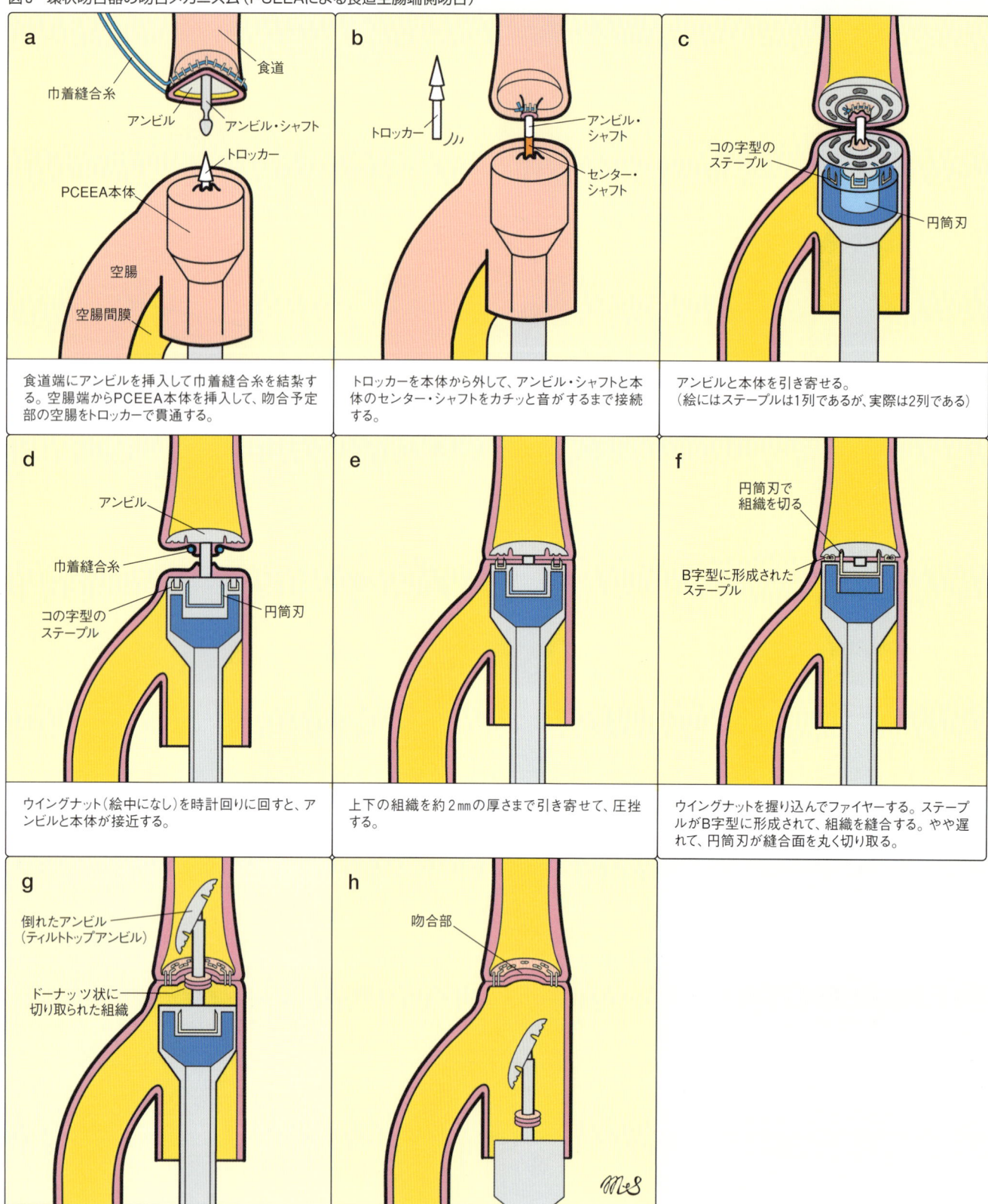

a
- 食道
- 巾着縫合糸
- アンビル
- アンビル・シャフト
- トロッカー
- PCEEA本体
- 空腸
- 空腸間膜

食道端にアンビルを挿入して巾着縫合糸を結紮する。空腸端からPCEEA本体を挿入して、吻合予定部の空腸をトロッカーで貫通する。

b
- トロッカー
- アンビル・シャフト
- センター・シャフト

トロッカーを本体から外して、アンビル・シャフトと本体のセンター・シャフトをカチッと音がするまで接続する。

c
- コの字型のステープル
- 円筒刃

アンビルと本体を引き寄せる。
（絵にはステープルは1列であるが、実際は2列である）

d
- アンビル
- 巾着縫合糸
- コの字型のステープル
- 円筒刃

ウイングナット（絵中になし）を時計回りに回すと、アンビルと本体が接近する。

e

上下の組織を約2mmの厚さまで引き寄せて、圧挫する。

f
- 円筒刃で組織を切る
- B字型に形成されたステープル

ウイングナットを握り込んでファイヤーする。ステープルがB字型に形成されて、組織を縫合する。やや遅れて、円筒刃が縫合面を丸く切り取る。

g
- 倒れたアンビル（ティルトトップアンビル）
- ドーナッツ状に切り取られた組織

ウイングナットを反時計方向に2回転して、アンビルと本体の間隔をとると同時に、アンビルを倒す。

h
- 吻合部

アンビルと本体を抜去する。

表3 プレミアム・プラスCEEAのカートリッジの種類

カートリッジサイズ	21	25	28	31	34
色	アクア	白	青	緑	黄
原寸大の大きさ					
外径（mm）	20.8	24.8	28.4	31.5	34.1
内径（mm）	11.8	15.3	18.2	21.4	23.8
吻合組織	←上部消化管（食道空腸吻合など）→				
			←下部消化管（直腸低位前方切除術など）→		

などに用いられる。峯式吻合器など開発初期の吻合器は端々吻合を目的としていたので、End-to-end anastomosisと呼ばれている。

器械吻合は一発勝負であり手直しを行いにくい。特に、EEAにおける不確実なファイヤーは縫合不全に直結する。

一般にカートリッジサイズの25（白）は食道空腸吻合などの上部消化管に、28（青）、31（緑）は直腸低位前方切除術などの下部消化管に使用される（表3）。

●環状吻合器には、EEA以外にボタン式吻合器の生体内崩壊性吻合リング（BAR：Biofragmentable anastomosis ring、バルトラック）がある。バルトラックは小腸小腸吻合や結腸結腸吻合に用いられ、腸管内で20日前後で崩壊し排出されるので、体内に異物として残らない。

器械吻合創の治癒過程と吻合部の強度

器械による吻合は層々には行われず、Serosa to serosaの漿膜接合型の全層一層内翻様式で吻合される。

吻合直後は吻合面の間に存在する漿膜が障害となって、吻合された消化管同士間に血行がみられない。しかし、まもなく漿膜が退縮し、特に圧挫による漿膜退縮部分やステープルの針穴の漿膜欠損部を介して、粘膜下層の血管網から血管が新生して治癒が始まる。

やがて漿膜欠損部は肉芽組織で充填され、術後3週間目頃に血管新生は完成し、消化管各層はほぼ完全にその連続性を回復する[5)6)]。

手縫い吻合では、組織を縫う糸の輪の大きさや糸の結紮力を一定に調整しにくいので、組織断端までの血流が不均一となりやすい。器械吻合では均一に形成・配置されたステープルにより、組織断端まで十分な血流が確保される。したがって、特に術後早期は器械吻合では、手縫い吻合に比べて、組織がステープルを保持する力が強く、吻合部の強度が大きい[7)]。

吻合部の強度は新生組織による生物学的結合力と合わさって、経時的に増加しやがてプラトーに達する。

プレミアム・プラスCEEA（Premium Plus Curved EEA）
従来のCEEAと比べて、PCEEAのアンビルヘッドは平皿型で挿入しやすくなったので、「プレミアがついた」という意味で、プレミアムプラスという名称になった。PCEEAではファイヤー後にアンビルヘッドが完全に倒れるので、アンビルヘッドの抜去が容易である。

> New technologies often need time to "mature" before they can be widely or wisely applied.　Never buy a piece of equipment that requires a salesman to come into the OR to show you how to use.
> —— Daniel J. Waters[8]
>
> 新しい技術は、それが広く、賢明に、活用されるようになるまでには、
> "熟成"の時間をしばしば必要とする。セールスマンが器械の使い方を教えるために
> 手術室に入ってくる必要のあるような器具は、決して買ってはいけない。

胃全摘後のルーワイ再建法

　胃全摘後の再建法には、①ルーワイ法(Roux-Y法)と②食道と十二指腸の間に空腸などを間置する間置法(Interposition)がある。

　胃全摘後のルーワイ法は、空腸をトライツ靱帯から約20cmの部位で切離し、その肛門側空腸を食道まで挙上して食道空腸吻合(図6のE-B)を行い、食物の通過経路とする再建法である(図7、8)。

　十二指腸断端は縫合閉鎖し、切離した空腸の口側端(図6のA)は挙上した空腸の側壁(図6のD)に側端吻合して、胆汁・膵液を含んだ十二指腸液を流入させる。

　逆流性食道炎の発生を予防するために、食道空腸吻合部(図6のE-B)から空腸空腸吻合部(図6のD-A)までの距離(空腸脚の長さ)を40～45cmとする[9,10]。

　空腸間置法と比べたルーワイ法の利点は、
①手術操作が単純で安全である、
②空腸間膜の血管処理が1か所だけですみ、挙上空腸脚の空腸間膜に緊張がかかりにくい、
③挙上空腸脚の長さを40cm以上とることで逆流性食道炎の発生を予防できる、
④再発時に通過障害が少ない、
などである

　欠点は、食物が十二指腸を通らない非生理的な再建法となる点である。

図6　胃全摘後のロー・ルーワイ再建法

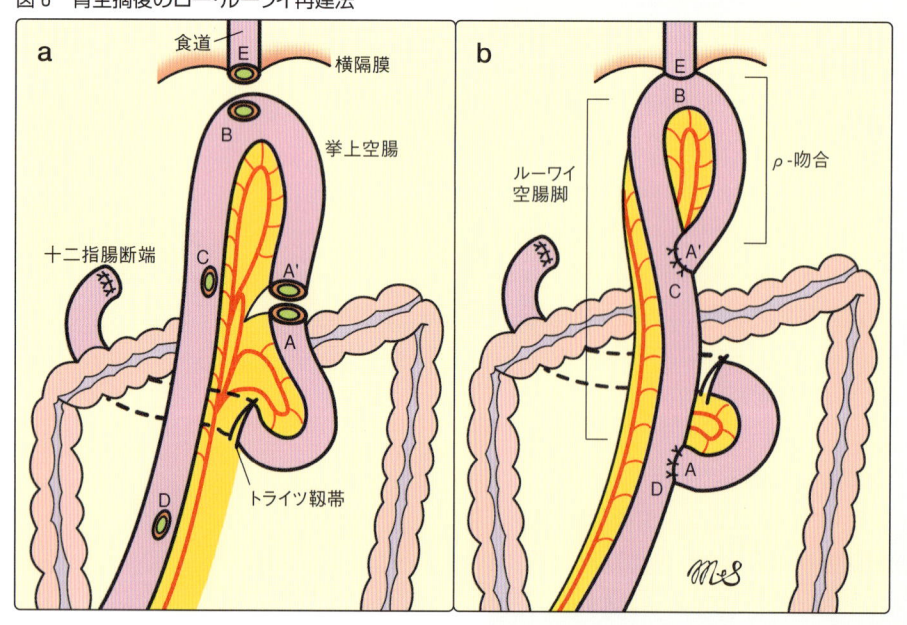

図7　食道内へのアンビルの挿入とルーワイ空腸脚の作製

a

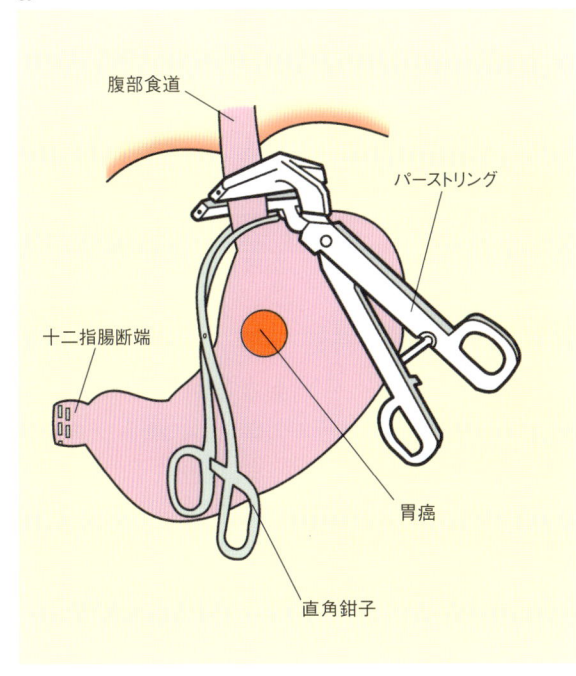

腹部食道にその左側からパースストリングをかけ、右側から直角鉗子をかける。食道を切離して胃を全摘出する。

（ラベル：腹部食道、パースストリング、十二指腸断端、胃癌、直角鉗子）

b　食道断端の食道壁全層を3本のアリス鉗子で把持する。

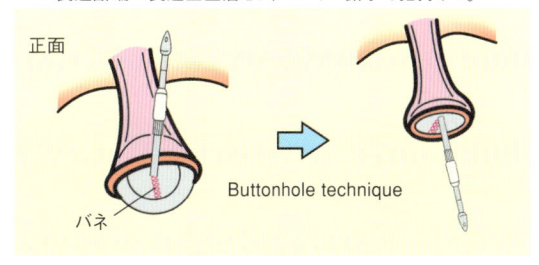

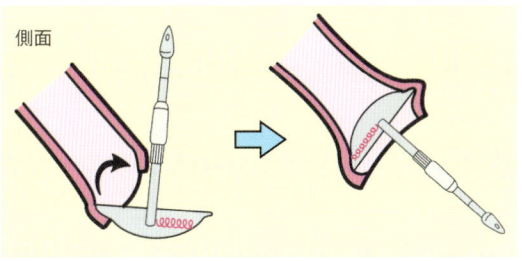

（正面／側面、Buttonhole technique、バネ）

外径25mmのPCEEA（白色）のアンビルを食道内に挿入する。挿入しやすいようにアンビルには滅菌オリーブ油をつける。ボタン穴にボタンをかけるような要領でアンビルを食道内に挿入する（Buttonhole technique）[19]。
アンビルヘッドはバネの方向に倒れるので、食道後壁（背側）にバネが位置するように留意してアンビルを挿入すると、抜去がより一層容易となる[15]（p95写真3）。アンビルを食道内に挿入した後パースストリングの糸を結紮する（絵中に、パースストリングの糸とアリス鉗子は省略）。

c

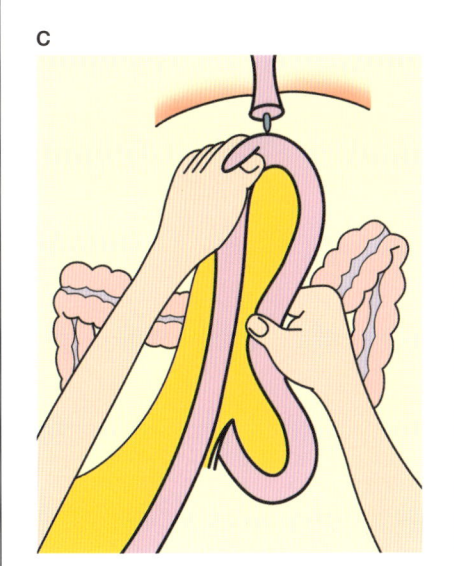

空腸切離予定部位を横行結腸の前面を通って食道端まで持ち上げて、空腸間膜の血管に緊張がかからずに余裕をもって吻合できることを確認する。

d

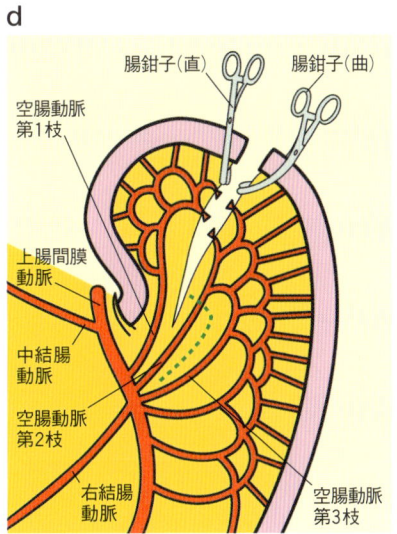

（ラベル：腸鉗子（直）、腸鉗子（曲）、空腸動脈第1枝、上腸間膜動脈、中結腸動脈、空腸動脈第2枝、右結腸動脈、空腸動脈第3枝）

挙上空腸脚を長くするには、空腸動脈第1枝は温存して、空腸動脈第2枝を切離（緑の点線）して、空腸動脈第3枝で挙上空腸の血行を保つようにして空腸脚の血管茎を長くする[10,16]。

e

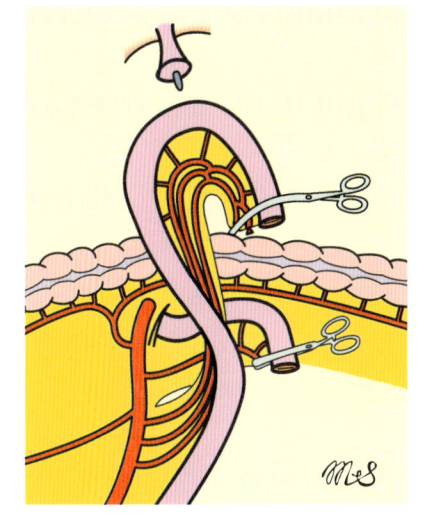

横行結腸の前面を患者の右側から左側方向へと空腸脚を挙上する（前結腸経路Antecolica）。血管茎が短く緊張が強いときは後結腸経路（Retrocolica）とする。

図8　PCEEAによる食道空腸吻合

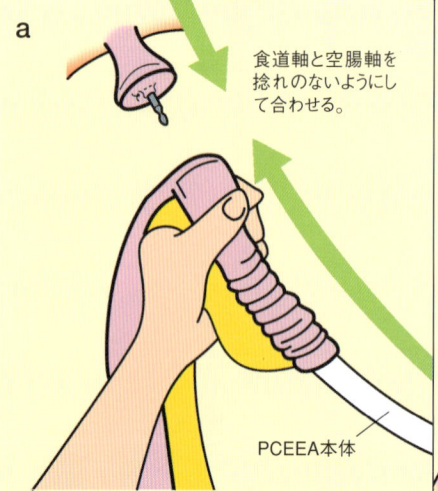

a

食道軸と空腸軸を捻れのないようにして合わせる。

PCEEA本体

空腸内に滅菌オリーブ油を注入し、PCEEA本体にも滅菌オリーブ油を塗布する。
ブスコパン1A（またはグルカゴン1A）を静注して空腸が弛緩する（脈拍数が上昇する）のを待ってからPCEEA本体を空腸内に挿入する。このとき、空腸のケルクリングひだを一個ずつ進めていくような感覚でゆっくりと[17]、吻合予定部位よりも入りすぎるくらいまで挿入する。ウイングナットを反時計回りに回転してトロッカーで吻合予定部位の空腸の腸間膜付着部対側壁を穿破・貫通する。

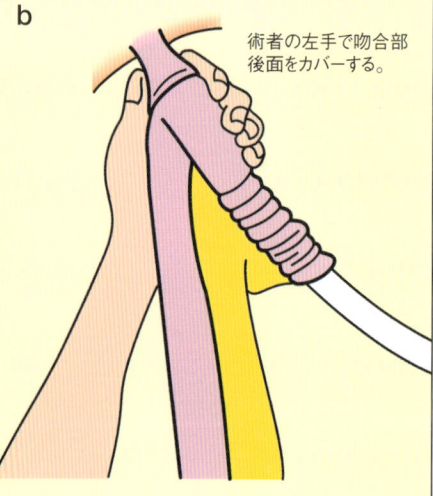

b

術者の左手で吻合部後面をカバーする。

トロッカーを抜去してアンビルの中心軸とPCEEA本体のカートリッジを合体する。PCEEA本体の指標窓に緑色マークが見えるまで、ウイングナットを時計回りに回転して、アンビルとカートリッジを接近させる。
吻合部に周囲組織や空腸壁を挟みこまないように、術者左手で吻合部後面をカバーして、術者右手でPCEEA本体を誘導する。このとき、食道や空腸が捻れていないこと、空腸脚の腸間膜の血管に緊張のないことなどを確認する。

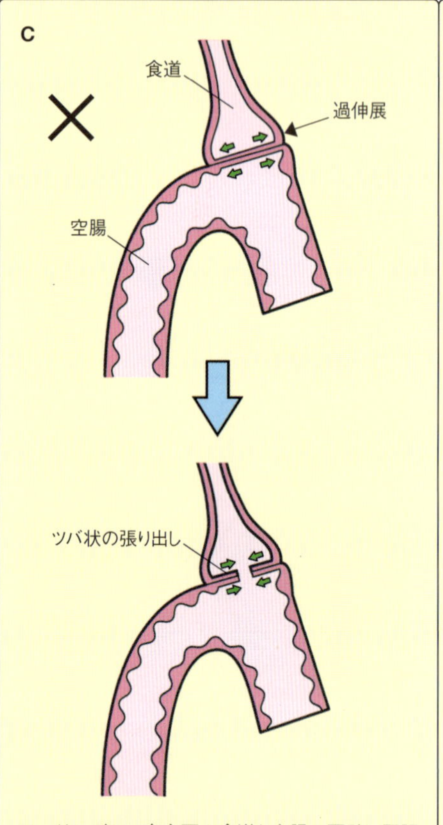

c

食道
過伸展
空腸

↓

ツバ状の張り出し

ファイヤー時に、吻合面の食道と空腸の両壁に緊張をかけすぎない。壁を伸展しすぎるとファイヤー後、壁が元の状態に縮み、吻合口内腔に過剰なツバ状の張り出しを形成し狭窄の原因となる[18]。

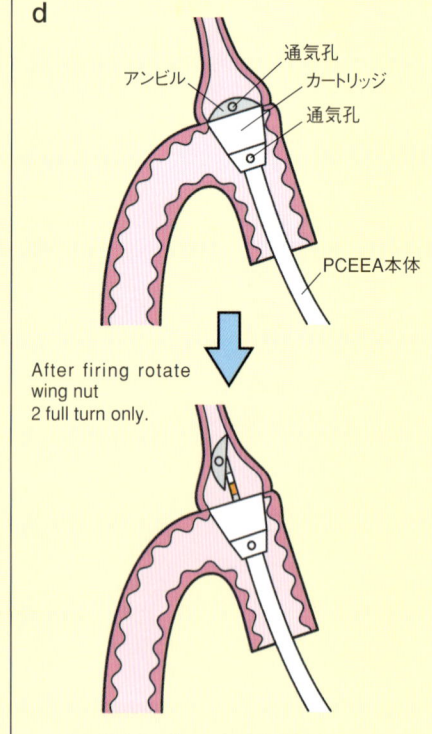

d

アンビル
通気孔
カートリッジ
通気孔

PCEEA本体

After firing rotate wing nut 2 full turn only.

↓

ファイヤー後ウイングナットを反時計回りに2回転してアンビルを完全に倒し、アンビルとカートリッジの間にすき間を作ってから吻合器を空腸から抜去する。
すき間を作るときに吻合部に陰圧が発生しないようにアンビルヘッドとカートリッジの両方に通気孔が設けられている。通気孔から吻合部に空気を流入して吻合部に陰圧がかからないように、ウイングナットはゆっくり回す。

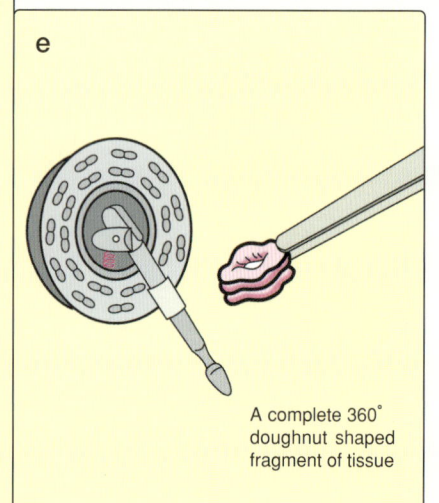

e

A complete 360° doughnut shaped fragment of tissue

アンビルヘッドに残った組織が全層にわたってドーナッツ状に切除されていることを確認する。

食道空腸吻合部の縫合不全の予防には、確実な吻合のほかに、十分なVenous return（静脈還流）を確保した安全な長い空腸脚を作成することが重要である[11]。空腸脚の動脈血流はVasa recta（直血管）の拍動の有無で判定容易である。

静脈血のVenous returnの安全な確保には、空腸動静脈を処理するときに、静脈の管腔に狭窄をきたさないように注意を払うことが大切である。食道空腸吻合部が吻合後に縦隔内に深く入っていくことを計算に入れて空腸脚を作成することも重要である。

ルーワイ法において、食道空腸吻合を端側吻合とした場合に、挙上した空腸端（図6のA'）を盲端とせずに、挙上空腸脚に側端吻合（図6のC-A'）する方法がある。この方法はできあがった形がギリシャ文字のρに似た形となるので、ロー吻合（ρ一吻合）と呼ばれる。

器械吻合による食道空腸吻合

食道空腸吻合はEEA（環状吻合器）

図8（続き）

f

40cm長のヒモ

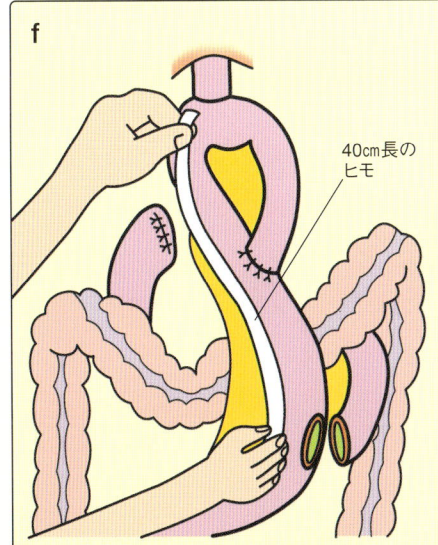

挙上空腸端（図6のA'）を腸間膜の真対側よりもやや前面の挙上空腸側壁（図6のC）に側端吻合（図6のC-A'）して、空腸を自然な走行にした状態でρ-ループ（径10数cm）を作製する。食道空腸吻合部から40cm長のヒモ（または絹糸）を用いて計測した空腸脚の左側面（図6のD）に十二指腸から続く空腸端（図6のA）を側端吻合（図6のD-A）する。

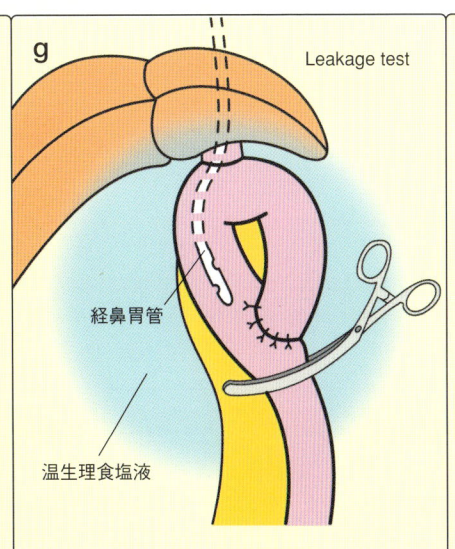

g Leakage test

経鼻胃管

温生理食塩液

空腸脚に軽く腸鉗子をかけて内腔を遮断する。横隔膜下腔に温生理食塩液を満たす。食道空腸吻合部を経由して空腸脚内まで挿入した経鼻胃管から50～100mlの空気を注入して吻合部から空気漏れのないことを確認する（リークテスト）。

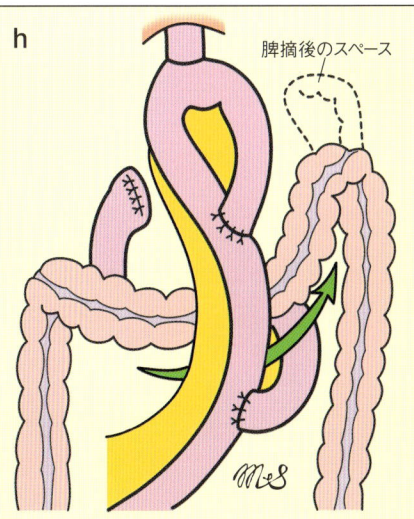

h 脾摘後のスペース

横行結腸が空腸脚の手前で屈曲蛇行していると結腸に通過障害をきたしうるので、横行結腸をできるだけ空腸脚より左側の脾結腸曲側に牽引し、空腸脚の右側の結腸はなるべくまっすぐな走行にしておく。特に、脾合併切除時には横行結腸を左横隔膜下腔に引き寄せて死腔を充填しておく。

を用いた器械吻合で簡単・安全に行われるようになった。手術手技研究会のアンケート調査では、8割の施設（86/107施設）が胃全摘後の食道空腸吻合を器械吻合で行っている[12]。

器械吻合による機能的端々吻合術

機能的端々吻合術（Functional end to end anastomosis）は解剖学的には逆蠕動性の側々吻合の一種であるが、機能的にも形状的にも端々吻合とほぼ同じになる吻合法である。

この吻合法は、1968年にSteichenが発表し[13]、アメリカでは消化管吻合の基本手技の1つとして施行されている[14]。日本では腹腔鏡下大腸切除術における体外吻合において、迅速・確実な吻合法として最近よく行われるようになった。

腸管の断端を開放したまま行うOpen lumen techniqueと、GIA（線状吻合器）で腸管断端を閉鎖した後に行うClosed techniqueがある。

最近は、6列のステープルライン（片側3列）をもつエンドGIAカートリッジが4本セットされた、機能的端々吻合用コロンキット（タイコ ヘルスケア ジャパン）が市販されている。

写真3 外径25mmのPCEEA（白色）のアンビル

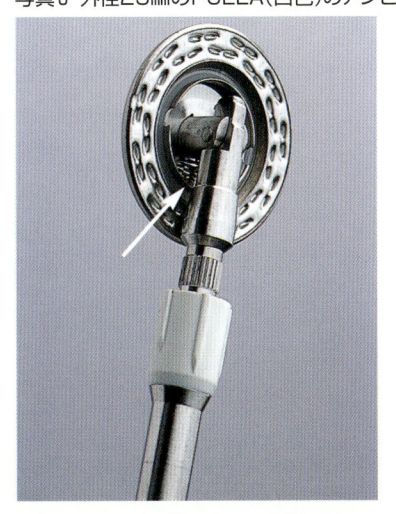

ファイヤー後、アンビルヘッドはバネ（矢印）の方向に倒れる。写真はアンビルヘッドが完全に倒れた状態である。

図9　機能的端々吻合術

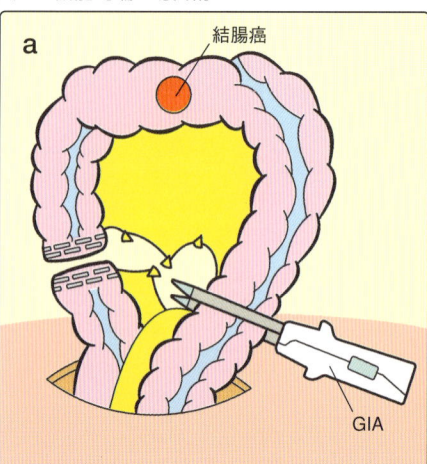

a 結腸癌／GIA
GIAを2回使用して腸管を切離する（Closed lumen technique）。

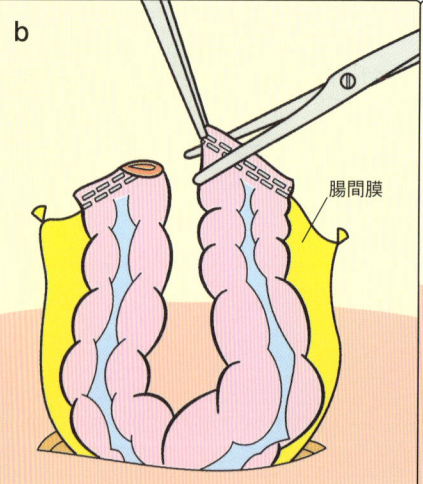

b 腸間膜
GIAのフォークを挿入するために、腸管断端の腸間膜付着部対側の角のステープル部分を切除する。

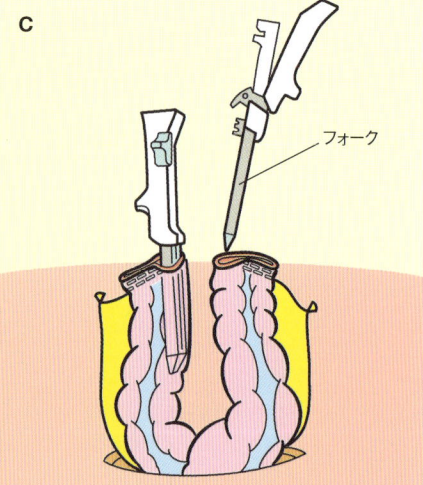

c フォーク
各腸管内にGIAのフォークをその根元まで挿入する。

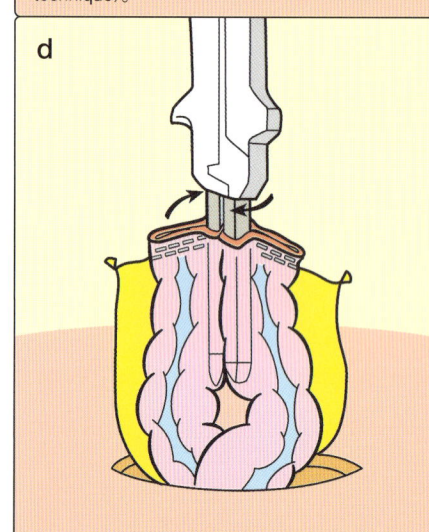

d
2本のフォークを合体する。

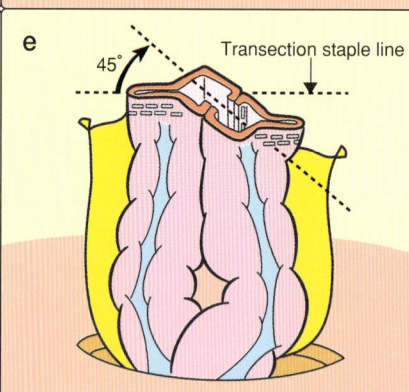

e 45° / Transection staple line
あとでTA（線状縫合器）を用いて縫合閉鎖するステープルラインと合わせて3本のステープルラインが1か所に集中して交叉しないようにするために、Transection staple line（腸管断端閉鎖のステープルライン）に対してGIAを45°回転した状態でファイヤーする（Offset method）。この吻合は漿膜接合型の全層一層吻合（Serosa to serosa）となる。

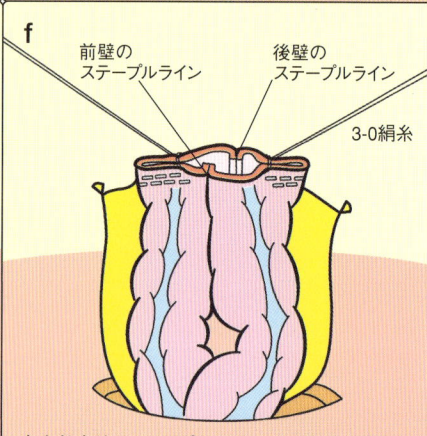

f 前壁のステープルライン／後壁のステープルライン／3-0絹糸
吻合部内腔のステープルラインからの出血の有無を点検し、出血部位は8の字縫合で止血する。前壁・後壁のステープルラインが重ならないように、ステープルを5mmずらして3-0絹糸で前・後壁を仮に縫合固定する。

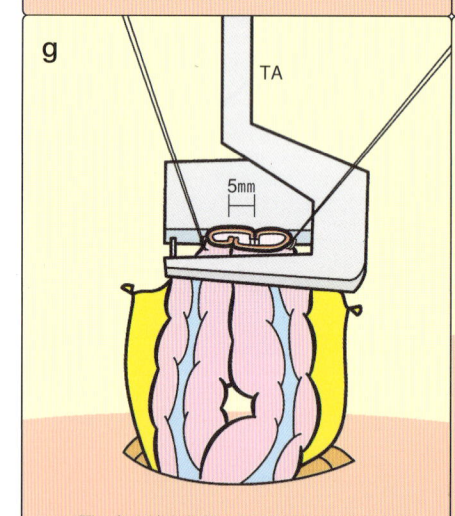

g TA／5mm
TAで開口部を縫合閉鎖する。粘膜接合型の全層一層縫合（Mucosa to mucosa）となる。

h Anatomical side-to-side but functional end-to-end anastomosis／前壁のステープルライン／後壁のステープルライン
吻合部脚やステープルラインを3-0絹糸によるレンベルト縫合で補強する。できあがりは解剖学的には側々吻合だが、機能的にも形状的にも端々吻合とほぼ同様になる。

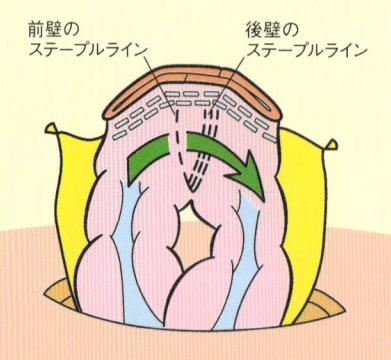

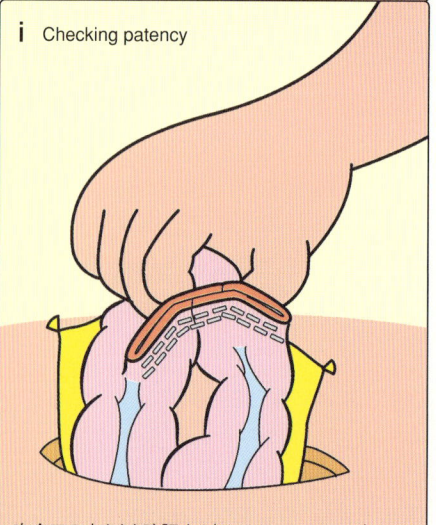

i Checking patency
吻合口の大きさを確認する（Checking patency）。

図9（続き）

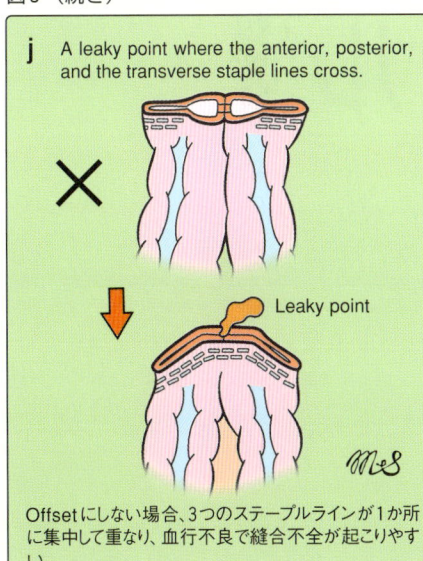

j A leaky point where the anterior, posterior, and the transverse staple lines cross.

Leaky point

Offsetにしない場合，3つのステープルラインが1か所に集中して重なり，血行不良で縫合不全が起こりやすい。

引用・参考文献
1) Wind GG, Rich NM: Introduction to staplers, In: *Principles of Surgical Technique, 2nd ed*, Williams & Wilkins, 1987, p101-112
2) Kirk RM: Handling instruments, In ; *Basic surgical techniques, 4th ed*, Churchill Livingstone, 1994, p5-15
3) Mine M: An apparatous for esophago-gastroenterostomy, Supplement of the 8th International Congress of Cancer, Moscow, 1962
4) 徳田一："日本における消化管器械吻合の夜明け"峯式自動吻合器の開発当時をめぐって、手術、51(6)：815-821、1997
5) 安田滋：器械による腸管吻合の実験的研究、日本外科学会誌、80(1)：1-11、1979
6) 北郷邦昭ら：器械吻合創の治癒過程、消化器外科、23(9)：1509-1513、2000
7) 前谷俊三ら：消化管の創傷治癒機転と器械吻合、外科、61(8)：823-829、1999
8) Waters DJ: *A surgeon's little instruction book*, Quality Medical Publishing, 1998
9) Payne WS: Prevention and treatment of biliary-pancreatic reflux esophagitis, The role of long-limb Roux-Y, Surg Clinic North Am,63:851-858,1983
10) 神前五郎：Roux-Y法およびその変法による再建＜木本誠二監：現代外科学体系第12巻、胃・十二指腸の手術、中山書店、p247-269、1979＞
11) 幕内雅敏：編集ペン 手術を教える7、外科、61(13)、1999
12) 吉野肇一ほか：合理的な腸管吻合、その1、手術、53:763-784、1999
13) Steichen FM: The use of staplers in anatomical side-to-side and functional end-to-end enteroanastomoses, Surgery, 64:948-953,1968
14) United states surgical corporation: *Stapling techniques in general surgery with Auto suture instruments, 3rd ed*, 1988
15) 吉野肇一ほか：胃全摘後再建における器械吻合・縫合のピットフォールと工夫、消化器外科、20:213-218、1997
16) Williamson RCN et al:The Roux loop, In ; *General Surgical Operations, 4th ed*, Kirk RM ed, Churchill Livingstone, 2000, p300-302
17) 鶴丸昌彦：上部消化管の器械吻合＜門田俊夫ほか編：実践の外科臨床、医学書院、1997、p31-38＞
18) 平山廉三ほか：器械吻合・縫合による胃全摘後再建、手術、49:1519-1525、1995
19) Akiyama H: Adenocarcinoma of the lower esophagus and cardia of the stomach, *In; Surgery for cancer of the esophagus*, Lippincott Williams & Wilkins, 1990, p175-211

PART I 基本的な手術手技

Chapter 6

ハンドシグナル Hand Signals

Silence is more valuable than masking.

—— J. J. Byrne[1]

静粛はマスクよりも、もっと重要である。

写真1 "場"から離れない術者の目

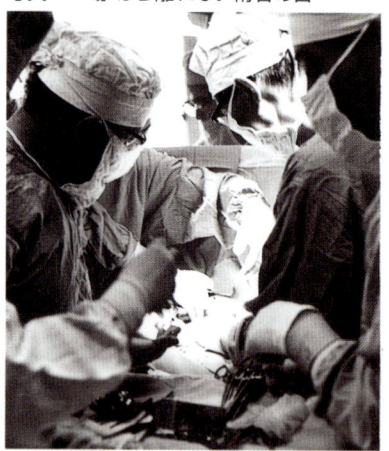

手術に参加するすべての人間の目は、術野の一点に集中している。
清潔看護師にその右手を差し出して手術器具を受け取ろうとしている術者は、峯式吻合器を考案した峯勝先生（京都府立医科大学元教授。昭和40年頃の写真）。

図1 メスのハンドシグナル

メスを持った形で親指と示指を曲げたり伸ばしたりすると同時に、右手全体をメスで切る方向に動かす。

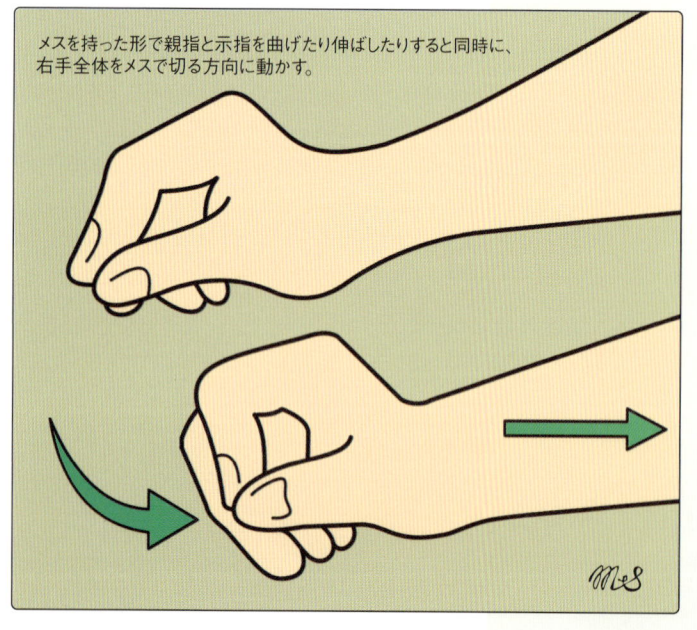

The Ideal Operating Room is a Quiet Room!

手術室での思慮に富んだ礼儀作法は、適切な手術手技の1つである。局所麻酔下であろうとも、全身麻酔下であろうとも、手術室では静粛が最も基本である。

手術の進行を妨げないように低い声で話し、手術器具の手渡しにはハンドシグナルを用い、電気器具などの音量も必要最小限に抑える。

麻酔器や心電計や電気メス本体などからの音、麻酔医や手術室看護師などスタッフ同士の会話、レジデントを呼び出す携帯電話のベル、外来・病棟からの患者に関する問い合わせなど、これらすべての音は、手術中の術者と助手の間でかわされる大事な会話に重なり、術者の集中力を妨げる。

迅速病理診断の結果など、どうしても今伝えなければならない事柄を手術中の術者や助手に伝える場合は、術野をよく見て手術の進行状況を十分判断したうえで、術者の集中力を妨げないと判断された瞬間に、タイミングよく伝える慎重な配慮が必要である。

脊椎麻酔下や局所麻酔下で手術が行われ、患者に意識がある場合、静粛な手術室環境はさらに重要である。

患者の耳は手術室内では研ぎ澄まされ、すべての音は拡大されて聞こえる。術者と助手の会話の内容はしばしば患者に勘違いされ、患者をおびえさせ心配させる。「オオーット！」「ちがう」「まずいナー」「すみません」などといった言葉は患者を不安に陥らせる。

手術室内にいるすべてのスタッフは、手術室内の会話や音が患者にどのように聞こえ、患者がそれにどのように反応するかを考えて行動しなければならない[2]。

「手術室で無駄口をきくべからず」
「手術室で大声を出すべからず」

「梶谷先生の手術はじつに静か、胃切除術や胃全摘術のような定型手術では、吻合が終わって腹膜縫合が終

図2 メスの手渡し方

メスは術者が受け取りそこなって落としてしまうことのないように、特に確実に手渡す。

図3 鑷子のハンドシグナル

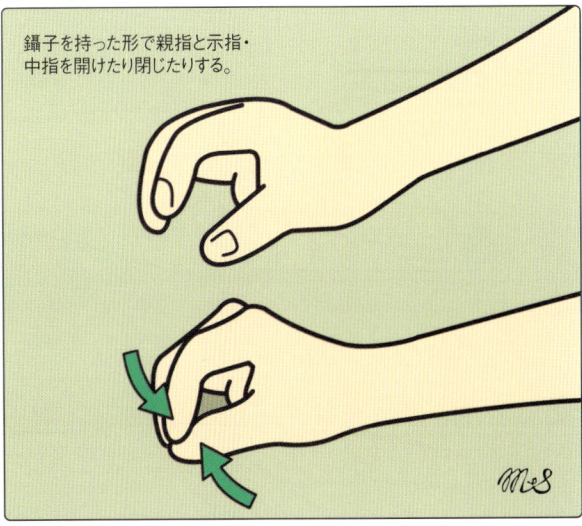

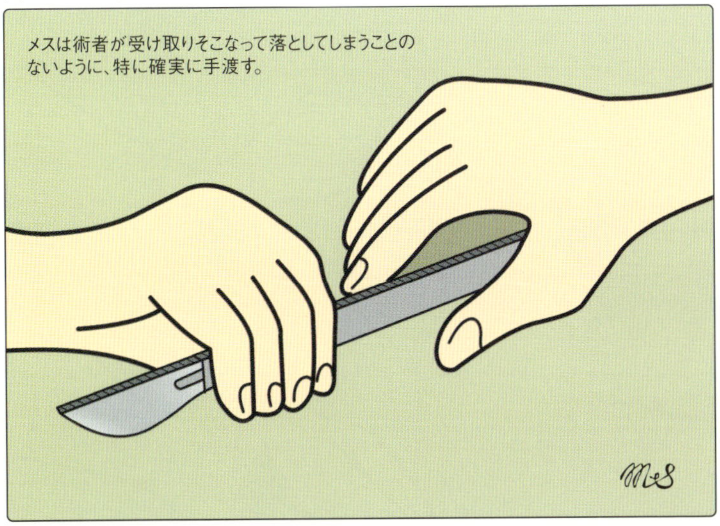

鑷子を持った形で親指と示指・中指を開けたり閉じたりする。

図4 止血鉗子のハンドシグナル

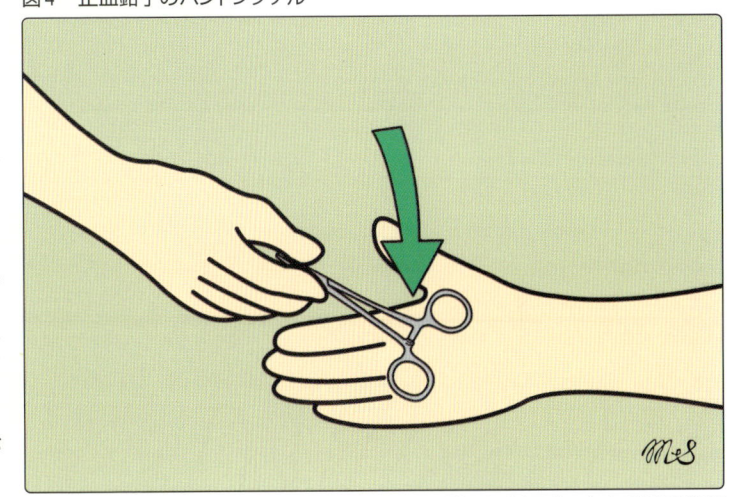

開いた手を天井に向けて清潔看護師に伸ばす。
清潔看護師はスナップをきかせて、術者の手に鉗子を"ポン"とバトンタッチのように手渡せば、術者は術野から目を離さずに、その手に鉗子が渡されたことを認識できる。

わるまでほとんど喋らない。定型手術では次にどこを切離するのか、次はどの鉤でどこを引くのか、などは最低限理解しておくべきである。

看護婦は梶谷先生の手の形を術野の状況で道具や針の大きさ、糸の太さが理解できるように訓練されている。したがって、あまり喋る必要はない。

外科はチームワークである。大勢に影響のないことで手術中に議論したり、当然のことを指示したりする必要のないように普段からの訓練が大切である。手術以外の話をするのは論外である。」(『梶谷環先生のべからず集』より)[3]

ハンドシグナル

単純でわかりやすいハンドシグナルは、術者と清潔看護師(Scrub nurse)との間の効果的なコミュニケーション手段である。

ハンドシグナルを用いることにより、術者は静かな環境で、明るい術野("場")から目を離すことなく、手術に集中できる。

1. メス

術者がメスを要求するときは、メスを持った形で親指と示指を曲げたり伸ばしたりすると同時に、右手全体をメスで切る方向に動かす(図1)。

清潔看護師がメスを手渡すときは、メスの刃を下に向けた状態でメスの頸部を上からつまんで、術者がメスの柄部を持って、持ち直さずにそのまま使えるように渡す(図2)。術者がメスを受け取りそこなって落としてしまうことのないように、特に確実に手渡す。

2. 鑷子

鑷子は手の親指と示指・中指が伸びて物を挟む形をしており、鉛筆を持つようにして把持する。したがって鑷子のハンドシグナルは、鑷子を持った形で親指と示指・中指を開けたり閉じたりする(図3)。

図5　剪刀のハンドシグナル

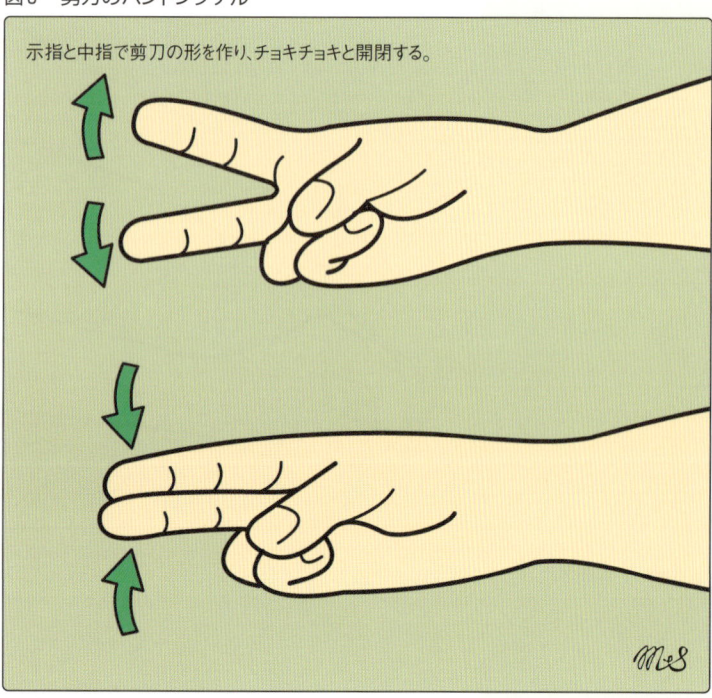

示指と中指で剪刀の形を作り、チョキチョキと開閉する。

図6　持針器のハンドシグナル

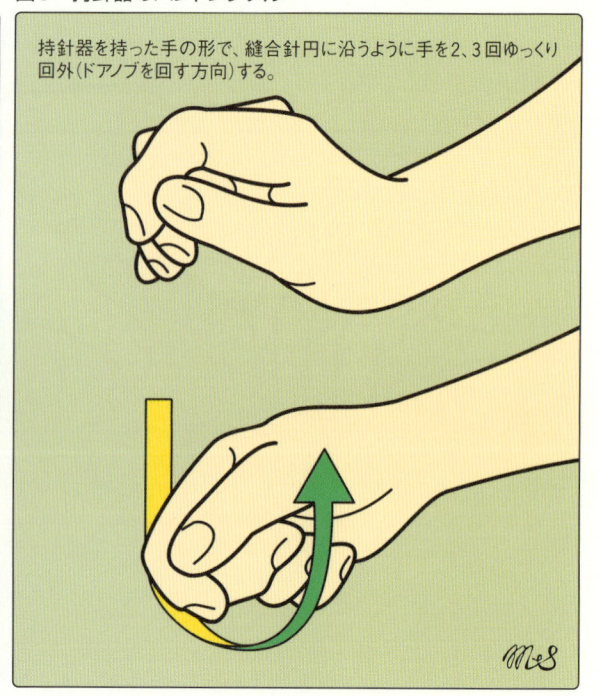

持針器を持った手の形で、縫合針円に沿うように手を2、3回ゆっくり回外（ドアノブを回す方向）する。

図7　持針器の手渡し方

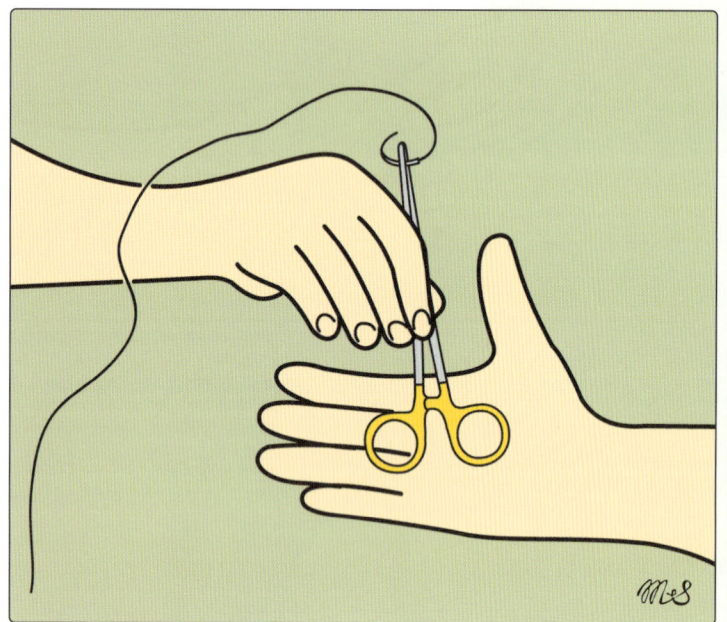

術者の手の中に糸が入り込まないように、清潔看護師は自分の手首に糸をかけてから、術者に持針器を渡す。

図8　結紮糸のハンドシグナル

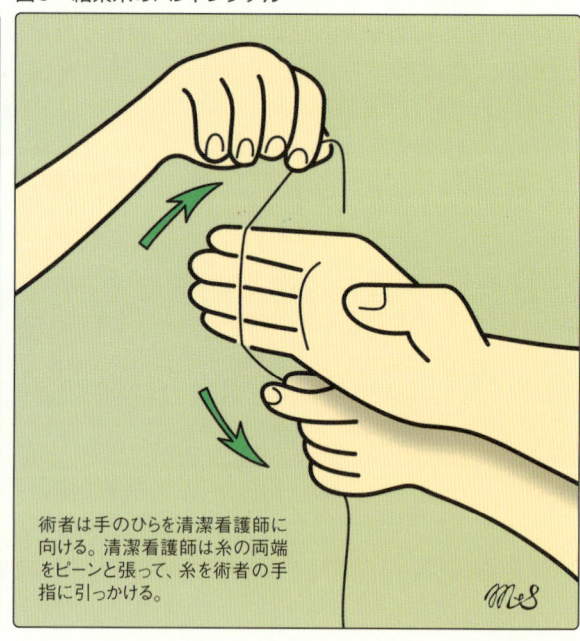

術者は手のひらを清潔看護師に向ける。清潔看護師は糸の両端をピーンと張って、糸を術者の手指に引っかける。

3. 止血鉗子

　術者が開いた右手を天井に向けて清潔看護師に伸ばしたときは、止血鉗子を要求している（図4）。

　清潔看護師がスナップをきかせて、ラチェットを一段だけかけた状態の鉗子を"ポン"とバトンタッチのように手渡せば、術者は術野から目を離さずに、その手に鉗子が渡されたことを認識できる[4,5]。

　関節部が横はずし型の手術器具は、手渡すときにはずれないように、関節部をしっかりと把持して手渡す。

4. 剪刀

示指と中指で剪刀の形を作り、チョキチョキと開閉する（図5）。

5. 持針器

持針器を持った手の形で、縫合針円に沿うように手を2、3回ゆっくり回外（ドアノブを回す方向）する（図6）。

術者の手の中に糸が入り込まないように、清潔看護師は自分の手首に糸をかけてから、術者に持針器を渡す（図7）。

同じ型の持針器を2本用意して、術者から返却される持針器を左手で受け取ると同時に、間髪を入れずに右手で次の持針器をリズムよく術者に手渡す。

6. 結紮糸

術者は手のひらを清潔看護師に向ける。清潔看護師は糸の両端をピーンと張って糸を術者の手指に引っかける（図8）[6]。

> **"場"から離れない術者の目**

術野が最良の状態で術者の目に入っている場合、この"場"から目をなるべく離してはならない。清潔看護婦から手術器具を受け取る時でも、目を離す必要はない（写真1）。この注意を守れば、手術操作は一連のものとなって順調に流れることとなる。（秋山洋先生「手術基本手技」より[7]）

> **清潔看護師の役割**

清潔看護師は手術器具の手渡しと同時に、手術野全体を清潔に保つことに注意しなければならない。常に術野に気を配り、次にどの手術器具が必要かを予測する能力が大切である（図9）。

術者の右手に手術器具を迅速に渡せるような位置に立ち、術者が手を閉じたときに持ち直さずにそのまますぐに使えるように、手のひらの適切な部位に確実に手渡す。

手術器具をフワッと渡すのではなく、手渡されたときの感触で、その器具が止血鉗子であるか、持針器であるか、要求した通りの手術器具であるとわかるような、しっかりとした手渡し方をする。

助手に手術器具を手渡すときは、術者の視野（Visual cone）を妨げないように術者の腕の下や術野の外側（Out of visual cone）で手渡す[8]。

図9 清潔看護師の役割

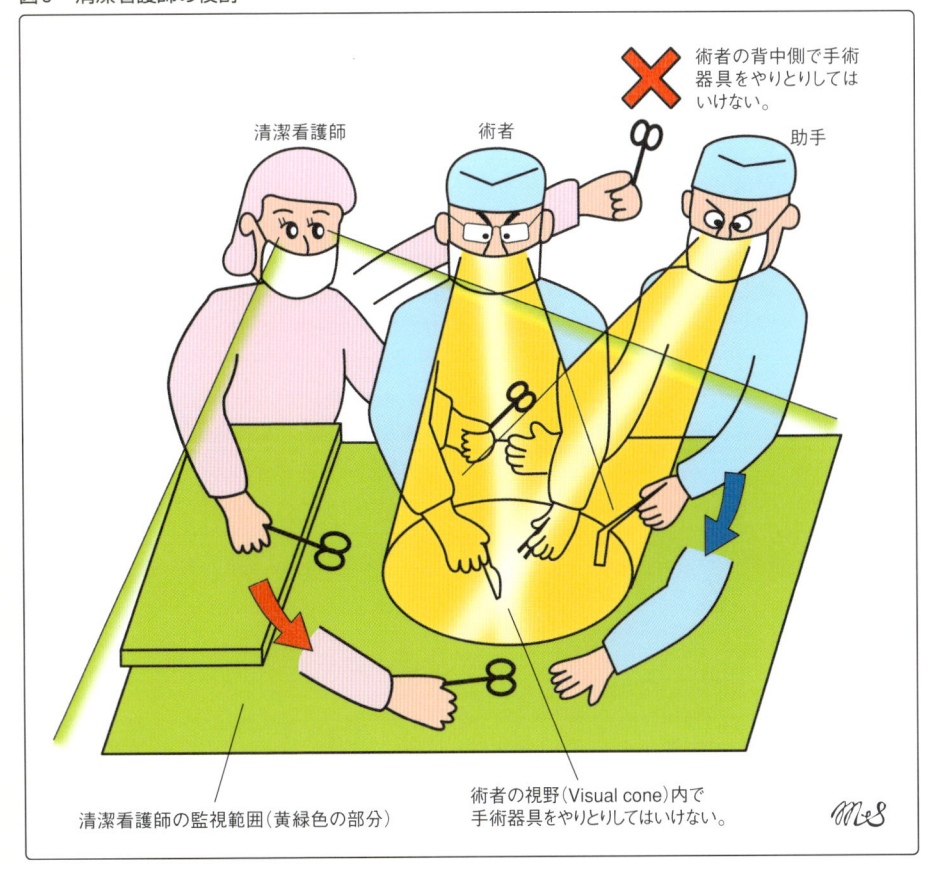

引用・参考文献
1) Byrne JJ et al: Surgical wound infection, Am J Surgery, 94:398-401, 1954
2) Edgerton MT: The Art of Surgical Technique, Lippincott Williams & Wilkins, 1988
3) 早川直和ほか：前立ちからみた消化器外科手術、医学書院、1995、p18
4) 古橋正吉：止血鉗子と各種鉗子＜図説手術器械のすべて、医歯薬出版、p24-34、1968＞
5) 鷹井清吉：よくわかる手術室看護テクニック；スクラブナース（器械出し看護業務）編、メディカ出版、2000
6) Nealon TF et al: Hand signals, In; Fundamental skills in surgery, 4th ed, Saunders,1990, p30-40
7) 秋山洋："場"の保存＜手術基本手技、医学書院、1975、p17-18＞
8) 下間正隆：基本的な外科手術器具＜続まんがでみる手術と処置、照林社、1996、p6-13＞

手術体位 Operating Position

PART I 基本的な手術手技 **Chapter 7**

Prior to the introduction of anesthesia in the 19th century, patients were positioned for surgery on their beds, wooden tables, an operating chair or any hard surface that was available. They were then tied down or held in position by the surgeon's assistants so that surgery could be quickly completed but there was little attention to the rights or dignity of the patient.
— Sheila Collins & Ann Davey [1]

19世紀において麻酔が導入される以前は、手術を行うために患者は、自分のベッドや木の机、手術用のイスや利用できるどんな硬い表面の上にでも寝かされた。そして、手術がすばやく完了するように、患者はしばりつけられたり、外科医の助手たちに押さえつけられたりしたが、患者の人権や尊厳にはいかなる注意も払われなかった。

図1　手術体位

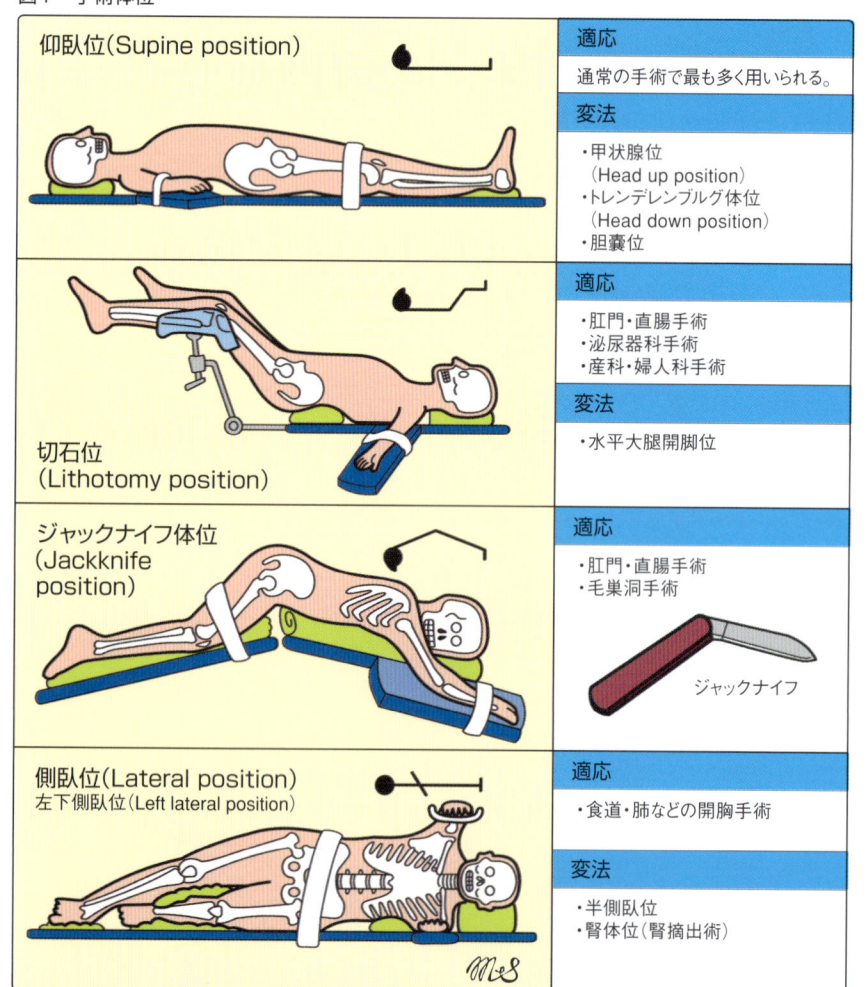

体位	適応	変法
仰臥位（Supine position）	通常の手術で最も多く用いられる。	・甲状腺位（Head up position） ・トレンデレンブルグ体位（Head down position） ・胆嚢位
切石位（Lithotomy position）	・肛門・直腸手術 ・泌尿器科手術 ・産科・婦人科手術	・水平大腿開脚位
ジャックナイフ体位（Jackknife position）	・肛門・直腸手術 ・毛巣洞手術	
側臥位（Lateral position）左下側臥位（Left lateral position）	・食道・肺などの開胸手術	・半側臥位 ・腎体位（腎摘出術）

手術体位

手術体位をとるにあたって最も重要なことは、手術患者の安全である。次に重要なことは、術者にとって手術操作を行いやすい体位をとることである（図1）。

手術体位の名称について

手術体位は背臥位、腹臥位などのように、手術台のマットレス面に接する部位を名称に冠する。したがって例えば、開胸手術で患者の右側が手術野となり、患者の左側を下にした側臥位は左側臥位と呼ぶ。

しかし、「患者のどの部分がどの方向に向くのか」を基準にして、左下側臥位などと呼ぶほうが混乱が生じない [2]。

正しい体位の確認

胃切除術のような、仰臥位で上腹部切開とアプローチがほぼ決まっている手術で、このような単純と思われることでも、

①患者は正しく一直線上に寝かされているか、
②患者の体が手術台の中央にあるか、もし幅の広すぎる手術台であれば、術者が手術しやすいほうにやや寄せておいたほうがよいのではないか、
③患者の体に不自然なひねりが入っていないか、
④手術台そのものが傾いていないか、
⑤患者の固定は十分か、
⑥手台などが術者や助手にとって邪魔な位置にないか、
⑦逆に患者の側からみて、不自然な体位を強いられていないか、
⑧後遺症を残しうるような圧迫はないか、

等々、無数にチェックすべき点がある。

これらは直感的に、しかも細心に短時間で観察されなければならない。側臥位やその他の特別の体位であればなおさらのこと、ちょっとした工夫や変化によって、手術の行いやすさがまったく異なってくる。また、患者の体格や体のバランスなどによって個体差の著しいことがあり、個々の手術例によって術者自身で体位をつくって確証する必要がある。

また、注意深い手術の見学者も、体位をつくるところから見逃さないものである。

（秋山洋先生「手術基本手技」より[3]）

手術台

外科、産婦人科、整形外科など外科系各科の手術は、以前は各科が所有する各々の手術室で行われていた。しかし、昭和30年代に全国の大学病院で中央手術部システムが採用され、手術室が1か所に集められるようになり、各科の手術に対応できる汎用手術台（万能手術台、Universal operating table）が使用されるようになった。したがって、現在の手術台の主力は、多目的手術台である汎用手術台で、頭部集中操作方式である[4]。

汎用手術台の一般的な長さは190～220cm、幅50～53cm程度である（写真1）。

テーブルトップは頭部板、背板、腰板、脚板の4部からなり、脚板は左右2枚に分かれる（写真2）。各板のすき間をブレイク（Break、割れ目）と呼ぶ。頭部板と脚板はテーブルトップから着脱可能である。手術台の両側面には、離被架（りひか）や手台などの付属器具を取り付けるためのサイドレールが設置されている。

テーブルトップの昇降（床から70～110cm）や左右への横転（Lateral

写真1　汎用手術台

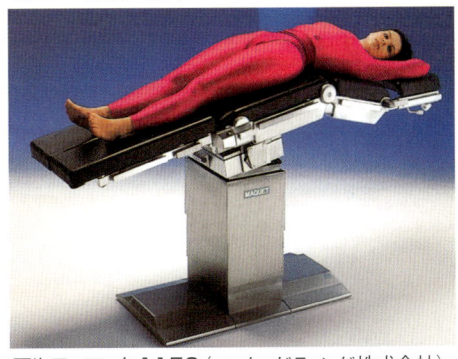

アルファマッケ1150（マッケ・ゲティンゲ株式会社）
テーブルトップの昇降、横転、縦転を自由自在に行えるのは、手術台が一本足の支柱で立っているからである。写真は手術台を「へ」の字型にして、胆嚢を高位にした胆嚢位。

写真2　汎用手術台のテーブルトップ

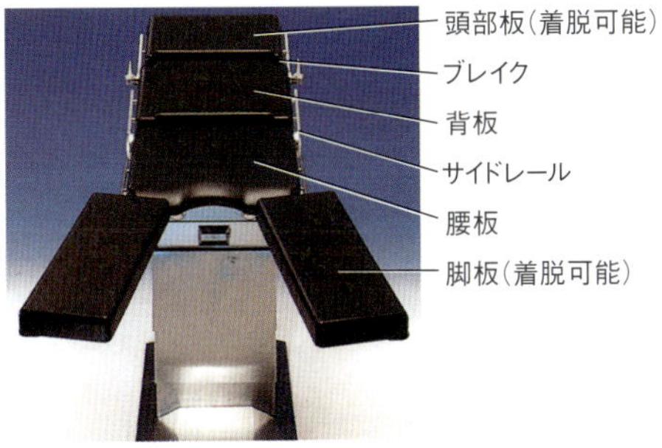

- 頭部板（着脱可能）
- ブレイク
- 背板
- サイドレール
- 腰板
- 脚板（着脱可能）

図2　不適切な手術体位による神経麻痺

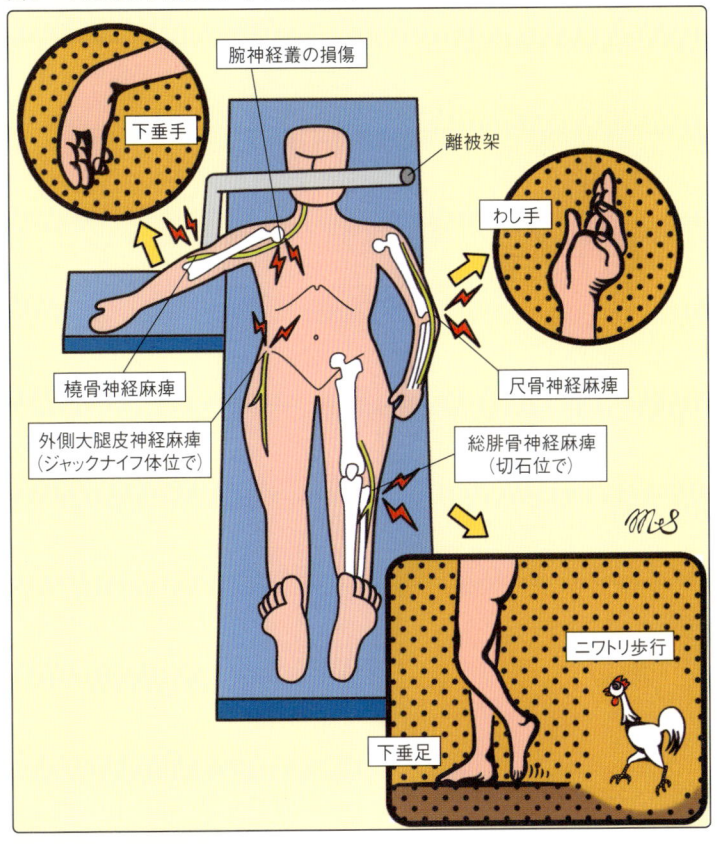

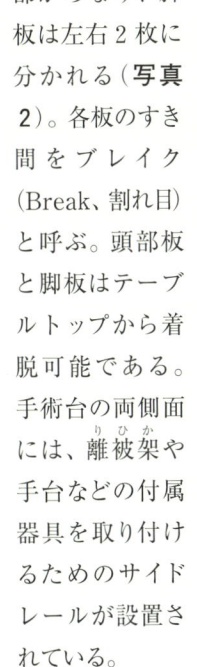

- 腕神経叢の損傷
- 離被架
- 下垂手
- わし手
- 橈骨神経麻痺
- 尺骨神経麻痺
- 外側大腿皮神経麻痺（ジャックナイフ体位で）
- 総腓骨神経麻痺（切石位で）
- ニワトリ歩行
- 下垂足

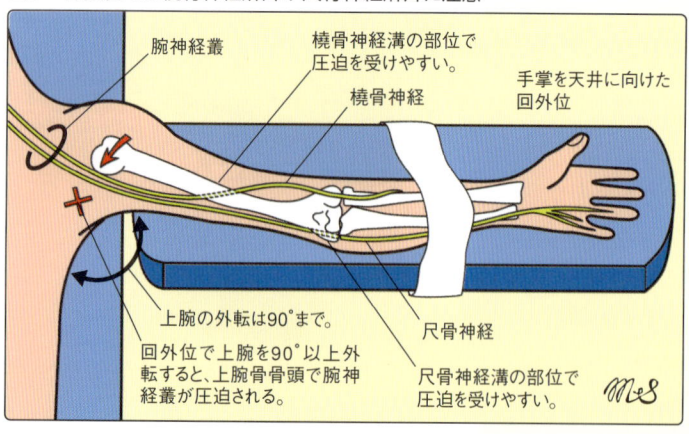

図3 仰臥位では橈骨神経麻痺や尺骨神経麻痺に注意
- 腕神経叢
- 橈骨神経溝の部位で圧迫を受けやすい。
- 橈骨神経
- 手掌を天井に向けた回外位
- 上腕の外転は90°まで。
- 回外位で上腕を90°以上外転すると、上腕骨骨頭で腕神経叢が圧迫される。
- 尺骨神経
- 尺骨神経溝の部位で圧迫を受けやすい。

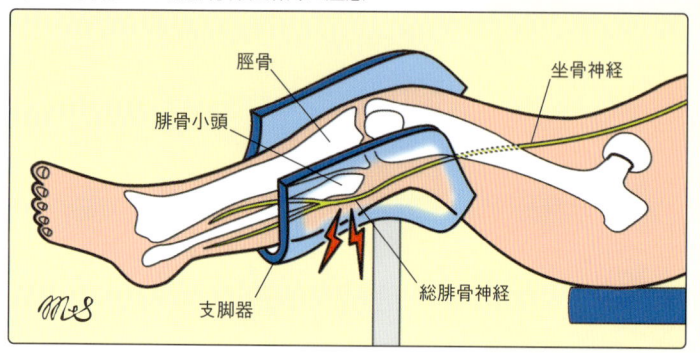

図4 切石位では総腓骨神経麻痺に注意
- 脛骨
- 坐骨神経
- 腓骨小頭
- 支脚器
- 総腓骨神経

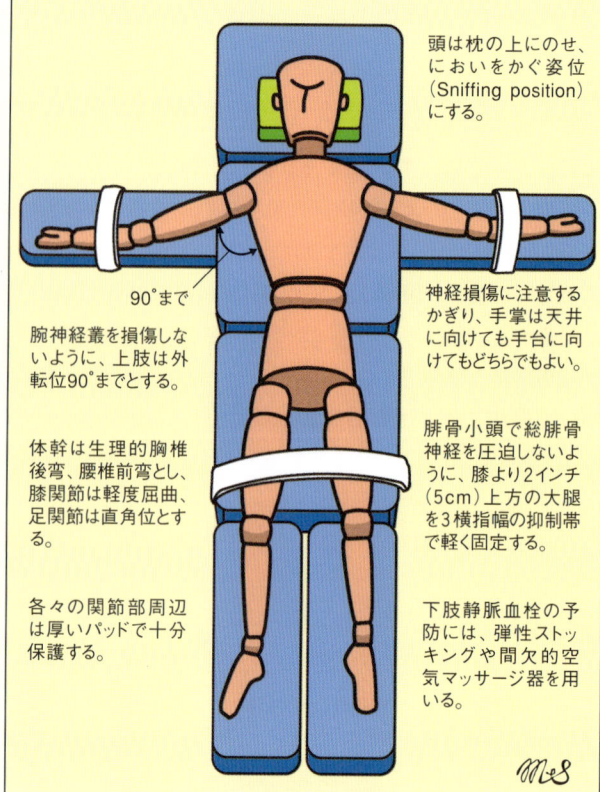

図5 仰臥位
- 頭は枕の上にのせ、においをかぐ姿位（Sniffing position）にする。
- 90°まで
- 腕神経叢を損傷しないように、上肢は外転位90°までとする。
- 体幹は生理的胸椎後弯、腰椎前弯とし、膝関節は軽度屈曲、足関節は直角位とする。
- 各々の関節部周辺は厚いパッドで十分保護する。
- 神経損傷に注意するかぎり、手掌は天井に向けても手台に向けてもどちらでもよい。
- 腓骨小頭で総腓骨神経を圧迫しないように、膝より2インチ（5cm）上方の大腿を3横指幅の抑制帯で軽く固定する。
- 下肢静脈血栓の予防には、弾性ストッキングや間欠的空気マッサージ器を用いる。

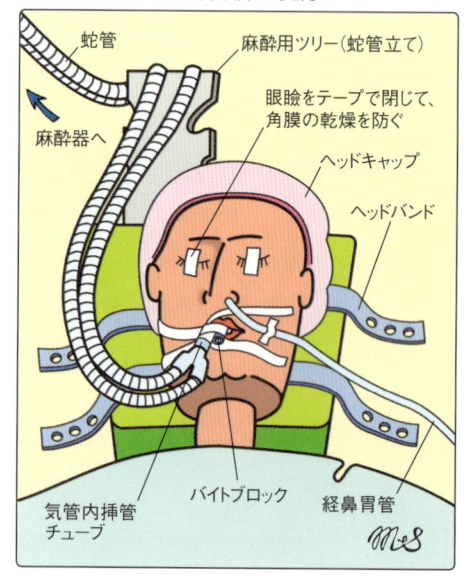

図6 仰臥位での患者頭部の状況
- 蛇管
- 麻酔器へ
- 麻酔用ツリー（蛇管立て）
- 眼瞼をテープで閉じて、角膜の乾燥を防ぐ
- ヘッドキャップ
- ヘッドバンド
- 気管内挿管チューブ
- バイトブロック
- 経鼻胃管

tilt 25〜30°）や頭尾方向への縦転（Head up, Head down 25〜30°）が容易に可能なのは、手術台が一本足の支柱で立っているからである。

不適切な手術体位による神経麻痺

手術体位が不適切であると、体表を走行する末梢神経が圧迫を受けて麻痺を生じる（図2）。神経麻痺の多くは末梢神経を栄養する血管の血行障害によると考えられ、30〜40分間の麻酔でも神経麻痺が起こりうる（図2）[5]。

1. 仰臥位での神経麻痺
1）腕神経叢の損傷

腕神経叢は尺骨神経、正中神経、橈骨神経、筋皮神経、腋窩神経を含み、肩の下半分と上肢全体を神経支配する。腕神経叢は鎖骨の下を上腕の方向へ走行するので、上腕を90°以上外転すると、鎖骨と第一肋骨の間で圧迫されたり、上腕骨骨頭により圧迫されて、上腕の神経麻痺が発生する（図3）[5]。

2）橈骨神経麻痺

橈骨神経は上腕骨の橈骨神経溝に接して上腕骨の背側をらせん状に回る（図3）。手術中に手術台の角や離被架の支柱がこの部位で橈骨神経を圧迫すると、橈骨神経麻痺が発生する。橈骨神経麻痺では上腕の伸筋群の麻痺が起こり、手・指関節の伸展が不可能になり、手はだらりと下垂する（Drop hand、下垂手、図2）。

3）尺骨神経麻痺

患者の肘が手術台のマットレスの角や手術台側面のサイドレールに当たって、尺骨神経が上腕骨の尺骨神経溝で圧迫され麻痺が生じる（図3）。
尺骨神経麻痺では第4、5指の指節関節の屈曲変形が著明となり、わ

し手（Claw hand、鉤手）を生じる（図2）。

2. 切石位での神経麻痺

切石位では、総腓骨神経が腓骨小頭を回る部分で支脚器に圧迫されて生じる総腓骨神経麻痺が発生しやすい（図4）。総腓骨神経麻痺では、足の背屈ができずに足が下垂し内反する下垂足（Drop foot、尖足）となる。

下垂足では歩行時に足の指が地面を引きずるようになるので、足を過度に引き上げてニワトリが歩くような歩行（ニワトリ歩行）になる（図2）。

3. ジャックナイフ体位での神経麻痺

うつぶせの状態で外側大腿皮神経が圧迫されると、外側大腿皮神経麻痺となり、大腿前外側の知覚異常、しびれ感が生じる（図2）。

4. 側臥位での神経麻痺

腋窩神経叢麻痺、腕神経叢麻痺などを生じる。

仰臥位

全手術の約8割は仰臥位（Supine, Dorsal recumbent）で行われる（図5、6）[6,7]。

上肢を横に伸ばしたときの手の置き方については回外（Supination, Palms up）か回内（Pronation, Palms down）かで意見が分かれている[8]。

患者にとって比較的楽な肢位は、手掌を天井に向けた回外位である。点滴ラインや動脈ラインの確保、パルスオキシメーターや血圧計の装着なども回外位のほうが行いやすい。

手掌を正しく上向きにおく（回外位）と、解剖学的には上腕骨下端の骨突出部分が手台に接するので、尺骨神経溝を走行する尺骨神経は圧迫を受けない。しかし、手を回外すると外転した上腕の上腕骨頭が腕神経叢を圧迫しやすくなるので、手は回内したほうがよいとする意見もある（図3）。

上肢を体側につける場合には、手掌と指を自然に伸ばして体側につける。ドローシーツ（Draw sheet）は肘よりも上方の上腕まで巻いて、かつ、腕の部分で折り返したシーツはマットの下ではなく、患者の体の下に敷く[8]。さもないと、腕は簡単に手術台から垂れ下がってサイドレールなどで圧迫されて尺骨神経麻痺を引き起こす危険がある（図7）[9]。

●胆嚢位

肝下縁辺りを中心として背部に枕を入れて水平凸型仰臥位をとる[2]。あるいは、手術台の腰板と脚板を水平よりもやや角度を下げて手術台を「へ」の字型にして胆嚢を高位にする（写真1）。

図7　上肢を体側につける場合

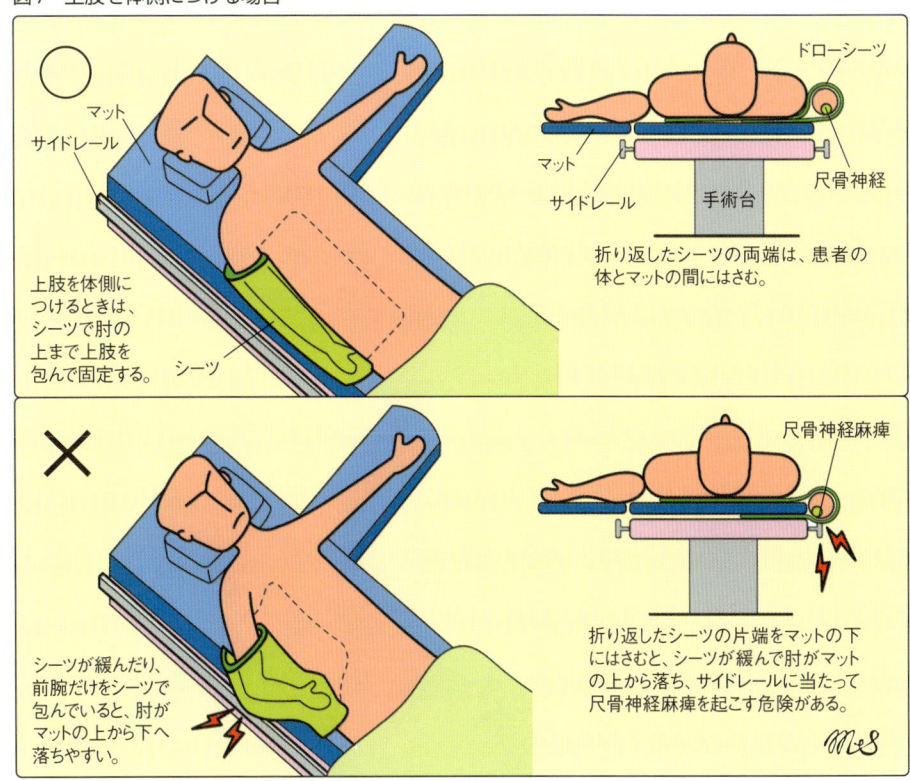

The most important person in the operating theater is the patient.
—— Russell J. Howard[10]

手術室で最も大切な人は患者さんである。

図8　切石位

枕（Sacral rest）
ブーツ型支脚器
Ball-and-socket joint

支脚器には、膝を支えるタイプの支脚器とブーツ型支脚器がある。

仙骨の後面に枕をおいて骨盤高位にし、仙尾関節が手術台の下縁よりも2〜3cm突き出るようにすると、会陰部操作を行いやすい。

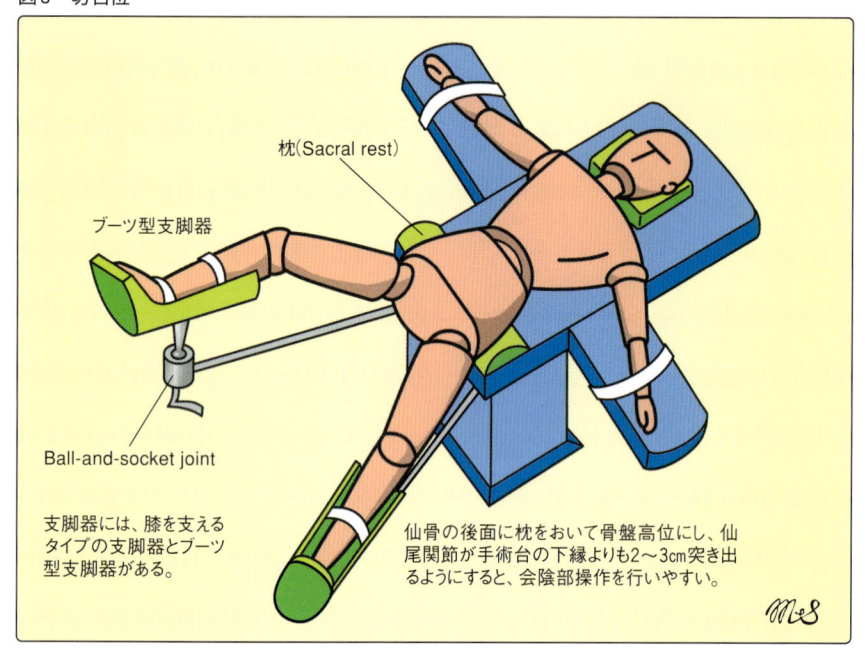

図9　水平大腿開脚位＋腰部高位

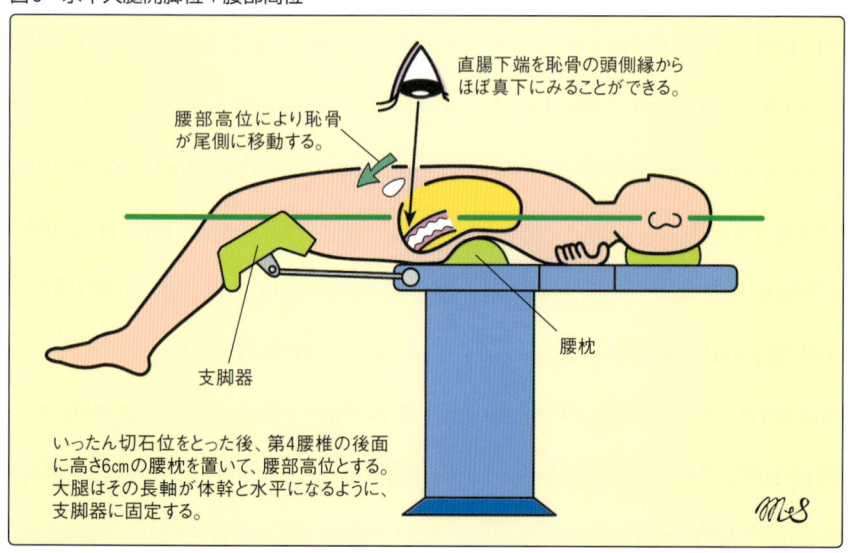

直腸下端を恥骨の頭側縁からほぼ真下にみることができる。
腰部高位により恥骨が尾側に移動する。
支脚器
腰枕

いったん切石位をとった後、第4腰椎の後面に高さ6cmの腰枕を置いて、腰部高位とする。大腿はその長軸が体幹と水平になるように、支脚器に固定する。

切石位

　切石位をとるには、患者をいったん仰臥位とした後、会陰部操作を行えるように肛門が手術台の端にくるまで患者の体を移動する。次に両下肢を開脚させて、左右同時にゆっくりと支脚器の上にのせる（図8）。

　切石位では仙骨の後面に枕（Sacral rest）を置いて骨盤高位にし、仙尾関節が手術台の下縁よりも2〜3cm突き出るようにすると、会陰部操作を行いやすい[11,12]。

　しかし前田らは、下部直腸手術の切石位では、骨盤高位にするよりも、第4腰椎の後面に高さ6cmの腰枕を置いて「腰部高位」にするほうが「恥骨がより尾側に移動」して骨盤腔深部の視野展開が良好になると報告している（図9）[13]。腰部高位の際、会陰部操作時には、腰枕を除去する。

　Lithotomyはギリシア語のlithos（石）とtome-（切る）からなり、会陰部から膀胱結石を取り出すための切開（Cut for the bladder stone through the perineum）に由来するので、載石位ではなく、切石位と訳すのが正しい[1,5]。

ジャックナイフ体位

　ジャックナイフ体位(Jackknife position, Flexed prone position, Kraske position)は、手術台の側面につけたストレッチャーの上で患者を気管内挿管後に、手術台上へと患者の体を180°回転(Log-rolling technique、丸太転がしテクニック)して腹臥位とする。その後さらに、ジャックナイフ(携帯用折りたたみナイフ)の形のように体幹をへの字に曲げて、患者の殿部を最高位とする。術者は開脚した両足の間に立つ(**図10**)。

　顔を左右どちらか一側に向けて、両手と両腕を手台にのせたこの体位は日光浴体位(Sunbathing position)とも呼ばれる[14]。

　肛門手術は切石位よりもジャックナイフ体位で行われることが多い。

　ジャックナイフ体位には切石位と比べて以下のような利点がある[15]。
①患者にとって楽な姿勢である。
②肛門の露出が十分で、病変を観察しやすい。照明も斜め上方から当てやすく、光が直腸内部までよく到達する。
③術者はかがみこむことなく、立って手術を行える。
④殿部が体の最高位となるので、肛門局所のうっ血が少なく、出血量が減少する。腸内容も流れ出しにくい。
⑤女性に羞恥心を与えず、また、膣からの分泌液が術野の妨げとならない。
⑥切石位で発生しやすい総腓骨神経麻痺が生じない。

側臥位

　患者を仰臥位で気管内挿管後、側臥位とする(**図11**)。

図10　ジャックナイフ体位

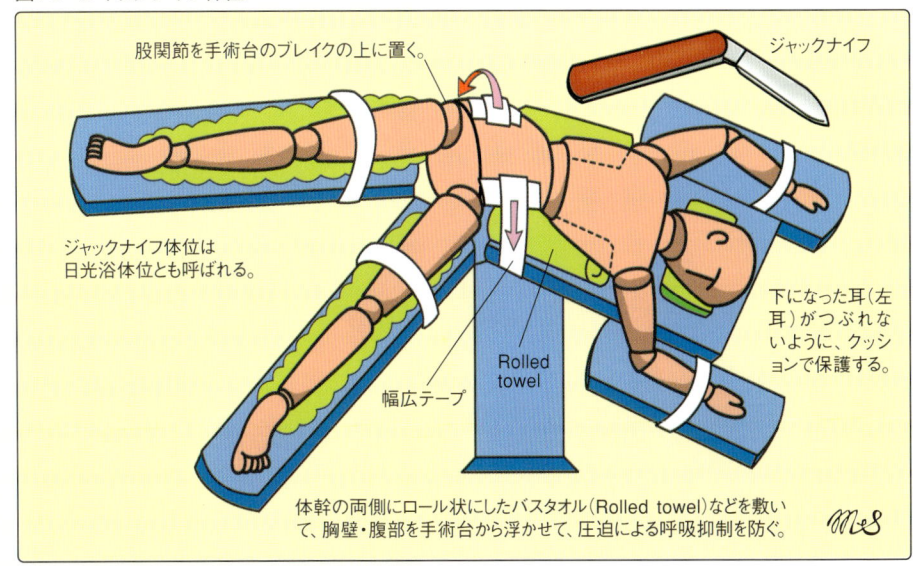

股関節を手術台のブレイクの上に置く。
ジャックナイフ
ジャックナイフ体位は日光浴体位とも呼ばれる。
下になった耳(左耳)がつぶれないように、クッションで保護する。
Rolled towel
幅広テープ

体幹の両側にロール状にしたバスタオル(Rolled towel)などを敷いて、胸壁・腹部を手術台から浮かせて、圧迫による呼吸抑制を防ぐ。

図11　左下側臥位のとり方

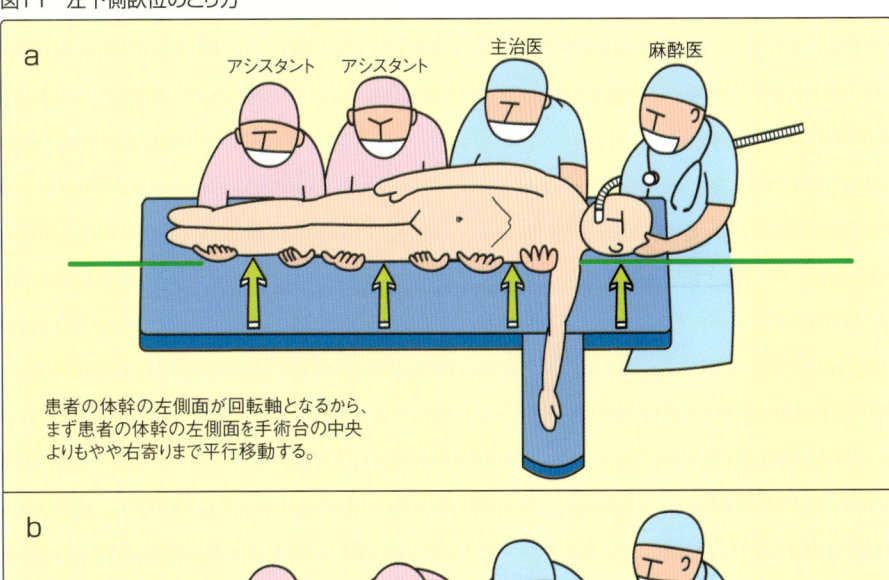

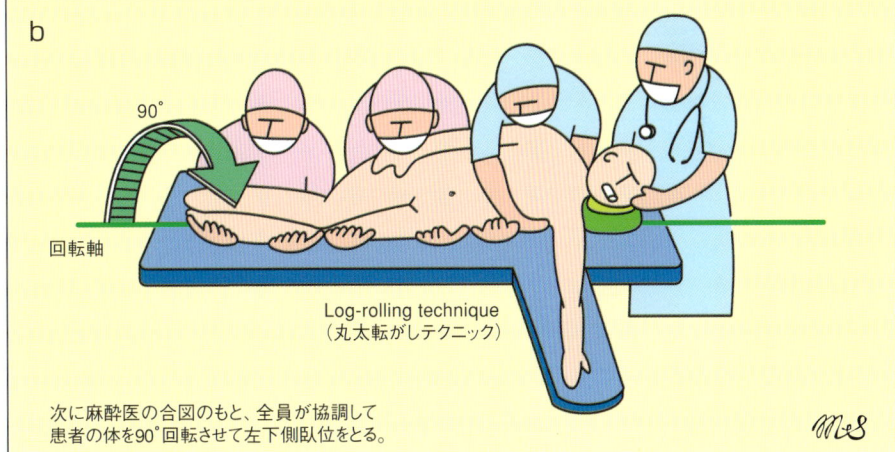

a
アシスタント　アシスタント　主治医　麻酔医

患者の体幹の左側面が回転軸となるから、まず患者の体幹の左側面を手術台の中央よりもやや右寄りまで平行移動する。

b
90°
回転軸
Log-rolling technique(丸太転がしテクニック)

次に麻酔医の合図のもと、全員が協調して患者の体を90°回転させて左下側臥位をとる。

側臥位をとるには、頭と頸部を支えながら体位変換の指揮をとる麻酔医以外に、患者の胸部、骨盤、下肢の各々を担当する少なくとも3人の経験豊富なアシスタントが必要である[11]。
体を移動するときは、体を完全にマットから浮かせた状態で移動する。マットに皮膚が残ったままで体を動かすと、皮膚と皮下組織との間にズレが生じて褥瘡発生の原因となる。

図12 左下側臥位①

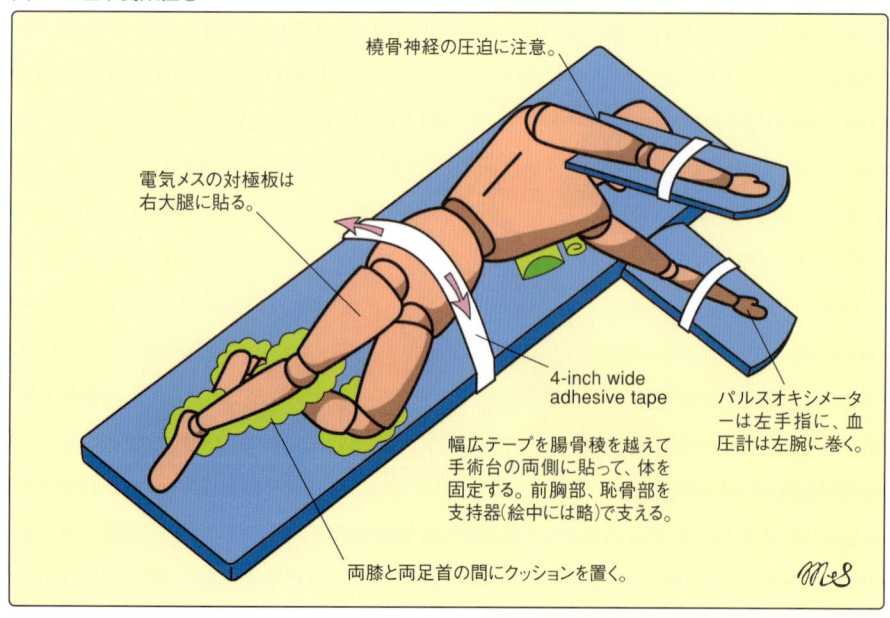

- 橈骨神経の圧迫に注意。
- 電気メスの対極板は右大腿に貼る。
- 4-inch wide adhesive tape
- パルスオキシメーターは左手指に、血圧計は左腕に巻く。
- 幅広テープを腸骨稜を越えて手術台の両側に貼って、体を固定する。前胸部、恥骨部を支持器(絵中には略)で支える。
- 両膝と両足首の間にクッションを置く。

図13 左下側臥位②

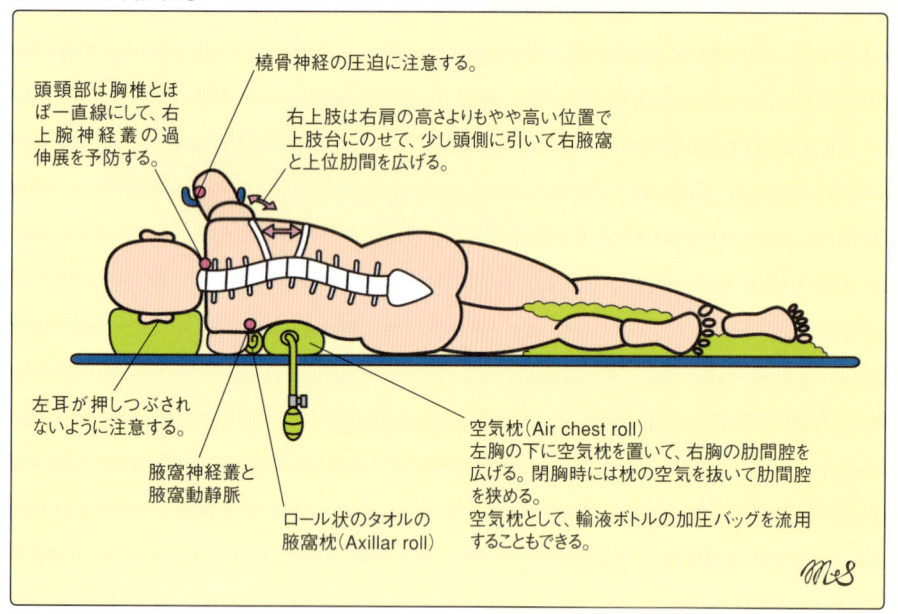

- 頭頸部は胸椎とほぼ一直線にして、右上腕神経叢の過伸展を予防する。
- 橈骨神経の圧迫に注意する。
- 右上肢は右肩の高さよりもやや高い位置で上肢台にのせて、少し頭側に引いて右腋窩と上位肋間を広げる。
- 左耳が押しつぶされないように注意する。
- 腋窩神経叢と腋窩動静脈
- ロール状のタオルの腋窩枕(Axillar roll)
- 空気枕(Air chest roll) 左胸の下に空気枕を置いて、右胸の肋間腔を広げる。閉胸時には枕の空気を抜いて肋間腔を狭める。空気枕として、輸液ボトルの加圧バッグを流用することもできる。

曲し、右足全体をほぼ直線状にして固定する。頭頸部は胸椎と一直線になるように枕で支える(図12)。

　左腋窩の頂点に腋窩枕(Axillar roll)を入れて、腋窩神経叢と腋窩動静脈の圧迫を避ける。空気枕(Air chest roll)を左胸の下において、右胸の肋間腔を拡げる。閉胸時には枕の空気を抜いて、肋間腔を狭める(図13)[16]。

半側臥位

　半側臥位では胸部と上腹部の下面にくさび型のクッションを置いて、胸部と上腹部を手術台に対して約45°傾斜した体位とする。下腹部はほぼ仰臥位とするので、体幹はやや捻れた体位(Corkscrew position)となる[17,18]。両下肢は側臥位とほぼ同様のポジションとする(図14)。

　半側臥位にすると術中に体位変換することなく、胸腔内と腹腔内の両方を手術することができる。

　例えば右下半側臥位では、腹腔内操作時は手術台を左に横転してほぼ仰臥位で手術し、胸腔内操作時には手術台を右に横転して右下側臥位に近くなるようにする。

　半側臥位は左胸腹連続切開(Left thoracoabdominal incision)で用いられる[19]。右下半側臥位は下部食道・胃噴門部の手術、巨脾、胸腹部大動脈瘤の手術などで用いられる。左下半側臥位は肝右葉切除術などで用いられる[20]。

マジックベッド

　マジックベッド(Self-retaining mat、商品名イージートップ、マッ

　側臥位では患者の体と手術台との接触面積が小さいので、安定した体位をとるためには、下肢のポジションをうまくとることが重要である。

　例えば左下側臥位では、左足は股関節と膝関節を大きく屈曲し、左膝を手術台に密着させ、左下腿は後方に伸ばして体を安定させる。右股関節はまっすぐ伸ばし、右膝は軽く屈

図14 右下半側臥位

頭尾軸
胸腔内操作時
腹腔内操作時
くさび型のクッション
腰椎をブレイクの位置におく。

胸腔内操作時は右側に横転して、右下側臥位とする。
腹腔内操作時は左側に横転して、仰臥位とする。

写真3 マジックベッド（イージートップ®）

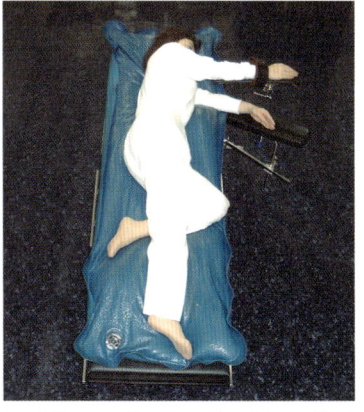

a. 体位をとった後にマットの中の空気を吸引脱気して、マットの中を真空状態にする。

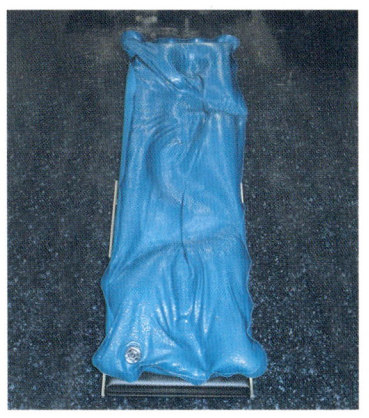

b. マットは患者の体型に合わせて硬くなり、患者の体をしっかりと固定する。

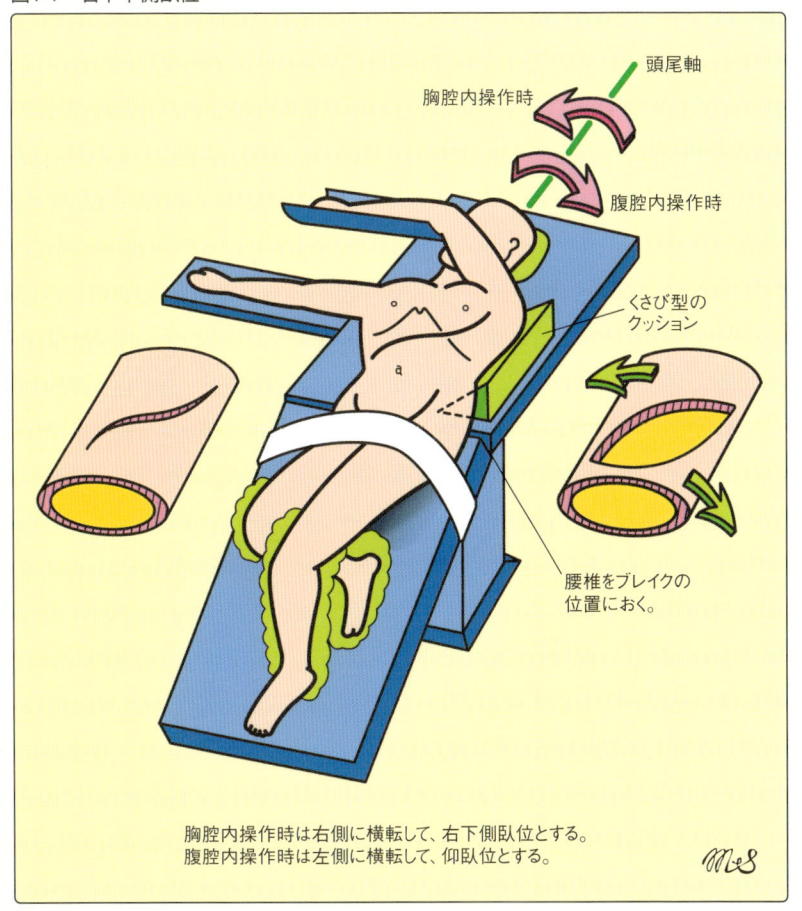

ケ・ゲティンゲ株式会社）は天然ゴム製の袋の中に直径3～4mmのポリスチレンビーズが充填されている（写真3）。患者の体位をとった後にマットの中の空気を吸引脱気して、マットの中を真空状態にすると、ビーズがきっちりと詰まって、マットは患者の体型に合わせて硬くなる。

患者の体はマット全面に接触するので体のズレが生じず、支持器具を用いなくとも安定した体位をとることができる。

マジックベッドは優れた断熱性をもっているので、皮膚からの放熱が減少し保温効果も高い。また、体重が均等に分散されるので、褥瘡の発生が予防される。

マジックベッドを使えば体の支持器具が不要となるので、特に側臥位をとる場合に便利である。

引用・参考文献
1) Collins S et al: The safe positioning of patients for surgery, In; Fundamentals of operating department practice, Davey A et al ed, Greenwich Medical Media, 2000, p167-176
2) 神前五郎ほか：体位・肢位・視野　腹部手術＜市川篤二ほか編：手術の基本, 金原出版、1977、p182-186＞
3) 秋山洋：正しい体位の確認＜手術基本手技, 医学書院、1975、p32-33＞
4) 根本達：手術台の変遷、医科器械学、71(9)：443-450, 2001
5) Anderton JMほか、一柳邦夫訳：イラストでみる手術体位の基本, 医学書院、1991
6) 三浦哲夫：手術台＜井口潔ほか監：手術部医学マニュアル, 文光堂、1989、p150-163＞
7) 下間正隆：手術の体位＜まんがでみる手術と処置, 照林社、1993、p16-17＞
8) Heizenroth PA: Positioning the patient for surgery, In; Care of the patient in surgery, 11th ed, Meeker MH et al ed, Mosby, 1999, p153-172
9) Tolmie JDほか、諏訪邦夫ほか訳：ユーモア麻酔学, 総合医学社、1990
10) Deitch EA: Tools of the trade and rules of the road, Lippincott Williams & Wilkins, 1997
11) Goligher J: Treatment of carcinoma of rectum, In; Surgery of the anus rectum and colon, 5th ed, Ballie're Tindall, 1984, p590-779
12) Lloyd-Davies OV: Lithotomy-Trendelenburg position for resection of rectum and lower pelvic colon, Lancet 2:74-76, 1939
13) 前田耕太郎ほか：下部直腸手術における腰部高位の体位の有用性についての検討、日本消化器外科学会誌、29(10)：1964-1967, 1996
14) Waxman B et al: Specific positions, In; Surgical principles, Taylor I et al ed, Arnold, 1996, p158-160
15) 下間正隆：内痔核の手術＜まんがで見る術前・術後ケアのポイント, 照林社、2000、p186-189＞
16) 畠中陸郎ほか：体位＜呼吸器外科手術書, 改訂2版, 金芳堂、1988、p65＞
17) Lumsden AB et al: The surgical anatomy and technique of the thoracoabdominal incision, Surgical Clinics of North America, 73(4)：633-644, 1993
18) Penn I: Abdominal wall incisions and repair, In; Mastery of Surgery, 3rd ed, Nyhus L et al ed, Little Brown, 1997, p185-197
19) Akiyama H: Adenocarcinoma of the lower esophagus and cardia of the stomach, In; Surgery for cancer of the esophagus, Lippincott Williams & Wilkins, 1990, p175-211
20) 下間正隆：開胸・閉胸・胸腔ドレナージ術＜続まんがで見る手術と処置, 照林社、1996、p40-47＞

PART II
基本的な手術

PART II 基本的な手術

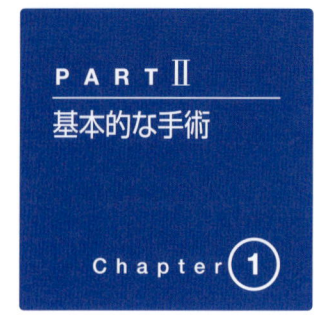

Chapter 1

開腹術 Laparotomy, Celiotomy

Never attempt a big operation through a small incision; if you do, sometimes you will be obliged to make a longer and more adequate incision in an effort to correct your error.

— Charles H. Mayo[1]

決して小さな切開創で、大きな手術をしようと試みてはいけません。
さもなくば、あなたの間違いを正すために、しばしばもっと長くて
もっと適切な切開をする羽目になってしまうでしょう。

腹壁前面の筋肉

腹壁前面の筋肉は、前腹筋と側腹筋からなる（**図1**）。

1) 前腹筋

前腹筋は、腹直筋と錐体筋（恥骨上方の小さな三角形の筋肉で腹直筋の前面にある）からなる。

腹直筋は、第5肋軟骨の高さから恥骨上縁にまで至る長い筋肉で、左右一対ある。強靭な結合織からなる腹直筋鞘が左右の腹直筋をそれぞれ包み、正中で癒合して白線を形成する。

図1　腹壁前面の正面図と横断面

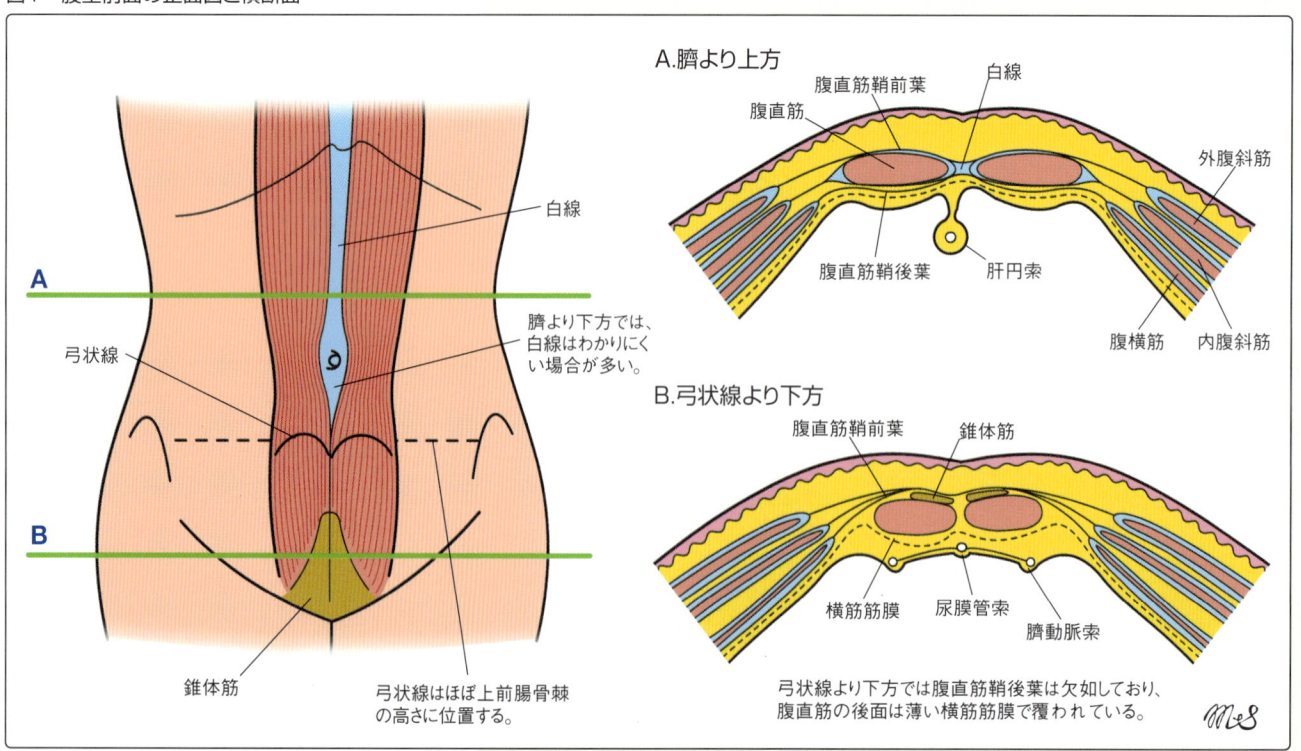

（図：腹壁前面の正面図、A.臍より上方の横断面、B.弓状線より下方の横断面。ラベル：白線、弓状線、錐体筋、腹直筋鞘前葉、腹直筋、腹直筋鞘後葉、肝円索、外腹斜筋、腹横筋、内腹斜筋、横筋筋膜、尿膜管索、臍動脈索。注記：臍より下方では、白線はわかりにくい場合が多い。弓状線はほぼ上前腸骨棘の高さに位置する。弓状線より下方では腹直筋鞘後葉は欠如しており、腹直筋の後面は薄い横筋筋膜で覆われている。）

図2 開腹方法の種類

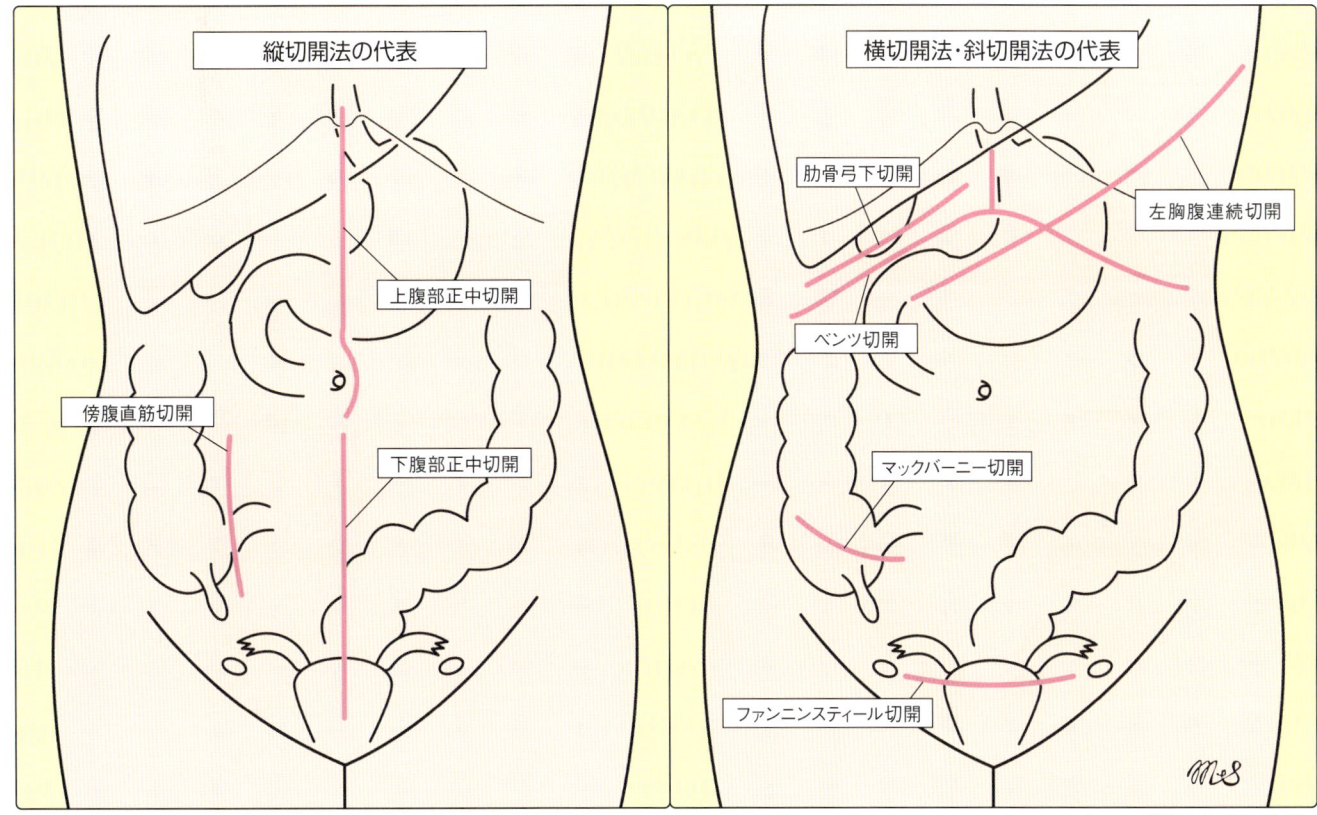

縦切開法の代表
- 上腹部正中切開
- 傍腹直筋切開
- 下腹部正中切開

横切開法・斜切開法の代表
- 肋骨弓下切開
- 左胸腹連続切開
- ベンツ切開
- マックバーニー切開
- ファンニンスティール切開

マックバーニー切開や右傍腹直筋切開は、虫垂炎手術などで用いられる。
ファンニンスティール切開は、婦人科手術などで用いられる。
左胸腹連続切開は下部食道・胃噴門部の癌などの手術で用いられる[11]。

2）側腹筋

側腹筋は、外腹斜筋、内腹斜筋、腹横筋からなる（3 Flat abdominal muscles）。

開腹方法の種類

1．正中切開（Median Incision, Midline Incision）

正中切開は出血が少なく、上下への延長が容易なので、腹腔内のどの部位にもアプローチしやすい（図2）。したがって、病変の部位が不明のときや、腹部外傷時の最も安全な開腹法として、正中切開は昔から「Incision of indecision（開腹方法を決定できないときの切開法）」と呼ばれる[2]。

● "正中切開は癌の手術のときまで温存すべし"

「胆嚢摘出時の皮膚切開には正中切開、右傍正中切開、肋骨弓下切開をはじめいろいろな方法がある。もっとも簡単に開腹できるのは正中切開であるが、私たちはあえてこれを用いないで、もっぱら経腹直筋縦切開を用いている。それは、梶谷環先生の『良性疾患に対する胆嚢摘出術の如きに正中切開を用いるのはもったいない。正中切開は癌の手術の時までとっておけ』というお教えが脳裏から離れないからである。」[3]

2．右肋骨弓下切開（Kocher's Incision）

右肋骨弓の下縁より約2横指下方で、肋骨弓に平行に、腹部正中から第9肋骨のtipまで切開する（図2）。

右肋骨弓下切開は、胆嚢摘出術な

図3 「モーセが手をさしのべると、海の水は二つに分かれ、真ん中に道ができました」(旧約聖書)

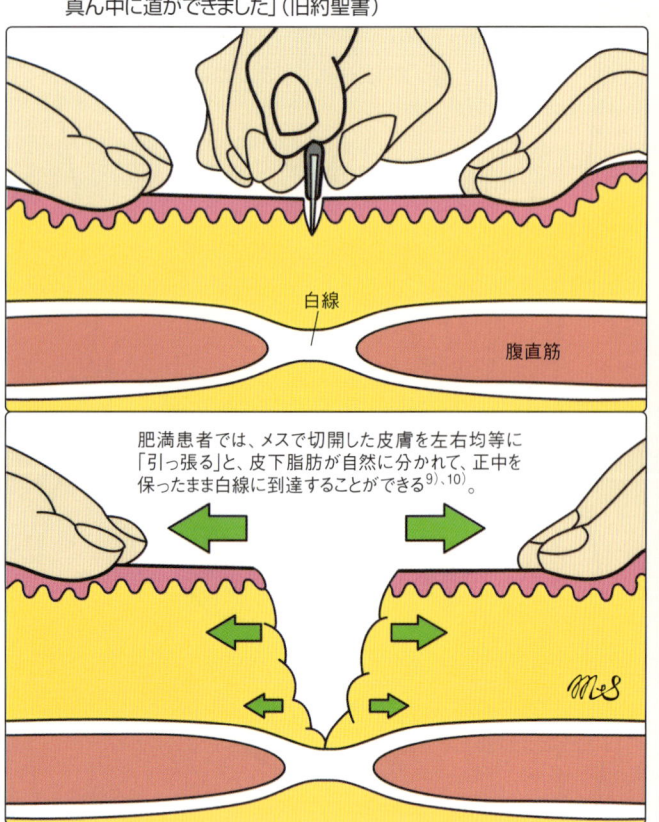

白線
腹直筋

肥満患者では、メスで切開した皮膚を左右均等に「引っ張る」と、皮下脂肪が自然に分かれて、正中を保ったまま白線に到達することができる[9]、[10]。

図4 開腹時にも左手の使い方が重要

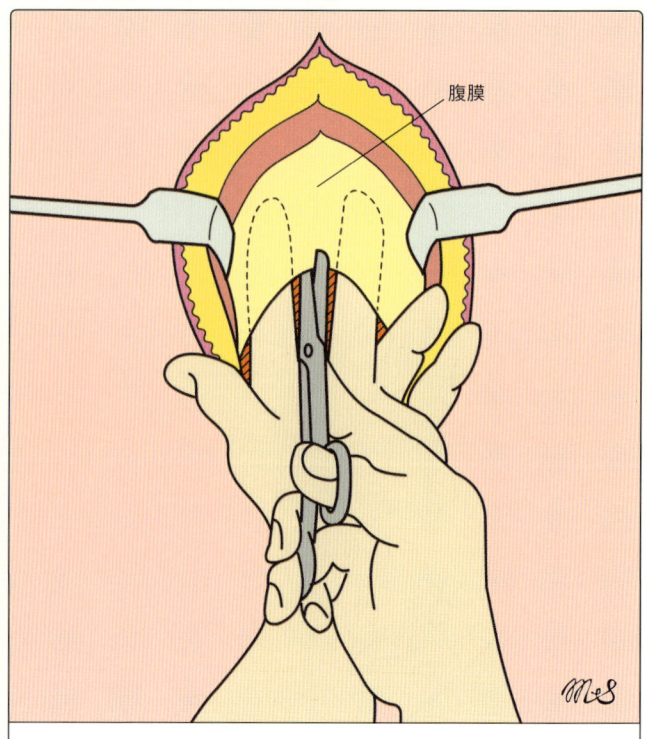

腹膜

左手の示指と中指を腹腔内に挿入して腹膜に腸管などが癒着していないことを確認しながら、腹膜を少し挙上して、腹膜に緊張をかけながら切開する。

図5 どうして上腹部正中切開で剣状突起を切除するのか？

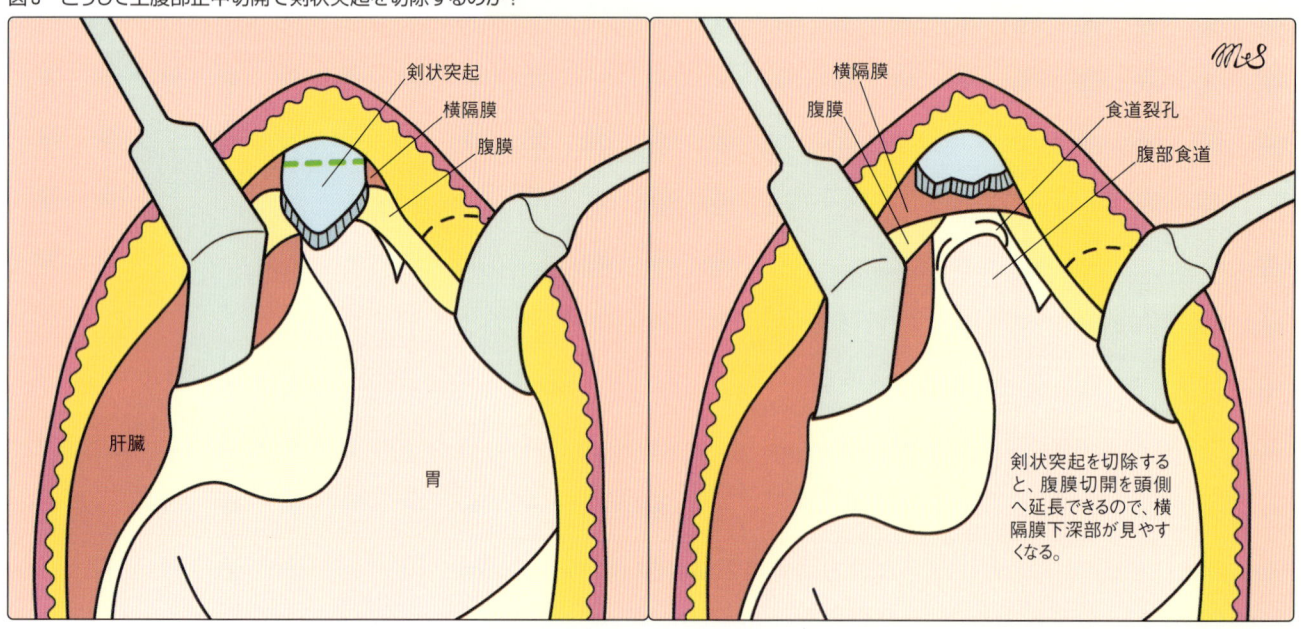

剣状突起
横隔膜
腹膜
肝臓
胃

横隔膜
腹膜
食道裂孔
腹部食道

剣状突起を切除すると、腹膜切開を頭側へ延長できるので、横隔膜下深部が見やすくなる。

どで用いられる。左肋骨弓下切開は、脾臓摘出術などで用いられる。

3. 山形横切開(Rooftop Incision)

両側の肋骨弓下切開を山形横切開と呼ぶ（図2）。山形横切開に、さらに頭側の剣状突起まで上腹部正

中切開を加えた切開は、ドイツの自動車会社メルセデスベンツ社のマークに似ているので、ベンツ切開（Mercedes Benz incision）と呼ばれる[4]。

4．ファンニンスティール切開
(Pfannenstiel Incision)

恥骨上方で恥毛に隠れる部分を皮膚皺壁に沿って横切開したのち、白線を正中切開して開腹する。婦人科手術でよく用いられる（図2）。

●語源的にはlaparo-は側腹を意味するので、Laparotomyは側腹部の切開を意味し、腹部正中切開にはCeliotomy（例．Median xiphopubic celiotomy）を用いるべきであるとされる[5]。

上腹部正中切開

正中切開では、皮膚と白線を縦に切開して開腹する（図3、4）。

"If there is difficulty in defining the linea, the first cut in the sheath should be close to the umbilicus which is always, itself, in the midline."——白線を見つけにくいときは、臍は常に正中に存在するから、まず、できるだけ臍の近くを切開するべきである[6]。

一般に臍部の皮膚切開は、肝円索を避けるために臍の左周りで切開し、腹膜切開を肝円索の左側で行う。

どうして正中切開時に臍を切らないのか？

「臍はヘソのゴマがたまって不潔である」という理由のほかに……、

「私自身も今は"臍を切る切開線"をやめて、臍の左側に寄せた普通の切開法を採用しているのであるが、これは、生まれつき臍をもたない蛙であればともかくとして、人間の場合には、神聖化に近いほど臍に愛着をもっている人が多いからである。」[7]

どうして上腹部正中切開で剣状突起を切除するのか？

上腹部正中切開で横隔膜直下が見えにくいときは、剣状突起を切除する（図5）[8]。

剣状突起の前面には白線が付着し、裏面には横隔膜が付着している。

剣状突起の切除により、その裏面に付着していた横隔膜が背側方向へ落ち込み、腹膜がさらに露出されるので、腹膜切開を頭側へ延長できると同時に、剣状突起の部分だけ視野がひろがって、横隔膜下深部が見やすくなる。

下腹部正中切開

下腹部正中切開が膀胱に近づいた場合は、まず白線を切開し、腹直筋を分けたあと、腹膜前脂肪組織を腹直筋裏面から鈍的に十分剥離する（図6）。

次に、腹膜前脂肪組織を親指と示指で捻って十分薄くして、膀胱壁を確認して圧排してから腹膜のみを切開する。

膀胱壁がわかりにくい場合は、膀胱内バルーンをつまみあげて確認する[9]。

図6　下腹部正中切開では膀胱壁に注意

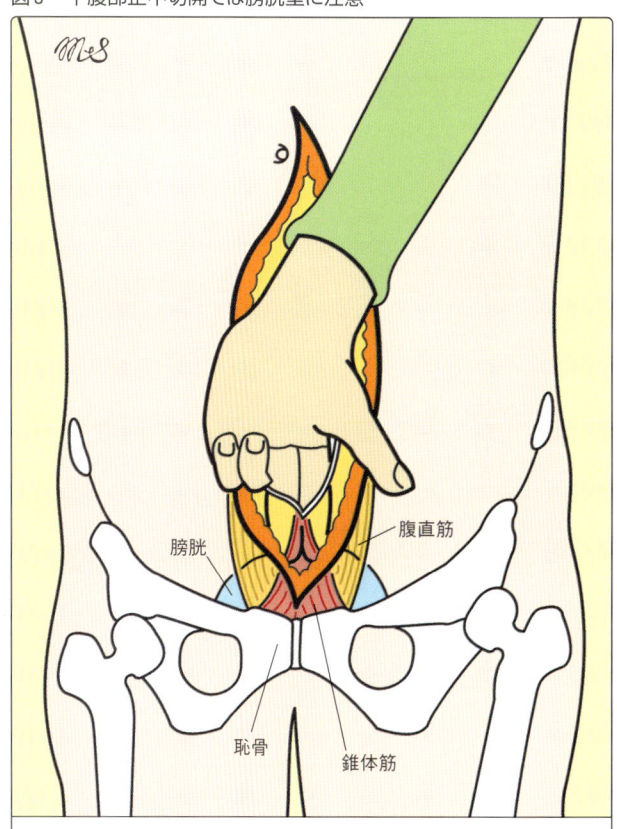

膀胱　腹直筋
恥骨　錐体筋

下腹部正中切開では、膀胱を腹直筋裏面から十分に剥離して、膀胱壁を切開しないように注意する。

引用・参考文献
1) Willius F: Aphorisms of Dr. Charles H. Mayo and Dr. William J. Mayo, Thomas, 1951
2) Schein M: The incision, In; Schein's common sense emergency abdominal surgery, Springer, 2000, p53-56
3) 早川直和ほか：前立ちからみた消化器外科手術、医学書院、1995、p162
4) Calne RY: Liver transplantation, Grune & Stratton, 1983
5) Cheverel JP: Surgical approach to the abdomen, In; Hernias and Surgery of the abdominal wall, Cheverel JP ed, Springer, 1998, p65-88
6) Taylor I: Surgical access to the abdomen, In; Surgical Principles, Arnold, 1996, p138-146
7) 大井実：上腹部正中切開法＜都築正男ほか監修：日本外科手術全書第6巻、1964、p14-18＞
8) Saint JH et al: Removal of the xyphoid process as an aid in operation on the upper abdomen, Surgery, 33:361-366, 1953
9) Scott-Conner CEH et al: Operative anatomy, Lippincott Williams & Wilkins, 1993
10) 山岸久一ほか：肥満者手術の問題点とその工夫その1、手術、54(11):1609-1622、2000
11) Akiyama H: Adenocarcinoma of the lower esophagus and cardia of the stomach, In; Surgery for cancer of the esophagus, Lippincott Williams & Wilkins, 1990, p175-211

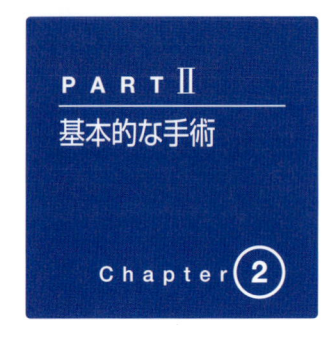

PART II 基本的な手術　Chapter 2

閉腹術　Abdominal Closure

Big continuous bites, with a monofilament and above all avoiding tension-this is how to avoid dehiscence and hernia.
　　　　　　　　　　　　　　　　　　　　　　　　—— Moshe Schein[1]

モノフィラメントの糸で大きく連続縫合し、さらに何にもまして、緊張をかけない
――これが腹壁の哆開とヘルニアを予防するコツである。

写真1　PDSⅡループ針（エチコン）

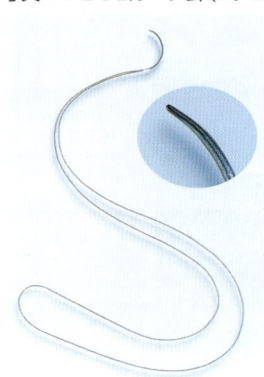

PDSⅡは合成吸収性モノフィラメント糸で、術後6週間は絹糸以上の抗張力を有し、180～210日で完全に吸収される。
糸の全長は150cmで、開腹創の4倍以上の長さをもつので、腹部膨隆に伴って創長が伸びても大丈夫である[4]。
PDSⅡループ針の針先は丸味をおびた鈍針（エチガード）で、針刺し事故が予防される。

閉腹の条件

閉腹において備えなければならない条件は、
①安全性（閉腹操作で腹腔内臓器を損傷しない、など）
②確実性（腹壁哆開や腹壁瘢痕ヘルニアなどの合併症を引き起こさない、など）
③美観（仕上がりが美しい）
④迅速性（閉腹操作に要する時間が短い）
⑤経済性（材料費が安い）
などである。

　なかでも、確実性に関しては、筋膜層が強固に癒合するようにいかにして縫合するかが重要であり、美観に関しては、皮膚をいかに美しく縫合するかにかかっている。

図1　閉腹操作における結節縫合と連続縫合

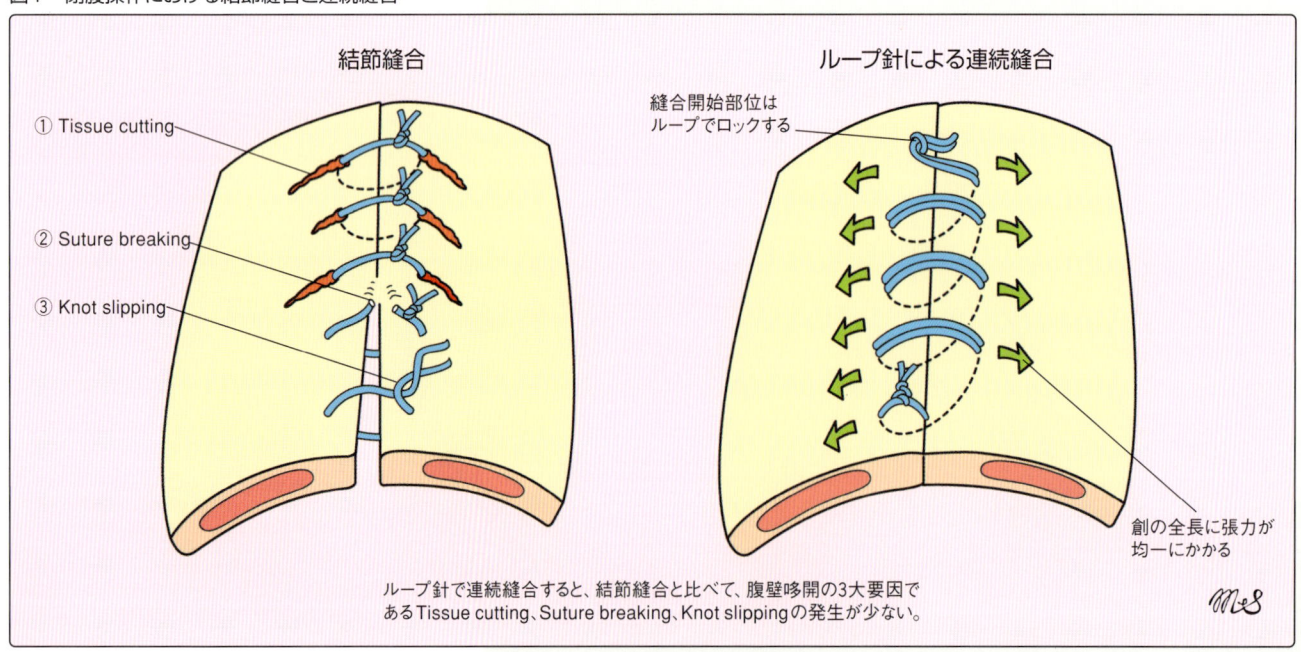

結節縫合
① Tissue cutting
② Suture breaking
③ Knot slipping

ループ針による連続縫合
縫合開始部位はループでロックする
創の全長に張力が均一にかかる

ループ針で連続縫合すると、結節縫合と比べて、腹壁哆開の3大要因であるTissue cutting、Suture breaking、Knot slippingの発生が少ない。

図2 サージフィッシュ(SurgiFish)は腹膜直下で腹腔内臓器を腹壁から完全に圧排する

Hand	Malleable	SurgiFish
Poor retraction	Inadequate retraction	Excellent retraction

写真2 サージフィッシュ

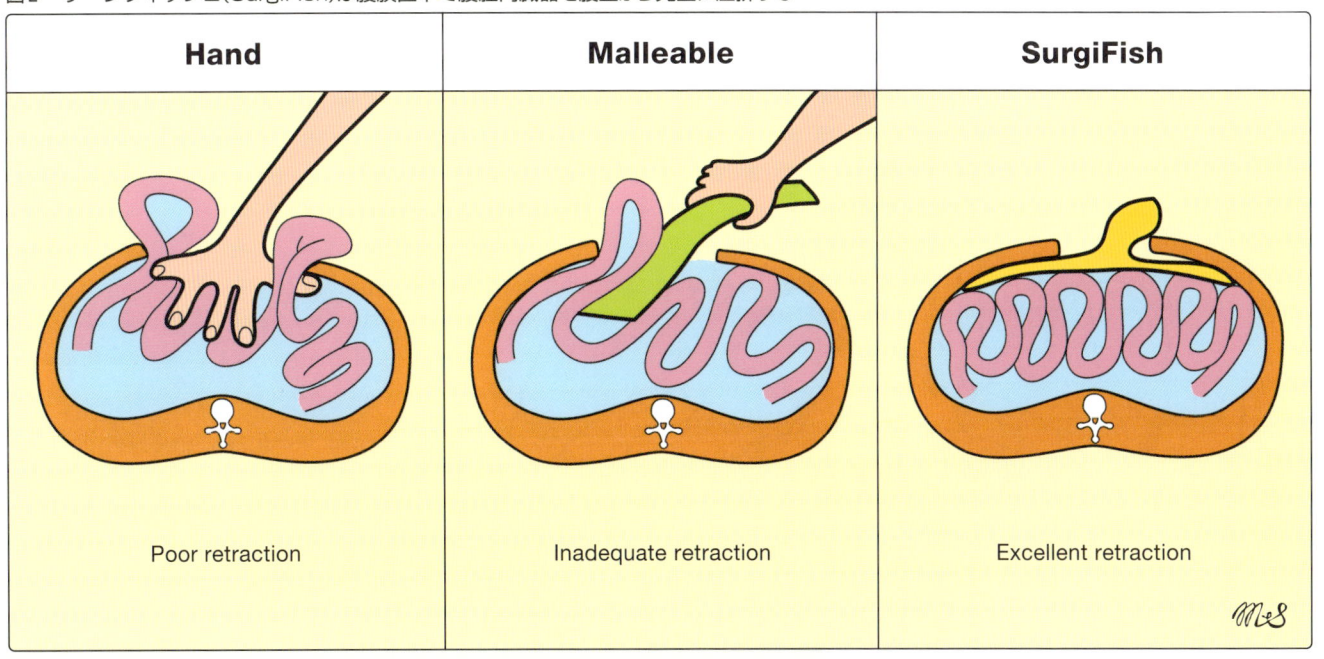

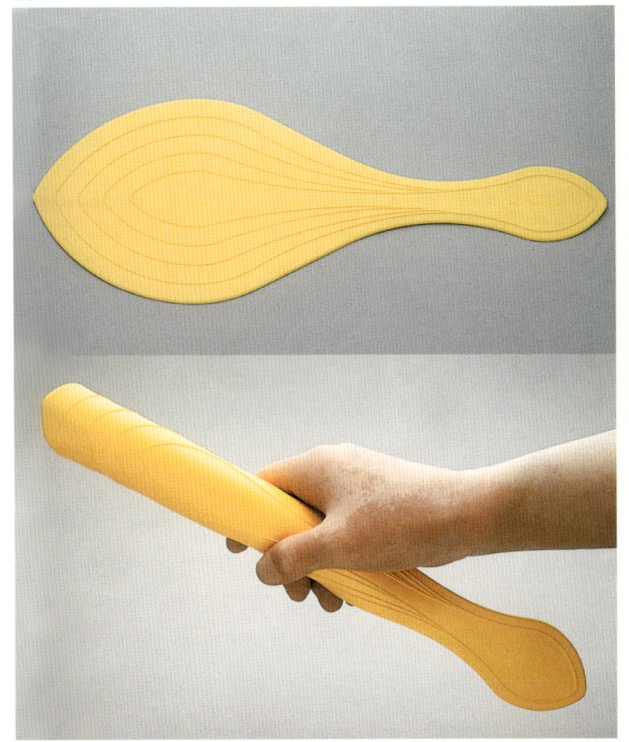

写真3 上腹部正中切開創とサージフィッシュ

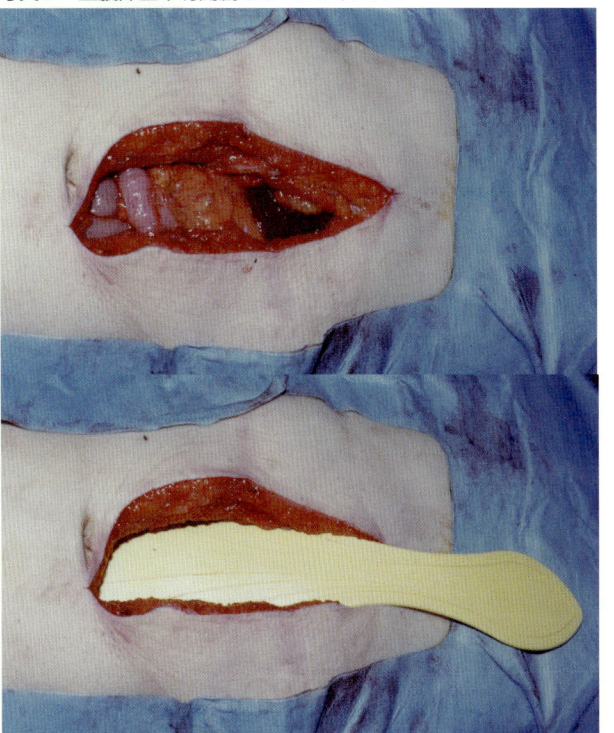

サージフィッシュは13.5cmと5cmの幅をもつ長さ35cmの黄色の魚型のヘラである。主な材質はシェル社のクラトン(スチレン系の弾性剤)で、大変に柔軟で滑らかなヘラである。

図3 Continuous Spiralled, Unlocked Tension-free Mass Closure Technique Using PDS-Ⅱ Loop Over SurgiFish

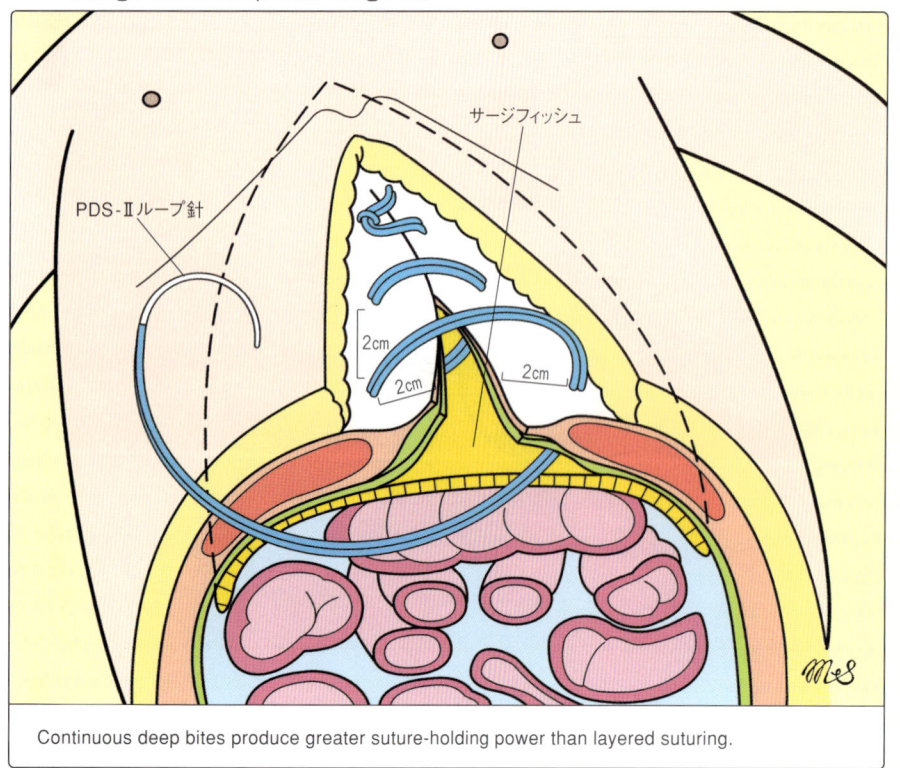

Continuous deep bites produce greater suture-holding power than layered suturing.

図4 連続縫合の弱点

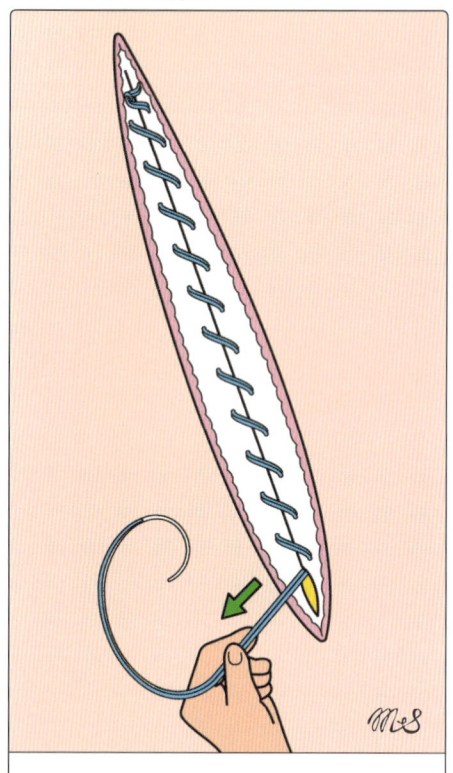

連続縫合で運針が創端に近づくと、創の間隙が狭くなり、十分な縫い代を確保するのが困難になり、正確な運針を行いにくくなる。

が作用すると、各結節部位の筋膜など組織に断裂が生じるのに対し、連続縫合では創の全長に張力が均一にかかるため、組織の断裂が少ない（Tissue cuttingが少ない）[2]（図1）。②連続縫合では縫合開始部位はループでロックするため、縫合終了部位の結節以外は無結節となり（Knot slippingがない）、縫合糸膿瘍の発生も少ない。③ループ針は2本の糸で縫合するため、糸切れの危険性が少ない（Suture breakingが少ない）。また、縫合に要する時間も短いなどの利点がある。

閉腹におけるループ針による連続縫合の有用性について

腹壁哆開の3大要因としては、①縫合糸による組織の断裂（Tissue cutting）、②縫合糸自体の断裂（Suture breaking）、③結紮糸の緩み（Knot slipping）があげられる。このうち、縫合糸による組織の断裂が、腹壁哆開の最も大きな原因である[1~4]。

近年、性能の優れたループ針（PDSⅡループ、マクソンループなど）（写真1）が商品化され、ループ針を用いた連続縫合による閉腹法が推奨されている[1~5]。

ループ針による連続縫合では、結節縫合に比べて、上述の腹壁哆開の3大要因が排除される。

すなわち、①結節縫合では、結節部位にその抗張力を上回る強い腹圧

サージフィッシュ

閉腹時に、臓器圧排ヘラのサージフィッシュ（SurgiFish、西村器械）を用いて、大網や腸管などを腹壁から圧排すると、安全に閉腹操作を行える（写真2、3、図2、3）。

サージフィッシュの特徴は、①閉腹操作開始時に腹腔内に挿入すると、腹膜直下で開腹創の全面を覆うので、腹腔内臓器を腹壁から完全に隔離できる、②腸圧定ヘラや柔軟ベラと異なり、把持して固定する必要がない、③腹壁に密着するため、腹壁から腹腔内への血液のたれこみが防止される、④開腹創の大きさに応じてヘラの大きさをトリミングできる、⑤大変柔軟で滑らかなため、組織を損傷することなく、筒状に丸めて狭い間隙から簡単に抜去できる、⑥サージフィッシュの一端を必ず腹腔外に出して使用するので、腹腔内に置き忘れることがない、⑦縫合が進むにつれて創の間隙が次第に狭くなる連続縫合において、特に有用である、などである[6,7]。

図5 ループ針による連続縫合の開始

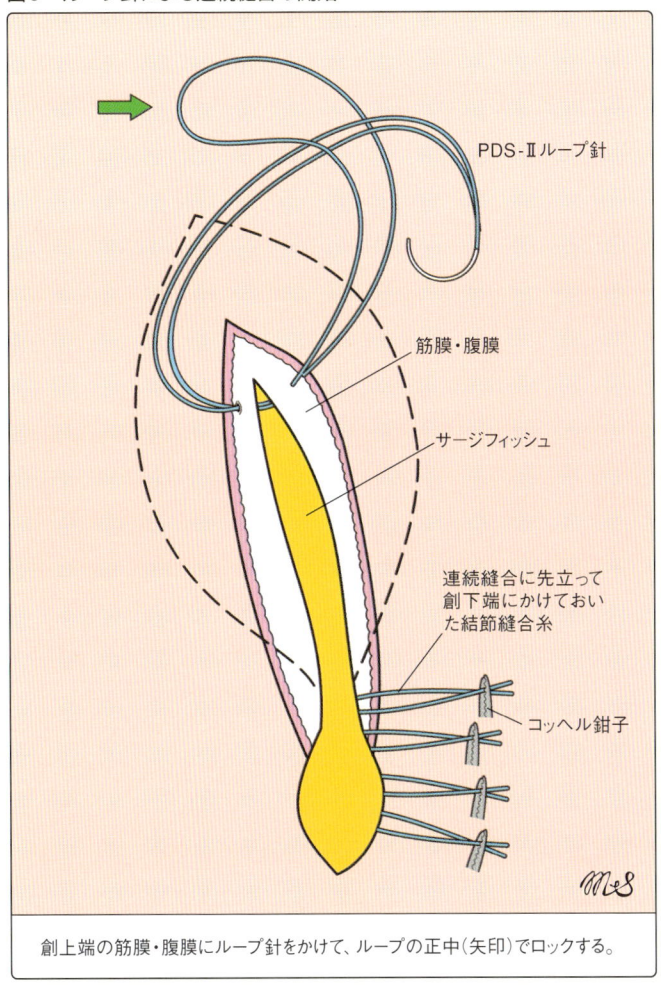

PDS-Ⅱループ針
筋膜・腹膜
サージフィッシュ
連続縫合に先立って創下端にかけておいた結節縫合糸
コッヘル鉗子

創上端の筋膜・腹膜にループ針をかけて、ループの正中（矢印）でロックする。

図6 Just approximate, don't strangulate!

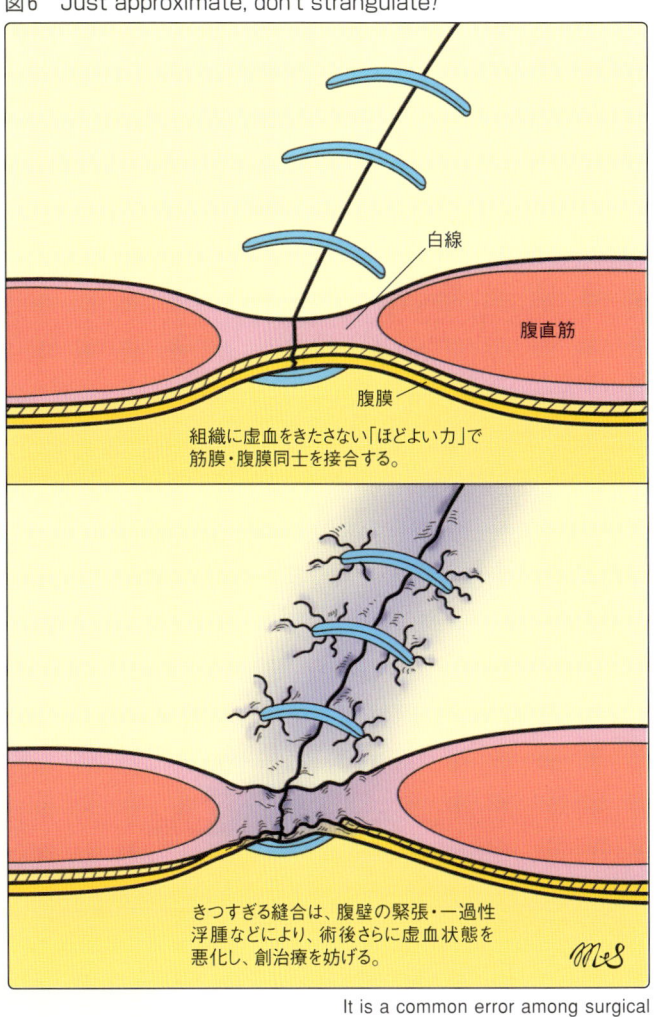

白線
腹直筋
腹膜

組織に虚血をきたさない「ほどよい力」で筋膜・腹膜同士を接合する。

きつすぎる縫合は、腹壁の緊張・一過性浮腫などにより、術後さらに虚血状態を悪化し、創治療を妨げる。

上腹部正中切開創の閉鎖
結節縫合とループ針による連続縫合を組み合わせた閉腹法

　連続縫合の唯一の弱点は、運針が創端に近づくと創の間隙が狭くなり、十分な縫い代を確保するのが困難になる点である（**図4**）。正確な運針のためには、創の間隙が十分に開いている必要がある。

　連続縫合と結節縫合を組み合わせた本法では、まず創端に結節縫合糸を4本かけて、次に行う連続縫合の運針のための間隙を確保しておき、ループ針の連続縫合が終了してから結節縫合糸を結紮する[8～10]。

Step1 小腸をトライツ靱帯から回盲部まで順に並べた後、大網で腹腔内臓器を広く被う。

Step2 サージフィッシュを恥骨方向に向けて腹壁直下に挿入し、腹腔内臓器を腹壁から完全に圧排する。

Step3 臍側の創下端に1-0PDSⅡ（ループ針ではない）にて結節縫合糸を4本かけて、結紮せずにコッヘル鉗子で把持し、創下端の間隙を確保しておく。

Step4 サージフィッシュをいったん腹腔内から抜去し、その方向を頭側方向に向け直して、再度腹腔内に挿入する。

It is a common error among surgical trainees to sew up the abdomen too tightly, for fear it will fall apart. Remember that wounds swell during the first 3-4 post-operative days, oedema will make the sutures even tighter and there is a risk of tissue necrosis and subsequent dehiscence[14].

腹壁が開くことを恐れて、きつすぎるほど腹壁を縫い合わせることは、修練中の外科医に共通した間違いです。術後3、4日間はキズは腫れることを思い起こしなさい。浮腫は縫合をさらに締めあげて、組織を壊死させ、やがて腹壁を哆開させる危険があります。

図7 連続縫合の最後の運針

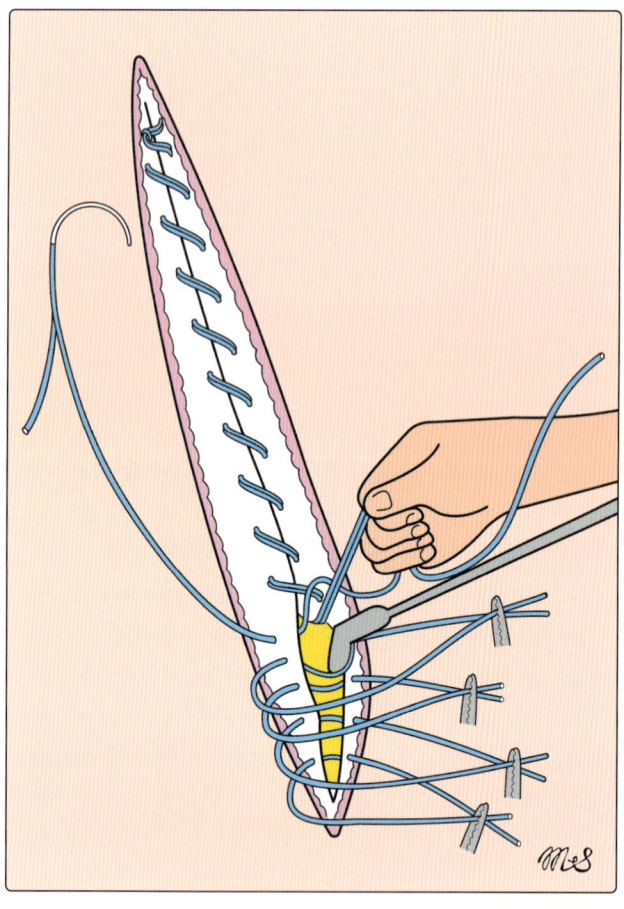

連続縫合の最後の運針は、患者左側の筋膜・腹膜を運針後、ループの2本のうちの1本を切離する。次に、患者右側の腹膜・筋膜を運針した後、2本の糸を5回以上結紮する。

Step5 1-0PDSⅡループ針（**写真1**）にて創の上端から連続縫合を開始する。

まず、創縁から約2cmの縫い代をとって、筋膜と腹膜に1針かける。次に、針をループに通して、糸を引いて腹膜、筋膜同士を接合したのち、ループの正中でロックする（**図5**）。

腹膜のみを、あえて単独で縫合閉鎖する必要はない[5,11]。

Step6 Mass closure（一括縫合）で腹壁を連続縫合する。

患者の右側に立つ術者から見て創の左端（剣状突起側）から右方向（臍方向）へ、順に正針（ドアノブを回すように手首を回外する方向）で運針する。

創縁から少なくとも1.5cm以上離して[12]、約2cmの幅（親指の幅）で腹壁全層（筋膜と腹膜）をとり、縫合間隔も約2cmとする（**図3**）[2]。

助手は、縫合糸が緩まないように2本の糸を運針方向にバランスよく牽引して、「ほどよい力」で創縁を接合させる。

閉腹時に患者の腹壁は弛緩しているが、麻酔から醒めると腹壁は緊張を取り戻すので、きつすぎる縫合は手術後に組織をさらに締めすぎるようになる。

したがって、組織に虚血をきたさない「ほどよい力」で筋膜同士を接合することが重要である[2,13,14]（**図6**）。

Step7 先にかけておいた結節縫合糸の手前まで連続縫合した後、サージフィッシュを抜去する。

連続縫合の最後の運針は、まず、患者左側の筋膜・腹膜に針を通した後、ループの2本の糸のうちの1本を針の近くで切離する。連続縫合糸が緩まないように糸を牽引してい

る間に、右側の腹膜・筋膜に針を通す(**図7**)。2本の糸を5回以上結紮して連続縫合を終了する。

Step8 4本の結節縫合糸を結紮する。ループ糸の結節がほどけないように、ループ糸の1本とその隣の結節縫合糸の1本とをさらに結紮する。

Step9 皮膚縫合して閉腹を終了する。

皮膚は「二等分の原則(Principles of halving)」で縫合する。しかし、創端から順に皮膚縫合する場合は、縫い代は縫合しようとする皮膚の厚さ(x)と同じ幅(x)だけ皮膚縁から離して、縫合間隔はその2倍の距離($2x$)で縫合する(**図8**)[15]。

図8 皮膚縫合(2つの方法)

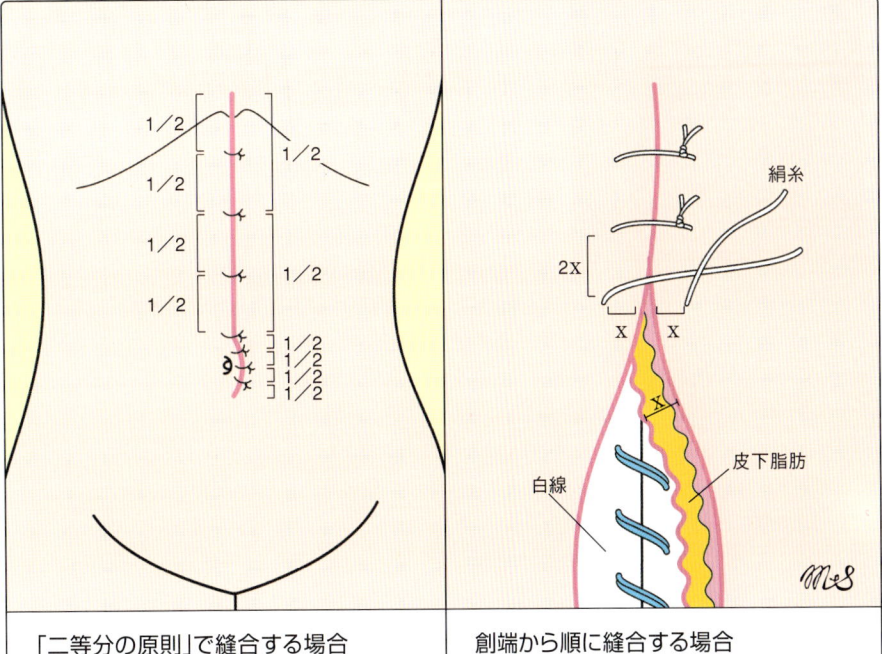

「二等分の原則」で縫合する場合
創の中点をまず最初に縫合した後、順に中点を縫合していく。

創端から順に縫合する場合
皮膚の厚さ(x)と同じ幅だけ縫い代(x)をとって、縫合間隔はその2倍($2x$)の距離とする。

引用・参考文献

1) Schein M: Abdominal closure, In; Schein's common sense emergency abdominal surgery, Springer-Verlag, 2000, p261-265
2) Deitch EA: Abdominal wound closure, In; Tools of the trade and rules of the road, Lippincott Williams & Wilkins, 1997, p103-111
3) Pollock AV et al: Single-layer mass closure of major laparotomies by continuous suturing, J Royal Society Medicine, 72:889-893, 1979
4) Jenkins TPN: The burst abdominal wound: a mechanical approach, Br J Surgery, 63:873-876, 1976
5) 栅瀬信太郎:腹部切開創の縫合閉鎖＜門田俊夫ほか編、実践の外科臨床、医学書院、1997、p12-21＞
6) 下間正隆ほか:閉腹操作におけるSurgiFish(臓器圧排ヘラ)の有用性について、医科器械学、69(9):444-446、1999
7) 山岸久一:開腹と閉腹、消化器外科、24、2001、p425-435
8) 下間正隆ほか:結節縫合とループ針による連続縫合を組み合わせた閉腹法、手術、51:1997-2000、1997
9) 下間正隆ほか:臓器圧排ヘラの使用下に結節縫合とループ針による連続縫合を組み合わせた閉腹法、臨床外科、53(4):455、1998
10) 下間正隆ほか:リングドレープ、SurgiFish、ループ針を用いた開腹・閉腹操作における工夫、日赤医学、51(2):275-277、2000
11) Ellis H et al: Does the peritoneum need to be closed at laparotomy?, Br J Surgery, 64: 733-736, 1977
12) Poole GV: Mechanical factors in abdominal wound closure; The prevention of fascial dehiscence, Surgery, 97:631-639, 1985
13) Whipple AO et al: The repair of abdominal incisions, Ann Surgery, 108:7441-756, 1938
14) Kirk RM et al: Laparotomy; elective and emergency, In; General surgical operations, 4th ed, Churchill Livingstone, 2000, p79-109
15) Thomas WEG: Sutures, staples and knots, In; Integrated Basic Surgical Sciences, Toouli J et al ed, Arnold, 2000, p714-725

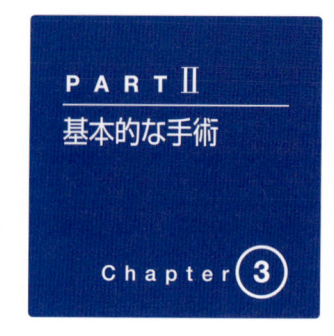

PART II 基本的な手術 Chapter 3

胃空腸吻合術 Gastrojejunostomy

Gastrojejunostomy : By and large, the method used will depend on the previous experience of the surgeon. The physical build of the individual will also influence the type of procedure, especially in regard to bringing the jejunum up in relation to the colon. The aim, however, in all types of gastrojejunostomy is essentially the same - that of diverting the stream of gastric contents. —— Joseph R. Wilder[1]

どのような胃空腸吻合術を行うかは、たいていは外科医の経験によっているだろう。
患者の体格も、特に空腸を結腸の前で持ち上げるか、
後ろで持ち上げるか、などといった術式にまた影響するだろう。
しかし、全ての胃空腸吻合術の目的は、胃内容の流れを変えることであり、本質的に同じである。

図1 順蠕動性吻合と逆蠕動性吻合

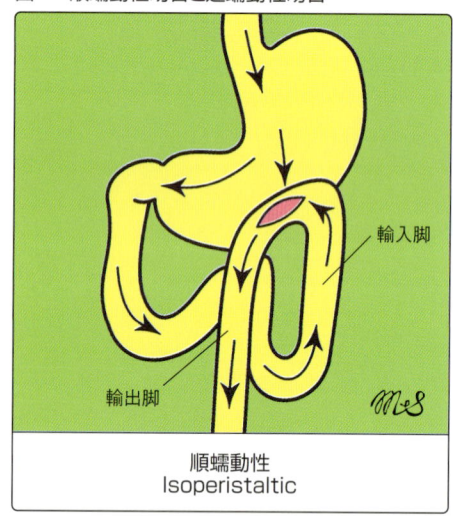

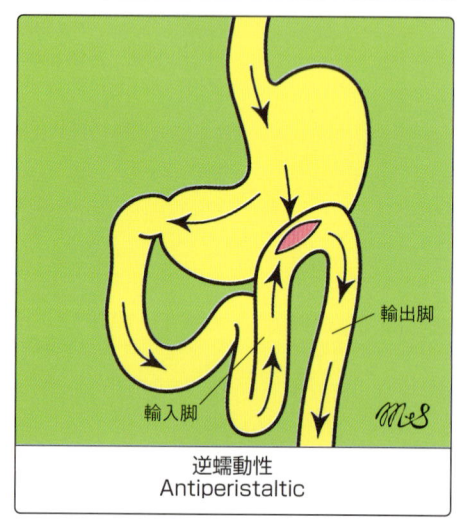

順蠕動性 Isoperistaltic

逆蠕動性 Antiperistaltic

輸入脚
輸出脚

胃空腸吻合術の種類

胃空腸吻合には、①胃切除後のビルロートⅡ法再建術と、②胃切除を伴わないバイパス手術がある。

バイパス手術は、通過障害を生じた切除不能な胃癌や、膵・胆道系の癌症例に対して、食事摂取を可能にするための緩和手術として行われる。

胃空腸吻合術の組み合わせ

胃空腸吻合術は、①胃と空腸の吻合部位（胃の前壁、後壁、大弯）、②吻合の向き（順蠕動性、逆蠕動性）（図1）、③横行結腸との位置関係（結腸前経路、後経路）（図2）、④ブラウン吻合の付加の有無、を組み合わせて行われる。

結腸前経路(Ante-colica)か 結腸後経路(Retro-colica)か

結腸前吻合は、横行結腸間膜に孔を開ける必要がないので、中結腸動脈を損傷する危険がない。また、結腸後吻合よりも簡単に行えるなどの理由から、結腸前吻合を好む外科医は多いが[2]、臨床例で両者の優劣を比較検討した無作為比較試験は報告されていない[3]。

横行結腸間膜が短い場合、肥満患者で結腸間膜の脂肪が多い場合、中結腸動脈が横行結腸間膜根部の近くで分岐する場合には、結腸後吻合は行いにくい[4]。

切除不能胃癌は、癌浸潤のため結腸後吻合が困難であり、また、癌により術後吻合部狭窄を起こす可能性があるので、結腸後吻合はあまり行われない[5]。

空腸第1ループのみつけ方

胃空腸吻合は空腸第1ループをみつけることから始まる。

空腸は、横行結腸間膜根部の下面で、第二腰椎のすぐ左側から起始し

図2　胃空腸吻合部位と横行結腸との位置関係

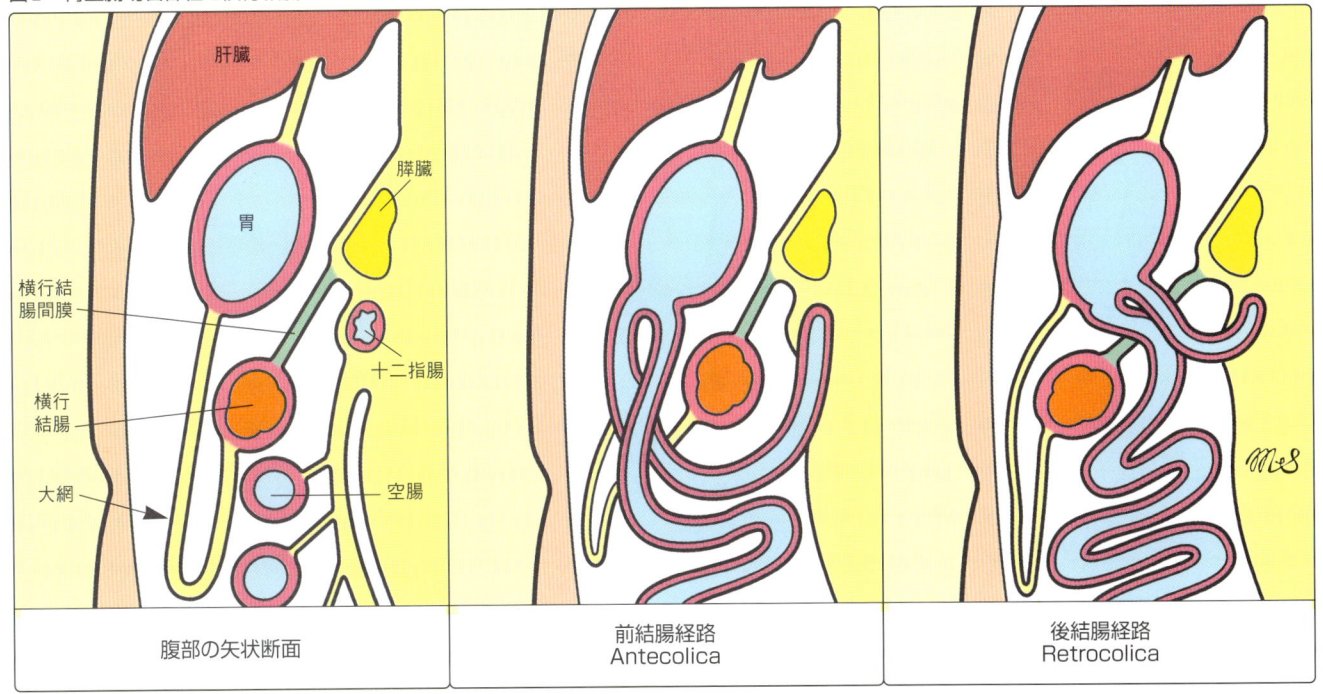

腹部の矢状断面 ／ 前結腸経路 Antecolica ／ 後結腸経路 Retrocolica

（図中ラベル：肝臓、胃、膵臓、横行結腸間膜、十二指腸、横行結腸、大網、空腸）

ている（図3）。

　まず横行結腸を引き上げて、横行結腸間膜をピンと張る。次に、十二指腸空腸曲部をめがけて、間膜下面に右手を挿入する。示指と中指をフック状に軽く曲げて、空腸の第1ループをひっかける。

　空腸の第1ループの上端は、トライツ靭帯で固定されているので、そのまま指をずらすと、それより肛門側の空腸ループを引き上げることができる（図4）[6, 8]。

　引き上げた空腸のトライツ靭帯から約20cm肛門側の位置に、ひとまず腸鉗子をその先端が口側を向くようにしてかけておく（図4）[6]。

● **トライツ靭帯（十二指腸提筋、Duodenal Suspensory Ligament, M. Suspensorium Duodeni）**

　トライツ靭帯は平滑筋を含む結合組織の束で、十二指腸空腸曲部から横隔膜右脚に向かう腹膜のヒダとして認められ、十二指腸を支えている。ドイツの解剖学者のWenzel Treitz（1819-1872）が、1857年に報告した。

腸鉗子をかける方向

　「腸鉗子をかけるときには、空腸のときだけに限らず、鉗子の先端が常に口側方向に向かうように習慣づけておく。右利きの人ならば自然にその方向に向くようにもなるのであるが、この習慣を身につけておかないと、空腸を胃に吻合するときでもウッカリして、小弯側にあるべき輸入脚をその反対の大弯側に縫いつけてしまう（順蠕動性に吻合する）ようなヘマをやることがある。それには、ほんの一時、腸鉗子で腸をはさんでおくような

図3　トライツ靭帯

（図中ラベル：横隔膜、横隔膜右脚、トライツ靭帯、横行結腸間膜、膵臓、十二指腸、空腸）

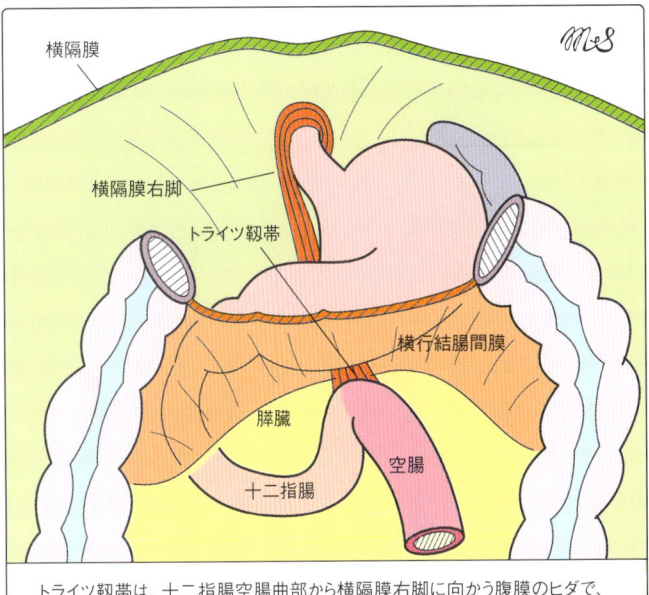

トライツ靭帯は、十二指腸空腸曲部から横隔膜右脚に向かう腹膜のヒダで、十二指腸を支えている。

図4 空腸第1ループの見つけ方

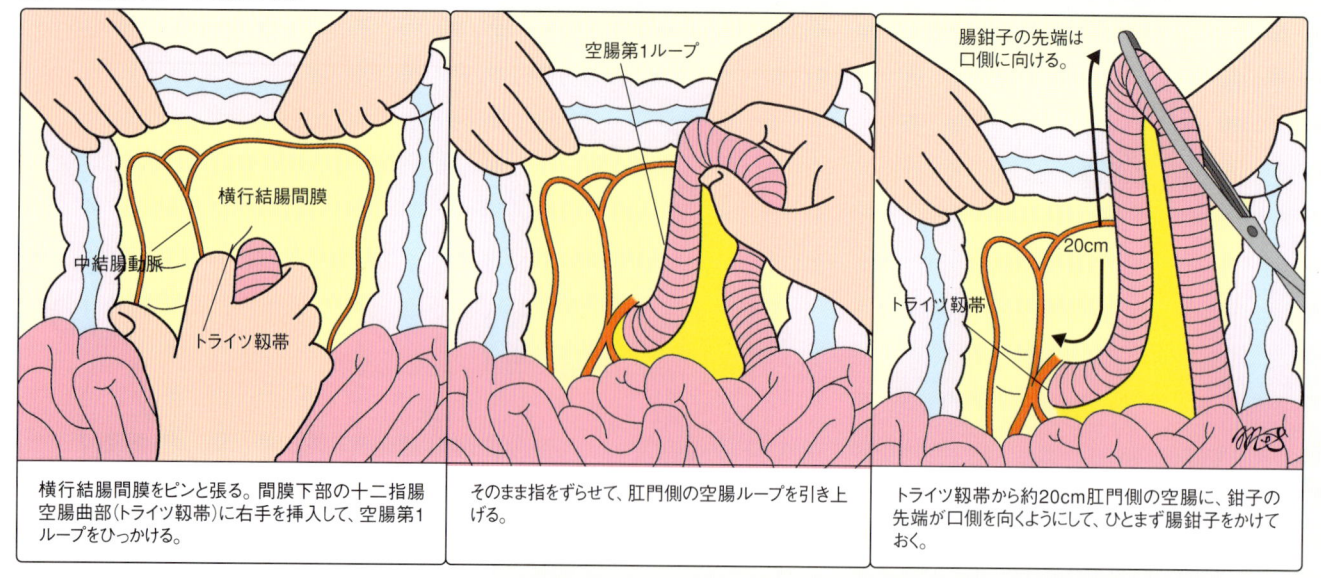

横行結腸間膜をピンと張る。間膜下部の十二指腸空腸曲部(トライツ靱帯)に右手を挿入して、空腸第1ループをひっかける。

そのまま指をずらせて、肛門側の空腸ループを引き上げる。

トライツ靱帯から約20cm肛門側の空腸に、鉗子の先端が口側を向くようにして、ひとまず腸鉗子をかけておく。

図5 腸鉗子の先端は常に口側に向ける

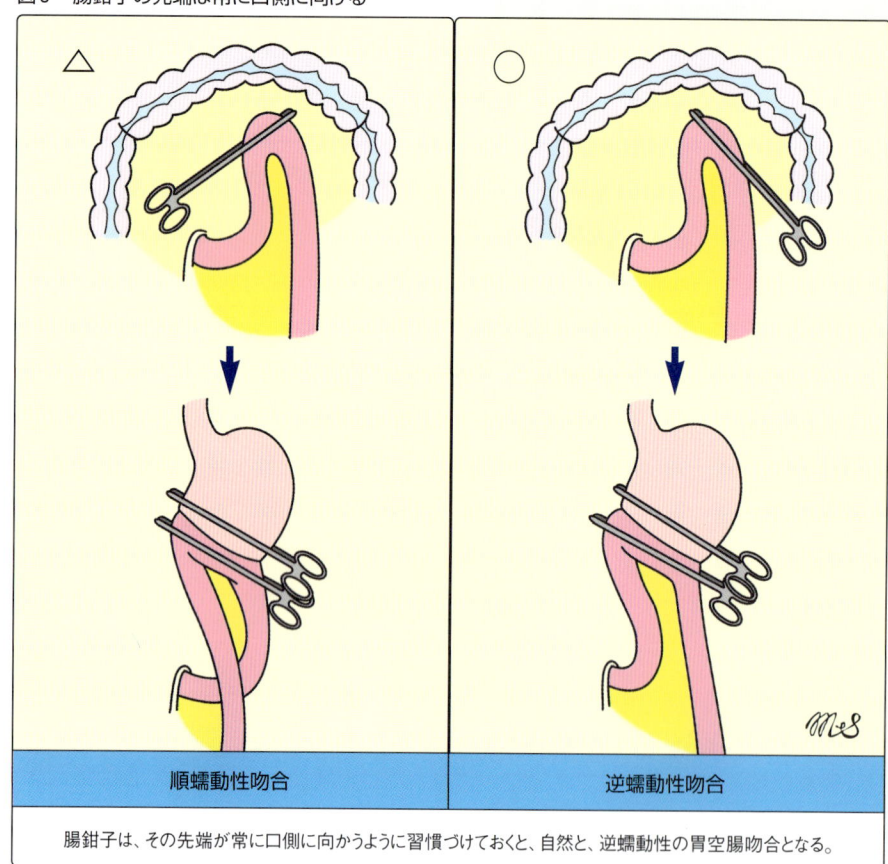

△ 順蠕動性吻合

○ 逆蠕動性吻合

腸鉗子は、その先端が常に口側に向かうように習慣づけておくと、自然と、逆蠕動性の胃空腸吻合となる。

胃空腸吻合口の大きさ

　胃に吻合した空腸の側壁は、残胃の壁の一部になってしまうので、胃内容の排出を規定する機能上の吻合口径は、空腸口径にあたる(図6)。
　「ビルロートⅡ法の胃空腸吻合口は、当然空腸の口径よりも狭くとってはいけない。空腸の口径よりも広くするのは、いっこうに差しつかえないけれども、しかし、広くしたからといって、胃の排出がうまくいくというものでもない(図7)。具体的な吻合口の広さとしては4cm前後(2横指半)である。」[6]

輸入脚の長さ

　輸入脚は短すぎても長すぎてもいけない(図7)。
　十二指腸空腸曲部で屈曲を起こす心配がなく、ブラウン吻合が安心して行える程度の余裕さえあれば、輸入脚の長さとしては十分で、それ以上の長さはあまり意味がない[6]。

きでも、その先端は常に口側に向くように習慣づけておくほうがよい。」(図5)[6]

輸入脚の長さは各症例に応じて決定されるが、やせた患者では20～25cm、肥満患者では35～40cm程度とされ[7]、一般に20～30cmの長さが採用されている[8]。

ブラウン吻合

胃空腸吻合後に、輸入脚に流入した胃内容が十二指腸から胃内に再流入する状態を、悪循環（Circular shunting, Circulus vitiosus）という（図8）[9]。悪循環は、特に結腸前吻合の場合に起こりやすい。悪循環を予防するために、1892年にドイツのブラウン（Christopher H. Braun, 1847-1911）は、輸入脚と輸出脚との間に側々吻合を行った。

胃切除後のビルロートⅡ法では、残胃に術前ほど大量の胃内容が溜まらないので、単純な胃空腸吻合と比べて、悪循環の起こる可能性は少ない。しかし、ブラウン吻合には、十二指腸内容のうっ滞を防ぐ効果もあるので、胃切除後のビルロートⅡ法では、十二指腸内容のうっ滞防止を主目的としている（図9）。

ブラウン吻合には大きなデメリットはないので、結腸前吻合の場合は、ブラウン吻合を付加したほうが手術の安全性が高くなる[10, 11]。結腸後吻合の場合でも、症例によってはブラウン吻合を付加したほうが、安全性が高くなる場合がある。

ブラウン吻合の吻合口は3～4cm（2横指～2横指半）で十分である。吻合口が大きすぎると、胃内容が輸出脚から輸入脚内に入って、胃内に再流入する悪循環を生じる場合がある（図10）。

図6　胃空腸吻合口の大きさ

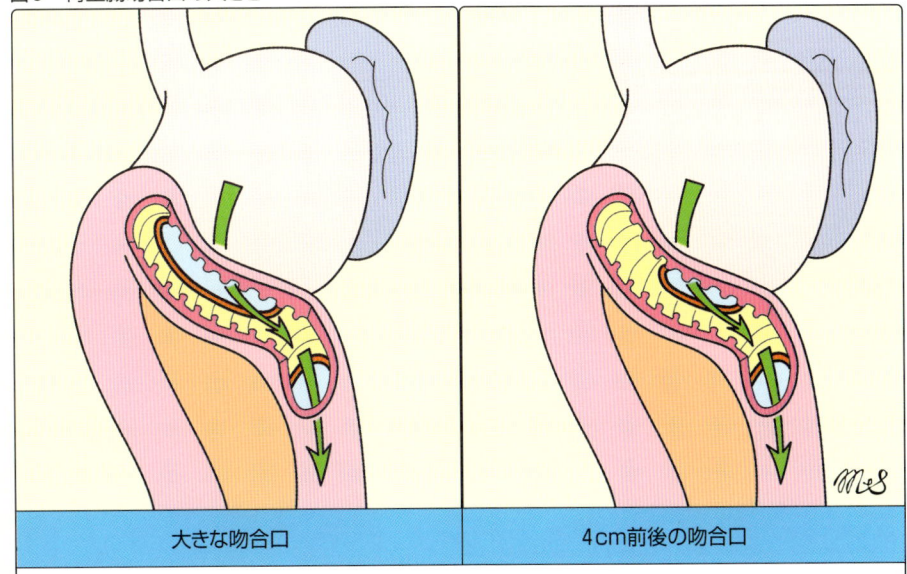

| 大きな吻合口 | 4cm前後の吻合口 |

空腸側壁は残胃の壁の一部になってしまい、胃内容の排出を規定する機能上の吻合口径は、空腸口径にあたる。吻合口径は、4cm前後（2横指半）が適切で、それより大きい吻合口を作製しても、胃排出能は変わらない。

図7　輸入脚は短すぎても長すぎてもいけない

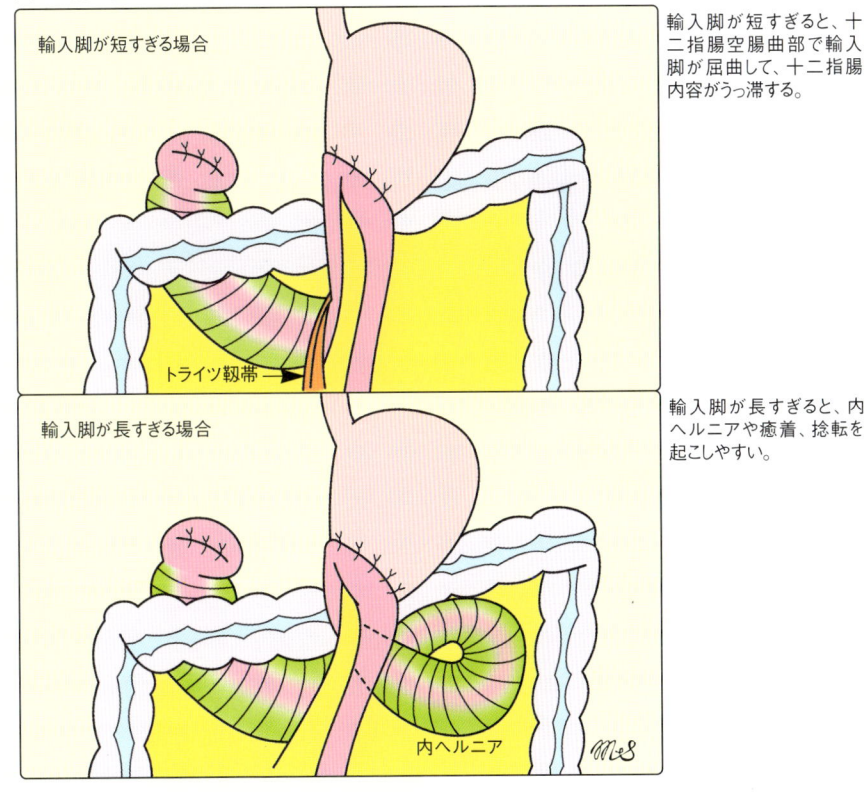

輸入脚が短すぎる場合

輸入脚が短すぎると、十二指腸空腸曲部で輸入脚が屈曲して、十二指腸内容がうっ滞する。

輸入脚が長すぎる場合

輸入脚が長すぎると、内ヘルニアや癒着、捻転を起こしやすい。

図8 悪循環

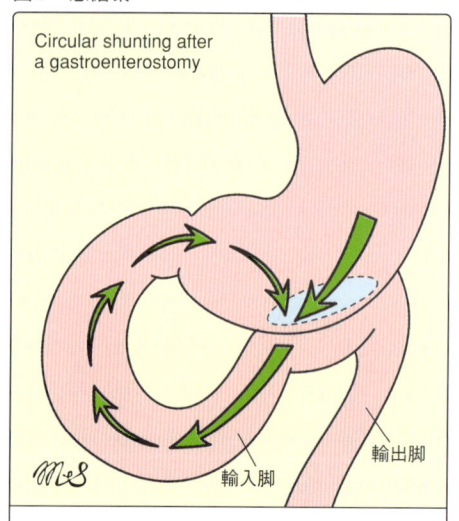

Circular shunting after a gastroenterostomy

輸入脚　輸出脚

単純な胃空腸吻合術において、輸入脚に流入した胃内容が十二指腸から胃内に再流入する状態を悪循環という。悪循環は、ブラウン吻合を付加することによって防止される。

図10 ブラウン吻合における悪循環

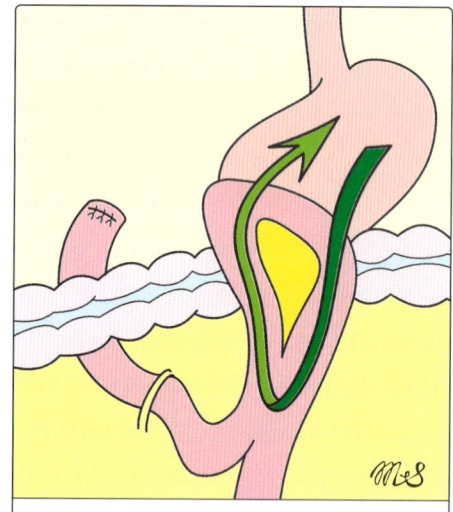

ブラウン吻合が大きすぎると、胃内容が輸出脚から輸入脚内に入って、胃内に再流入する場合がある。

図9 ビルロートⅡ法の一例

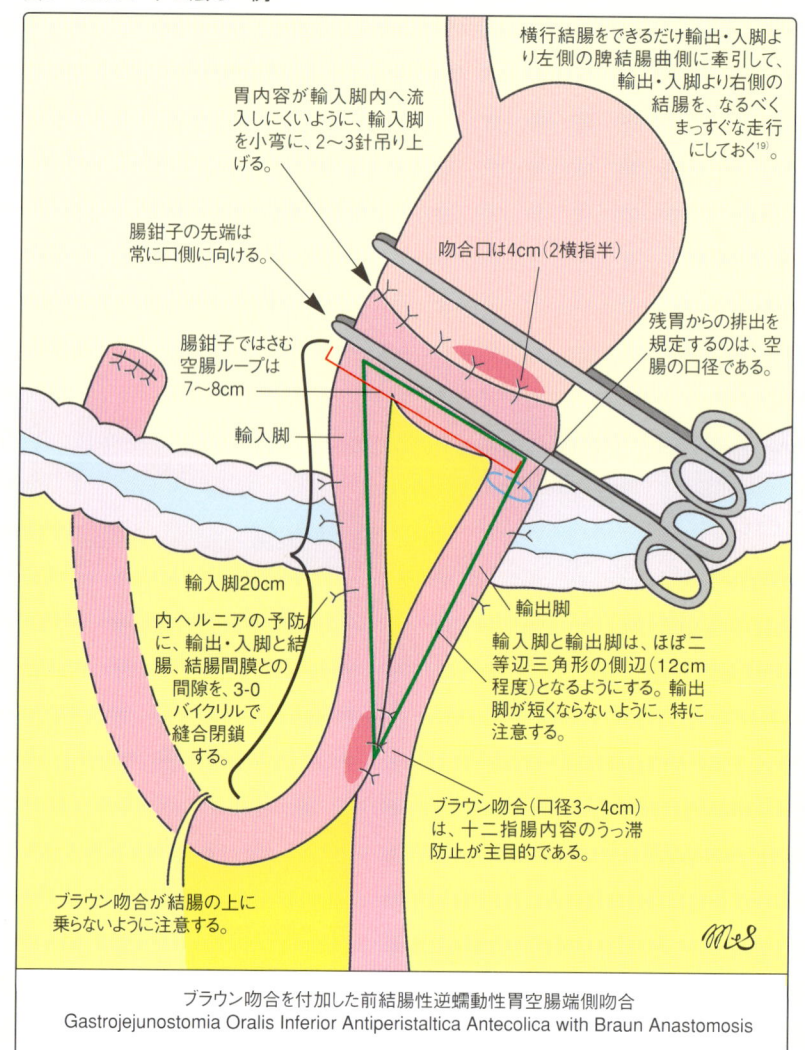

- 横行結腸をできるだけ輸出・入脚より左側の脾結腸曲側に牽引して、輸出・入脚より右側の結腸を、なるべくまっすぐな走行にしておく[19]。
- 胃内容が輸入脚内へ流入しにくいように、輸入脚を小弯に、2〜3針吊り上げる。
- 腸鉗子の先端は常に口側に向ける。
- 吻合口は4cm（2横指半）
- 腸鉗子ではさむ空腸ループは7〜8cm
- 輸入脚
- 残胃からの排出を規定するのは、空腸の口径である。
- 輸入脚20cm
- 内ヘルニアの予防に、輸出・入脚と結腸、結腸間膜との間隙を、3-0バイクリルで縫合閉鎖する。
- 輸出脚
- 輸入脚と輸出脚は、ほぼ二等辺三角形の側辺（12cm程度）となるようにする。輸出脚が短くならないように、特に注意する。
- ブラウン吻合（口径3〜4cm）は、十二指腸内容のうっ滞防止が主目的である。
- ブラウン吻合が結腸の上に乗らないように注意する。

ブラウン吻合を付加した前結腸性逆蠕動性胃空腸端側吻合
Gastrojejunostomia Oralis Inferior Antiperistaltica Antecolica with Braun Anastomosis

輸入脚症候群

輸入脚が何らかの原因で通過障害をきたすと、輸入脚内に胆汁、膵液がうっ滞する。うっ滞がある一定の限度を超えると、輸入脚の内容が突如として胃内に逆流し、胆汁性嘔吐など特有の症状を呈する。この病態を輸入脚症候群（Affelent loop syndrome）という。

輸入脚症候群はさまざまな原因で発症するが、結腸前吻合で輸入脚が長すぎる場合に、内ヘルニアや癒着、捻転を起こして発症することが多い。特に、ブラウン吻合を付加しない結腸前吻合に発生しやすい。（図7）[9]

術後早期に輸入脚が完全閉塞した場合は、早急に閉塞を解除しないと、十二指腸断端の破裂や輸入脚壊死から汎発性腹膜炎を起こして重篤になるので、迅速に診断し、時期を逸せずに、輸入脚内を減圧しなければならない[10]。

空置的胃空腸吻合術

図11 空置的胃空腸吻合術（梶谷法）

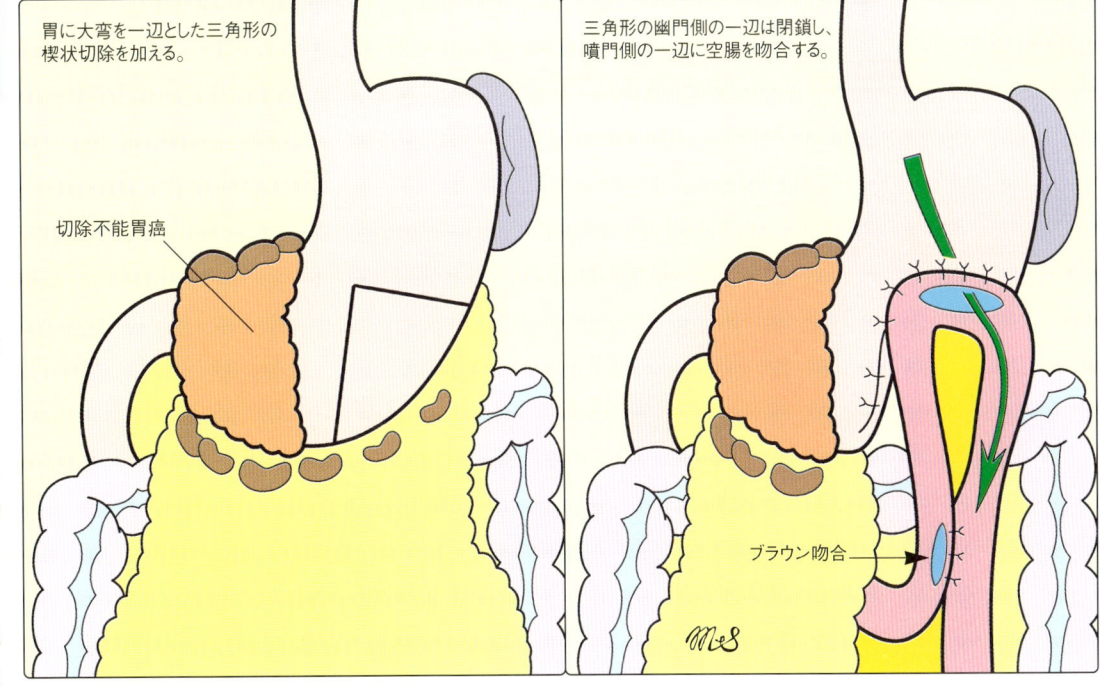

胃に大弯を一辺とした三角形の楔状切除を加える。

三角形の幽門側の一辺は閉鎖し、噴門側の一辺に空腸を吻合する。

切除不能胃癌

ブラウン吻合

空置的胃空腸吻合術は、胃や膵・胆道系の切除不能癌において、癌巣の存在する幽門部を部分的に、または完全に空置して、食物が幽門のほうへ流れないようにして、胃大弯に空腸を吻合する方法である（図11、12）[11、12]。

この方法は、単純な胃空腸吻合術と比べて、あたかも胃切除後のビルロートⅡ法と同様の形となり、食事による癌への刺激が回避され、吻合部への癌の波及が防止されるなど、術後の障害が少ないため[5、13～17]、食事摂取量、摂取期間、予後において優れている[16]。

図12 噴門側・幽門側両胃空腸吻合術（デバイン手術）

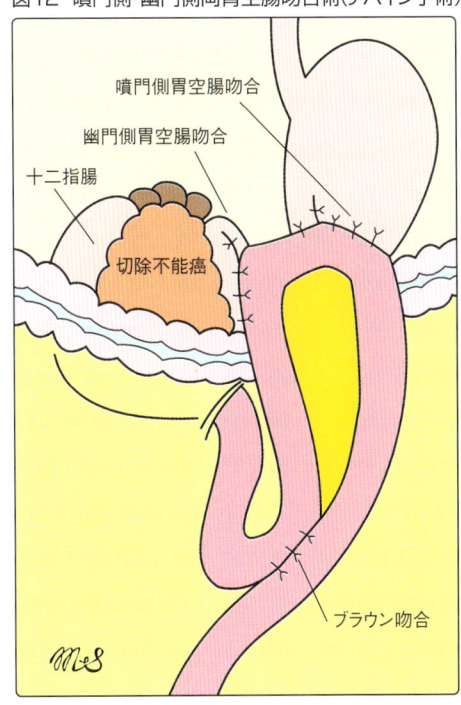

噴門側胃空腸吻合
幽門側胃空腸吻合
十二指腸
切除不能癌
ブラウン吻合

引用・参考文献

1) Wilder JR: Gastrojejunostomy, In; Atlas of general surgery, Mosby, 1955, p106-107
2) Thorek P: Gastrojejunostomy, In; Anatomy in Surgery, 3rd ed, Springer-Verlag, 1985, p449
3) 笹子三津留ほか：幽門側胃切除後のBillrothⅡ法再建術、手術、47(6):813-821、1993
4) Partiplo AV: Gastric surgery - Gastrojejunostomy, In; Surgical technique and principles of operative surgery, Lea & Febiger, 1957、p533-547
5) 梶谷鐶ほか：胃腸吻合術、外科手術基本手技Ⅱ、医歯薬出版、1973、p161-177
6) 大井実：胃と腸の吻合、日本外科手術全書第6巻、都築正男ほか監、日本外科手術全書刊行会、1964、p93-157
7) Etala E: Gastrojejunostomy, In; Atlas of gastrointestinal surgery, Lippincott Williams & Wilkins, 1997, p1101-1124
8) Hüring R et al: Postoperative complication and postoperative care, In; Surgery of the stomach, Becker HD ed, Springer-Verlag, 1986, p330-366
9) 三浦敏夫ほか：胃切除術後輸入脚閉塞症、消化器外科、5(3)：269-277、1982
10) 下間正隆ほか：胃切除BillrothⅡ法後の急性輸入脚閉塞に対してRoux-en-19型再建を施行した1例、手術、52(13):2035-2037、1998
11) 梶谷鐶：大弯横切胃吻合術、消化管癌手術アトラス、金原出版、1992、p64-67
12) Devine HB: Basic principles and supreme difficulties in gastric surgery, Surgery Gynecology Obstetrics, 40:1-16, 1925
13) Maingot R: The surgical treatment of irremovable cancer of the pyloric segment of the stomach, Annals Surgery, 104:161-166, 1936
14) 下間正隆ほか：幽門・十二指腸狭窄を有する切除不能癌に対する噴門側・幽門側両胃空腸吻合術、手術、52(10):1485-1488、1998
15) 下間正隆ほか：幽門・十二指腸狭窄を有する切除不能癌に対する空置的胃空腸吻合術と内胆汁瘻造設術の経験、手術、53(12):1861-1865、1999
16) 荒井邦佳ほか：術後のquality of lifeおよび予後からみた切除不能胃癌に対する空置的胃空腸吻合術の有用性、日本消化器外科学会誌、28(3):645-649、1995
17) 瀬田孝一ほか：結腸前BⅡ型胃空腸吻合術の雑感＜市川篤二ほか編、安全な手術への道、金原出版、1972、p160-162＞

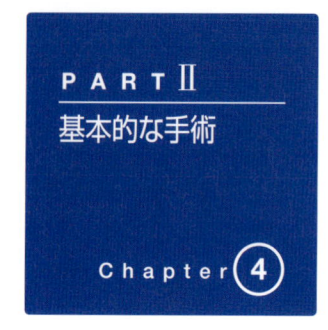

PART II 基本的な手術 Chapter 4

虫垂切除術 Appendectomy

If the tip of the appendix is still difficult to reach, do not hesitate to extend the incision for adequate exposure. The young surgeon sometimes loses perspective in such a struggle. The attending surgeon's first suggestion on entering the room is invariable to lengthen the incision.
—— Gray G. Wind & Norman M. Rich[1]

虫垂の先端になかなか到達できにくい時には、
よく見えるまで皮膚切開を延ばすことをためらってはいけません。
若い外科医はもがいているうちに、時に判断を誤りがちになります。
手術室に入ってくる先輩外科医の最初の助言はいつも、「もうちょっと、開けようか」です。

図1 虫垂の解剖

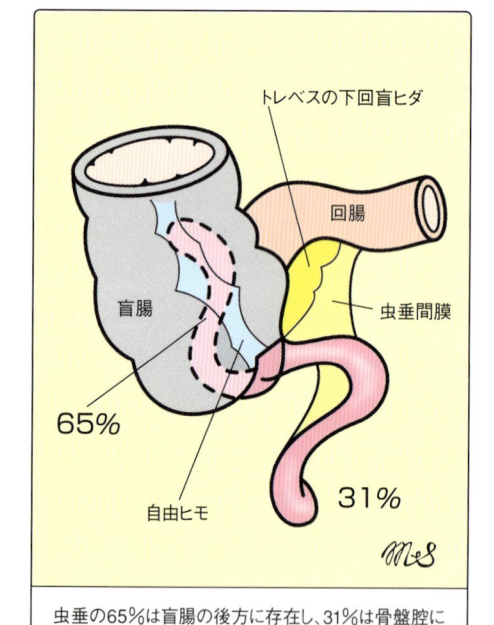

虫垂の65%は盲腸の後方に存在し、31%は骨盤腔に存在する。

虫垂切除に関する解剖

1. 虫垂の解剖（図1）

虫垂の65%は盲腸の後方に存在し、31%は骨盤腔に存在する[2]。虫垂の位置は、人によってさまざまであり、虫垂の位置異常のために、虫垂炎の診断が遅れる場合もある[3]。しかしながら、虫垂と盲腸の位置関係は、以下の2点において不変である[4,5]。

① 盲腸の下端が狭まって虫垂が形成されるので、3本の結腸ヒモ（自由ヒモ、間膜ヒモ、大網ヒモ）は、虫垂の根部（die Wurzel）に集合する。したがって、虫垂根部は常に3本の結腸ヒモが集まったところに存在する。

② 虫垂は回盲弁（Bauhin弁）の2〜3cm下方に存在する。

2. 腹膜ヒダ

回結腸動脈から分岐する虫垂動脈は、回腸の後面を下行するため、虫垂動脈が含まれる虫垂間膜も、回腸の後壁から伸びている[5]。虫垂間膜と対照的に、回腸前面から虫垂根部へ伸びる「鶏のトサカ」状の三角形の腹膜ヒダは、トレベスの下回盲ヒダ（Bloodless fold of Treves）と呼ばれ、虫垂を探すときの目印となるので、Merkmal Fett（目印の脂肪）とも呼ばれる。下回盲ヒダは、虫垂への血管を含まない[6,7]。

Lily-white Appendix

炎症のない虫垂を、Lily-white appendix（白ユリのような虫垂）と呼ぶ。「急性虫垂炎の疑い」という術前診断で開腹して、炎症所見のない純白な白ユリのような虫垂であった場合でも、虫垂は切除しておくべきである。その理由は、将来、右下腹部の切開跡を見た医者は、「虫垂はすでに切除されている」と考えるからである[8,9]。

虫垂切除術における開腹法

虫垂切除術の開腹法には、大きく分けて、①交差切開法と、②傍腹直筋切開法がある[10, 11]。

1. 交差切開法と傍腹直筋切開法の長所・短所（図2）

1）交差切開法（Mc Burney Incision, Muscle-splitting Incision, Gridiron Incision, der Wechsel Schnitt, 格子状切開）

交差切開法は、腹壁の筋肉を切開せずに、側腹筋（外腹斜筋、内腹斜筋、腹横筋）をその線維方向に分けながら開腹する方法である。筋肉、血管、神経の損傷が少なく、術後も腹壁瘢痕ヘルニアを生じにくいうえ、虫垂に到達しやすい。しかし、切開創を開大しにくいという欠点がある。

2）傍腹直筋切開法（Pararectal Incision, Lennander法）

傍腹直筋切開法は、腹直筋を内側に圧排して開腹する方法である。腹腔内の状況に応じて切開を上下に延長し、良好な視野を確保できるという利点があるため、鑑別診断が困難な場合、汎発性腹膜炎やダグラス窩膿瘍などの合併症が疑われる場合、肥満症例などで採用される。

2. 皮膚切開部位の決定（図3）

皮膚の切開部位と切開の長さは、最強圧痛点、腫瘤触知部位、患者の体格や肥満の程度によって決まる。術前の診察で、圧痛の最も強かった部位を皮膚切開部位とする。ただし、麻酔がかかって、腹壁の緊張がとれた状態でもう一度触診すると、麻酔前に触れなかった腫瘤を触知して、最もよい皮膚切開部位を決める助けになる場合がある[12]。

1）交差切開法

McBurneyの圧痛点（臍と右前腸骨棘とを結んだ線の外1/3）を中心に、皮膚割線に沿って、皮膚切開する。若い女性の虫垂炎では、McBurney圧痛点よりもやや下方でビキニを着ても隠れる場所に、皮膚割線に沿って切開（Bikini incision）をおく[13]。

2）傍腹直筋切開法

右腹直筋外縁より1～2cm内側を、腹直筋外縁に沿って5～6cm縦に皮膚切開する。

図2 交差切開法と傍腹直筋切開法

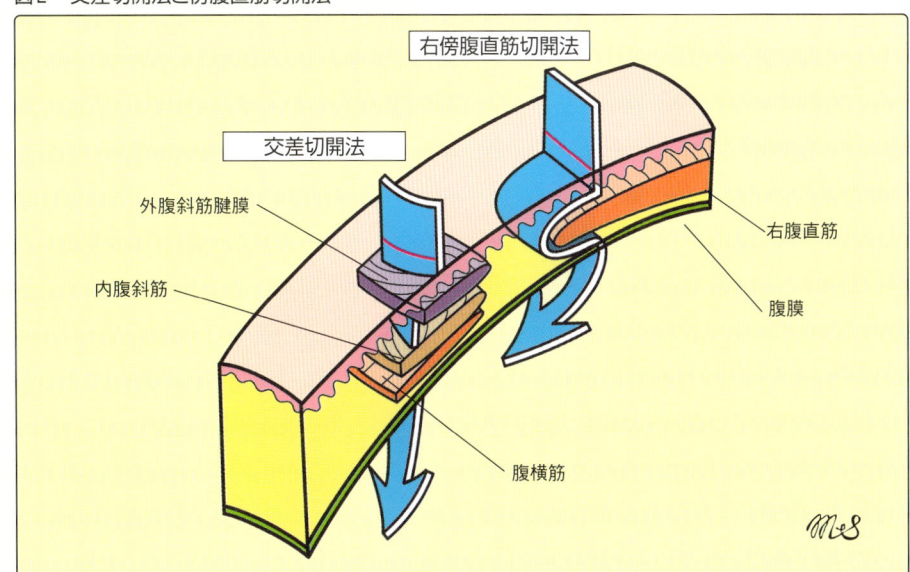

交差切開法は、側腹筋をその線維方向に分けながら開腹する方法で、術後に腹壁瘢痕ヘルニアを生じにくいが、切開創を開大しにくい。
傍腹直筋切開法は、腹直筋を内側に圧排して開腹する方法で、腹腔内の状況に応じて切開を上下に延長し、良好な視野を確保できる。

図3 虫垂切除術の皮膚切開

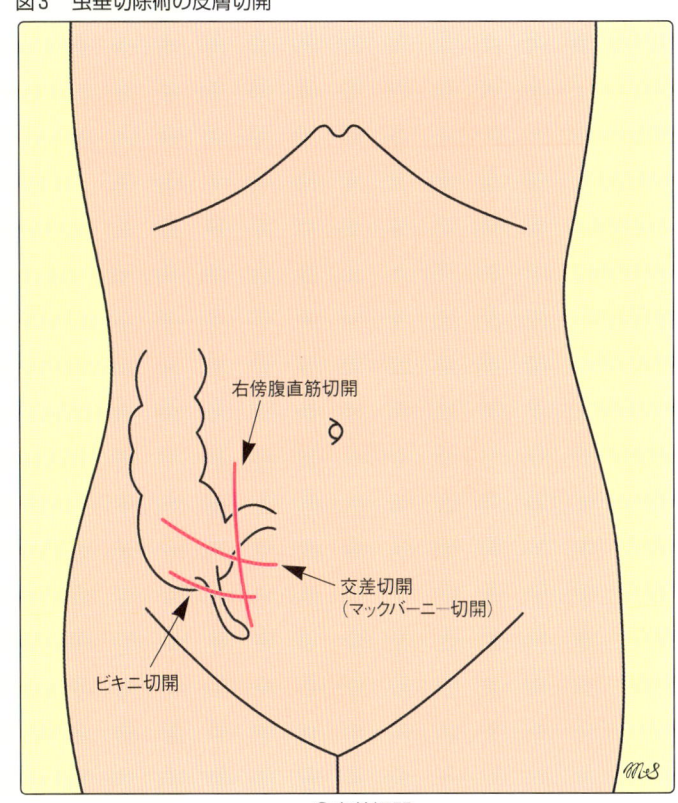

①交差切開
マックバーニーの圧痛点を中心に皮膚切開する。若い女性では、これよりやや下方を皮膚切開する（ビキニ切開）。
②右傍腹直筋切開
右腹直筋外縁より1～2cm内側を縦切開する。

図4　交差切開法①　外腹斜筋腱膜の切開

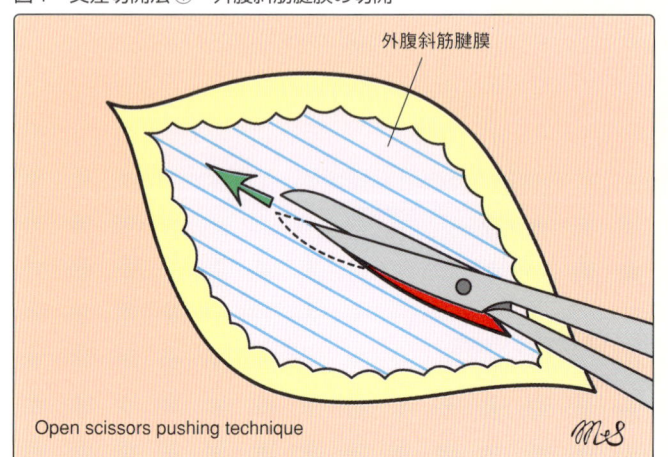

外腹斜筋腱膜

Open scissors pushing technique

皮膚切開後、外腹斜筋腱膜をその線維に沿って、剪刀で押し切りする（External oblique aponeurosis splitting by open scissors pushing technique）。切開した外腹斜筋腱膜に2-0絹糸をかけて、支持糸として牽引する。

支持糸は組織を支持したり緊張させる糸で、コッヘル鉗子などによる支持よりも組織の損傷が少なく、術野の邪魔にもなりにくい。支持糸の端はコッヘル鉗子などで把持しておく。

外腹斜筋腱膜の切開法には、外腹斜筋腱膜をメスの刃先で小切開した後、小切開孔に垂直に挿入した剪刀またはコッヘル鉗子を腱膜線維の方向に開いて、切開創を開大する方法（図5の内腹斜筋の圧排と同じ方法）もある。

図5　交差切開法②　内腹斜筋のスプリット

2-0絹糸
外腹斜筋腱膜
内腹斜筋
腹膜
筋鈎

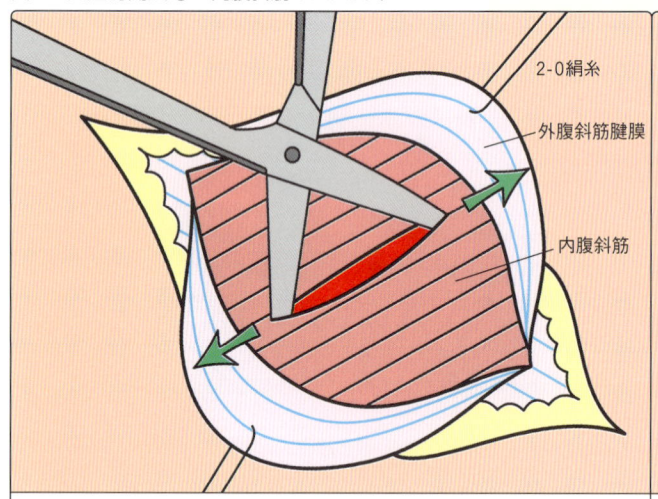

閉じた剪刀の刃先を内腹斜筋内に垂直に挿入し、筋線維の方向に刃先を開いて、内腹斜筋を圧排する（Internal oblique muscle splitting by opening scissors in the line of the fibers）。

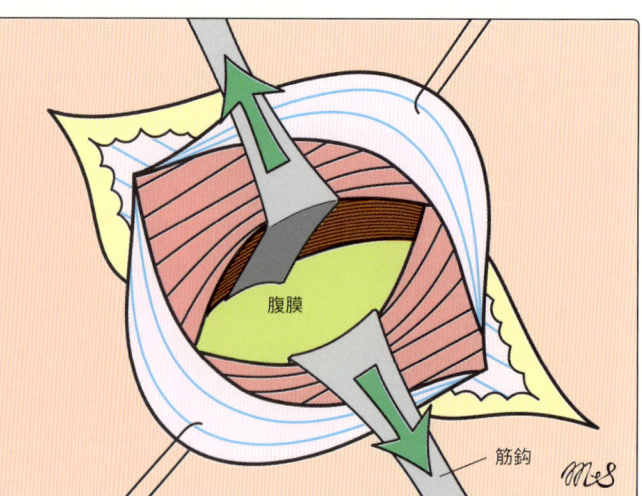

剪刀で作製したスペースに筋鈎を挿入して、内腹斜筋を十分に圧排する。内腹斜筋と腹膜の間には、腹横筋と横筋筋膜が存在する。腹横筋は内腹斜筋の下面に密着しており、その線維走行は、この位置では内腹斜筋とほぼ一致している。したがって、筋鈎で内腹斜筋を開大していくうちに、腹横筋と横筋筋膜を意識せずに、自然と腹膜まで到達することが多い。

交差切開法

交差切開法は、皮膚切開、外腹斜筋腱膜切開（図4）、内腹斜筋のスプリット（図5）、腹膜切開（図6、7）からなる[12]。

回盲部では、後腹膜は腸骨に沿ってカーブしているので、手術台に向かって垂直方向に腹壁を切開していくと、腹膜外に進んでしまう可能性がある。常に腹膜に対して垂直方向にアプローチするように意識しながら切開する[1]（図8）。

交差切開創の開大方法

1. 内側方向への開大（図9）

腹直筋前鞘を内側へ約2cm切開して、腹直筋を内側へ圧排した後、腹直筋後鞘を同様に約2cm切開して、内側方向へ創を開大する[4]。この際、腹直筋の後面を走行する下腹壁動静脈に注意する。

2. 上・下方向への開大（図10）

骨盤腔など下方への開大は、筋鈎で外腹斜筋腱膜をできるだけ圧排した後に、腹直筋外縁に沿って内腹斜筋と腹横筋を切開して、創を開大する。

上方への開大は、スプリットした内腹斜筋と腹横筋の外側を、上方へ切開する[14]。しかし、上行結腸後面や肝下面にまで到達する虫垂の場合は、交差切開創を閉鎖して、別に適切な開腹を行ったほうがよい[4]。

傍腹直筋切開法

傍腹直筋切開は、皮膚切開、腹直筋前鞘切開、腹直筋圧排、腹直筋後鞘（弓状線より尾側には存在しない）

図6 交叉切開法③ 腹膜の切開1

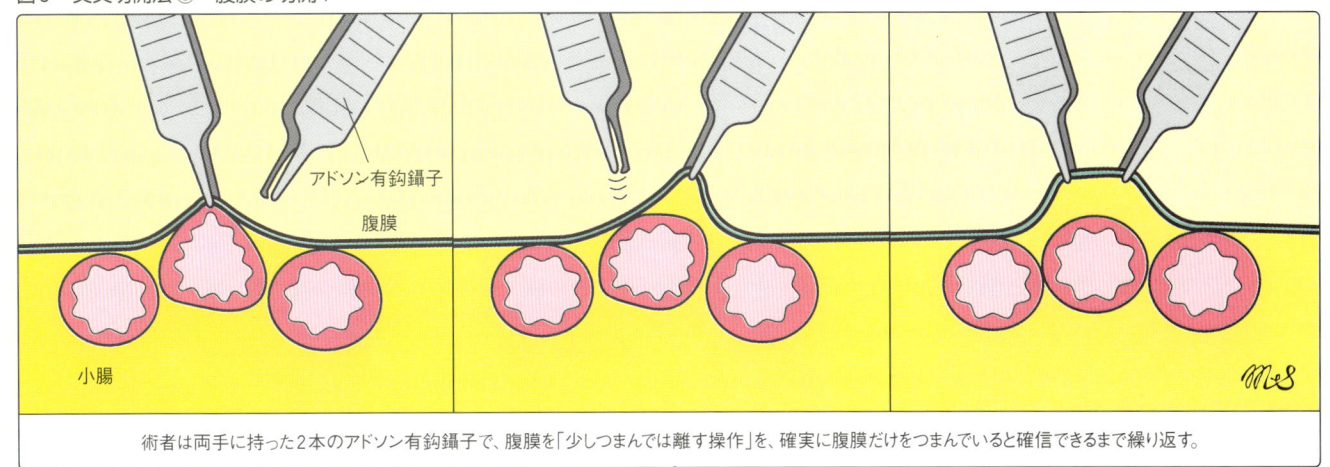

アドソン有鈎鑷子
腹膜
小腸

術者は両手に持った2本のアドソン有鈎鑷子で、腹膜を「少しつまんでは離す操作」を、確実に腹膜だけをつまんでいると確信できるまで繰り返す。

図7 交叉切開法④ 腹膜の切開2

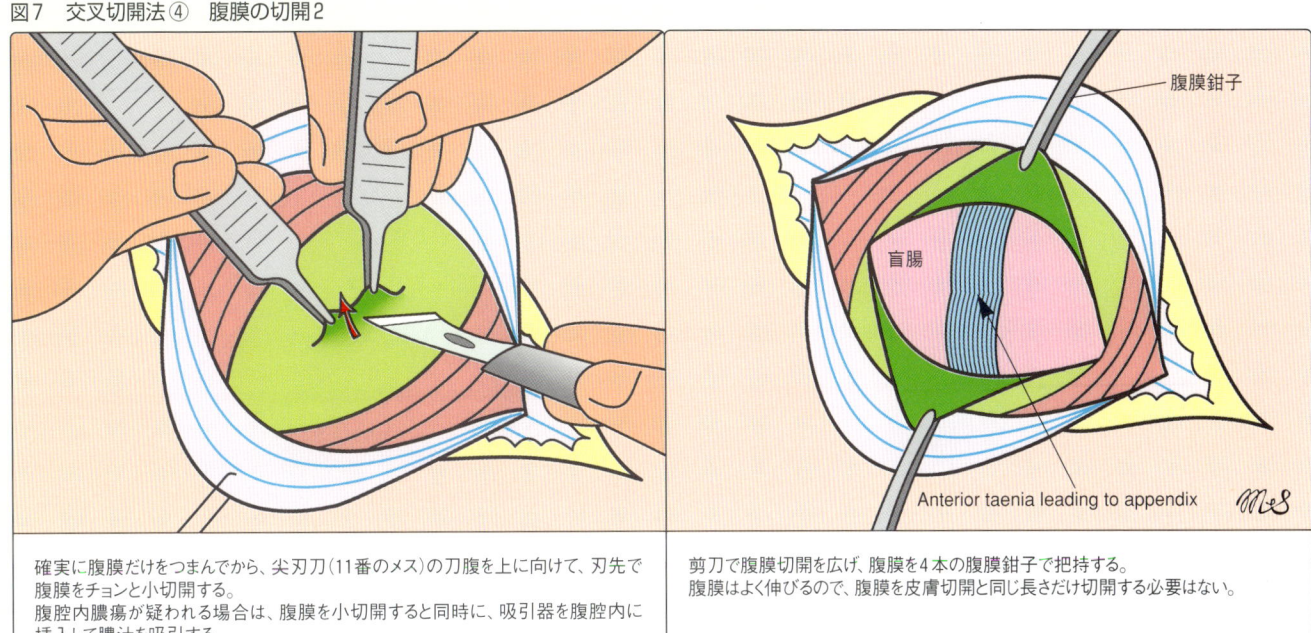

腹膜鉗子
盲腸
Anterior taenia leading to appendix

確実に腹膜だけをつまんでから、尖刃刀（11番のメス）の刀腹を上に向けて、刃先で腹膜をチョンと小切開する。
腹腔内膿瘍が疑われる場合は、腹膜を小切開すると同時に、吸引器を腹腔内に挿入して膿汁を吸引する。

剪刀で腹膜切開を広げ、腹膜を4本の腹膜鉗子で把持する。
腹膜はよく伸びるので、腹膜を皮膚切開と同じ長さだけ切開する必要はない。

切開、横筋筋膜切開、腹膜切開からなる（図11）。

虫垂切除術

1.虫垂の術野への牽出

両手に持った2本の長鑷子で虫垂を把持して、左右にゆっくり揺り動かして、術野に虫垂を引っ張り出す（Side-to-side swinging motion、図12）。

炎症性癒着のために、虫垂を術野に容易に引き出せない場合には、（仕方なく）術者の指を腹腔内に挿入して虫垂を引っ張り出す（Digital mobilization）。

示指を腹壁の前面に沿わせて挿入して、外側から内側方向へ、虫垂先端が触れて術野に引き出せるまで、虫垂と周囲組織との間の線維性癒着をはがす（図13）。

術野に牽出した虫垂の虫垂間膜を、リスター鉗子で把持して牽引す

る（図14a）。炎症でもろくなっている虫垂本体を、鉗子でつかんではいけない[4]。

2. 虫垂間膜の処理（図14a）

虫垂間膜を確実に結紮することがポイントである。虫垂間膜の集束結紮が大きすぎると、間膜内の虫垂動脈がよく締まらずに抜けてしまって、術後に腹腔内出血をきたすことがある[15]。

3. 虫垂切除

虫垂根部をコッヘル鉗子で軽く圧挫（Quetschen, Crush）する。圧挫すると、虫垂に溝がつき、ラプラスの法則（p34参照）により、結紮糸がよく締まるようになる。

虫垂内容が末梢側に移動するよう

図8　Approach to Peritoneal Cavity and Extraperitoneal Space

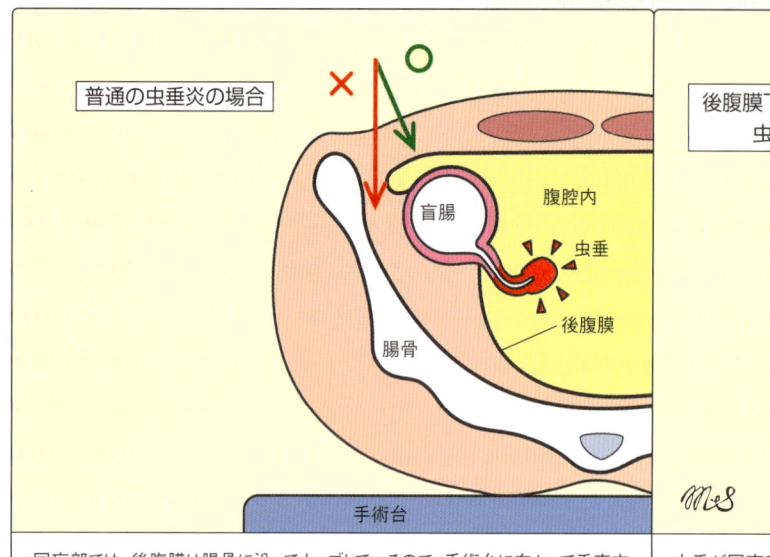

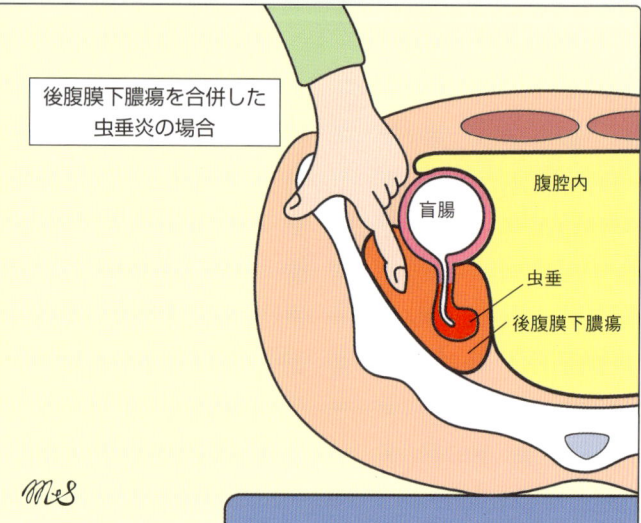

普通の虫垂炎の場合／盲腸／腹腔内／虫垂／後腹膜／腸骨／手術台

回盲部では、後腹膜は腸骨に沿ってカーブしているので、手術台に向かって垂直方向に腹壁を切開していくと、腹膜外に進んでしまう可能性がある。常に腹膜に対して、垂直方向にアプローチするように意識しながら切開する。

後腹膜下膿瘍を合併した虫垂炎の場合／盲腸／腹腔内／虫垂／後腹膜下膿瘍

虫垂が回盲部の後腹膜下に存在していると、虫垂炎が進行して後腹膜下膿瘍を形成する場合がある。腹腔内に感染が広がらないように、腹膜外経路（Extraperitoneal route）で、後腹膜下膿瘍を切開排膿して虫垂切除する。

図9　交差切開創の内側方向への開大

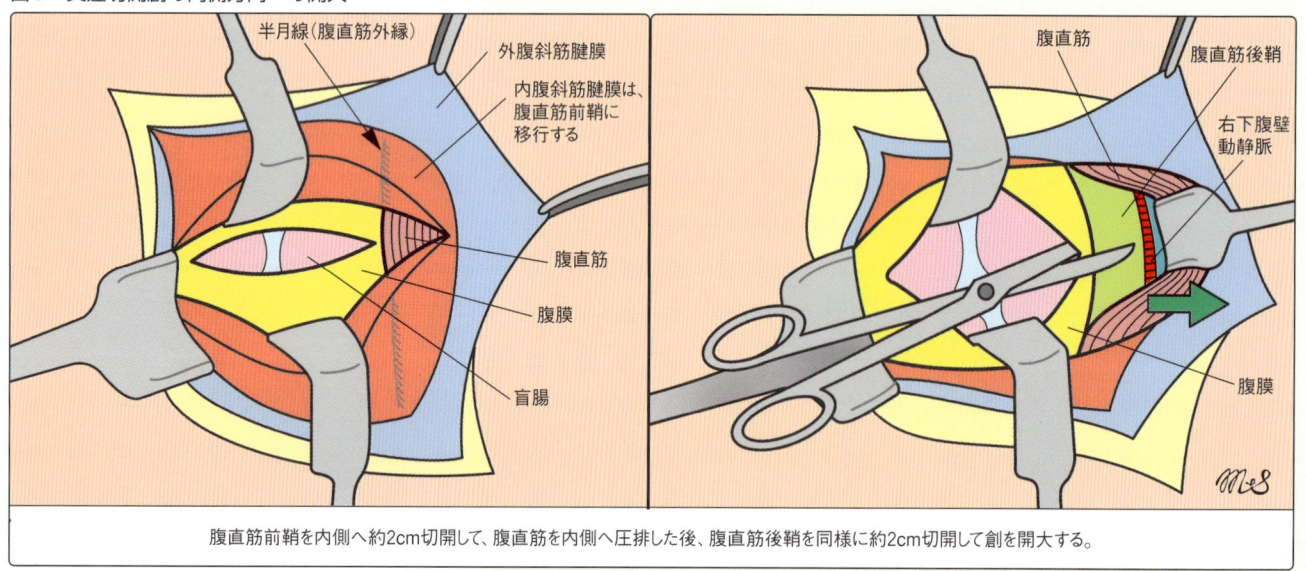

半月線（腹直筋外縁）／外腹斜筋腱膜／内腹斜筋腱膜は、腹直筋前鞘に移行する／腹直筋／腹膜／盲腸／腹直筋／腹直筋後鞘／右下腹壁動静脈／腹膜

腹直筋前鞘を内側へ約2cm切開して、腹直筋を内側へ圧排した後、腹直筋後鞘を同様に約2cm切開して創を開大する。

に、コッヘル鉗子で虫垂をMilkingしてから、圧挫部位より約5mm末梢にコッヘル鉗子をかけて、1絹糸で圧挫部位を結紮する（図14b）。

虫垂根部が長く遺残すると、炎症を再発することがあるので注意する[15, 16)]。

尖刃刀の刃先を、コッヘル鉗子下面に当てるようにして虫垂を切離すると、きれいな断面で切れる（図14c）。

4．根部断端の埋没

虫垂根部から8〜10mm離して、3-0バイクリルまたは絹糸で漿膜筋層を運針して、巾着縫合（Seromuscular purse-string suture）する。結腸ヒモは、盲腸壁で最もしっかりとした筋性部分なので、3本の結腸ヒモにはできるだけ縫合糸をかける（図14d）。

術者が、左手の無鉤鑷子で結腸ヒモ部分を把持して盲腸を固定しながら、右手のリスター鉗子で虫垂根部断端を盲腸壁内に押し込む。その間に、助手は巾着縫合糸を引き上げながら結紮して、虫垂根部断端を盲腸内に埋没する（図14e）。巾着縫合糸は外科結紮しない（p21の外科結紮参照）。

虫垂根部断端は、埋没しなくても問題はないと思われるが、埋没しておくほうが安全性が高くなる[17)]。

巾着縫合糸はすぐには切らずに、閉創前に、虫垂断端と虫垂間膜切離端が十分に止血されていることを確認してから、糸を切る（図14f）。

閉腹

1．腹腔内の洗浄・ドレナージ

よく絞った湿ガーゼで、ダグラス窩、右腸骨窩（盲腸窩）やその他の腹腔内を拭って、混濁した腹水や膿汁の遺残していないことを確認する。腹水や膿汁の一部は細菌培養に提出する。

もし、腹腔内洗浄が必要な場合は、腹膜炎が他の部位に拡がらないように、右下腹部のみの洗浄にとどめておく[18)]。

穿孔性虫垂炎で遺残膿瘍が懸念される場合は、予防的にペンローズドレーンを留置する。ドレーンは開腹創とは別の刺創から、虫垂根部断端から離して、腸骨窩の壁面に沿わせて、ダグラス窩に挿入留置する。腹腔内に出血・異物のないことを確認後、大網を引き下げて、回盲部を被覆する。

図10　交差切開創の上下方向への開大

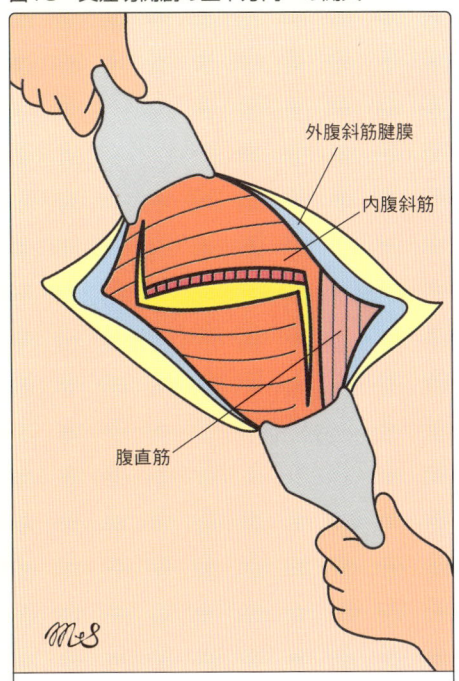

下方への開大は、腹直筋外縁に沿って、内腹斜筋を下方へ切開する。上方への開大は、スプリットした内腹斜筋の外側を上方へ切開する。

図11　右傍腹直筋切開法

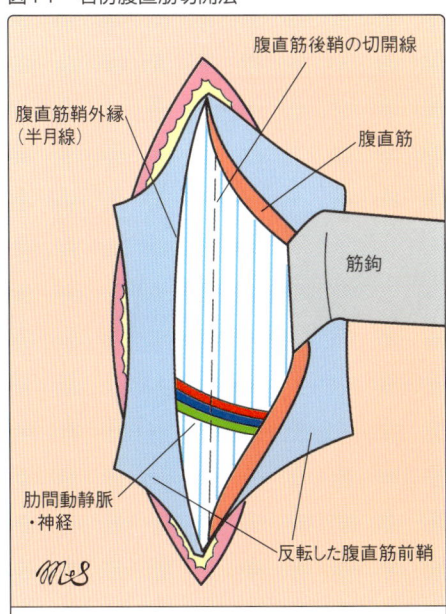

腹直筋前鞘を、皮膚切開と同じ位置で縦切開する。腹直筋を筋鉤で内側に圧排して、腹直筋後鞘を露出した後、縦切開する（図の点線）。
ついで、横筋筋膜、腹膜を縦切開して開腹する。
切開創を尾側に延長するときは、腹直筋の後面を走行する下腹壁動静脈に注意する。

図12　虫垂の術野への牽出①　Side-to-side Swinging Motion

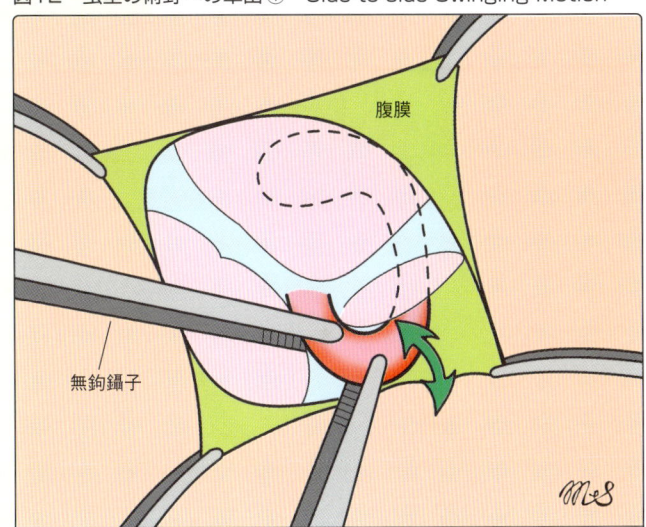

2本の無鉤鑷子で虫垂根部を把持して、左右に少し揺り動かして、軽く牽引しながら、虫垂を少しずつ術野に引き出す。

図13　虫垂の術野への牽出②　Digital Mobilization

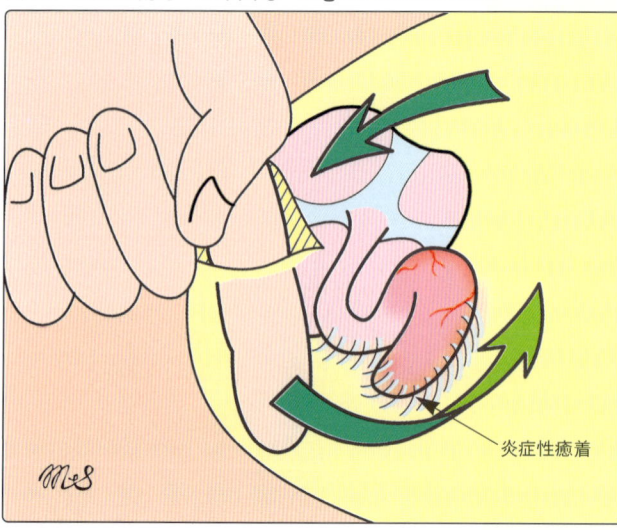

虫垂が炎症性癒着のために、術野に容易に引き出せない場合には、示指を、まず腹壁の前面に沿わせて挿入して、外側から内側方向へ、虫垂と周囲組織との間の線維性癒着を剥離する。

それでもなお癒着がきつく、剥離が困難な場合は、逆行性に虫垂切除する。

炎症性癒着

2. 腹膜縫合

大網が腹膜閉鎖時に腹膜に嵌み込まないように、腹膜鉗子で腹膜を吊り上げながら、3-0バイクリルで連続縫合する（図15）。

3. 内腹斜筋、外腹斜筋腱膜の縫合

スプリットされた内腹斜筋を、3-0バイクリル1～2針で縫合する。筋線維が壊死に陥らないように、縫合糸は強く締めすぎない。外腹斜筋腱膜は連続縫合する。

図14　虫垂切除の手順

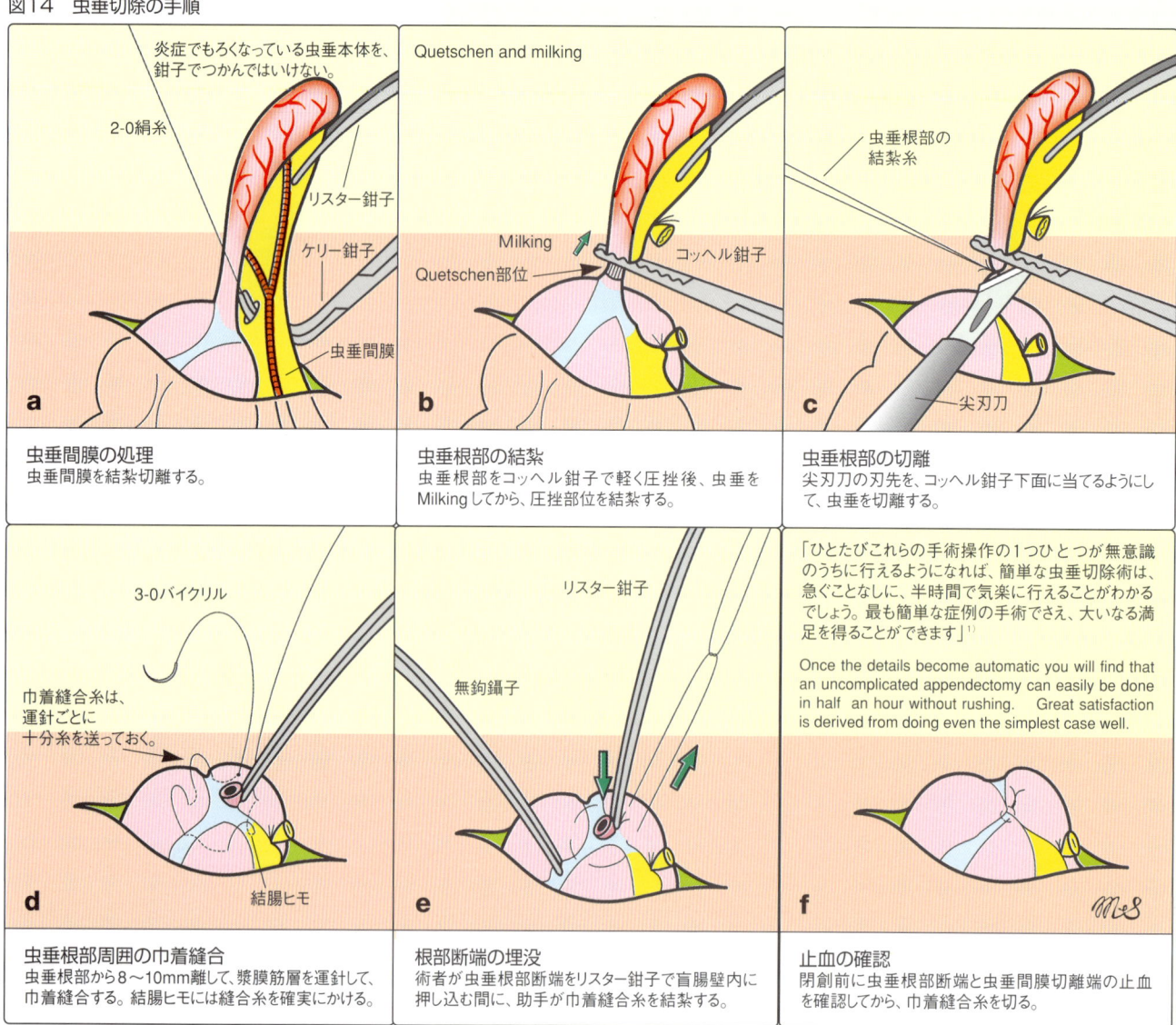

a　虫垂間膜の処理
虫垂間膜を結紮切離する。
- 炎症でもろくなっている虫垂本体を、鉗子でつかんではいけない。
- 2-0絹糸
- リスター鉗子
- ケリー鉗子
- 虫垂間膜

b　虫垂根部の結紮
虫垂根部をコッヘル鉗子で軽く圧挫後、虫垂をMilkingしてから、圧挫部位を結紮する。
- Quetschen and milking
- Milking
- Quetschen部位
- コッヘル鉗子

c　虫垂根部の切離
尖刃刀の刃先を、コッヘル鉗子下面に当てるようにして、虫垂を切離する。
- 虫垂根部の結紮糸
- 尖刃刀

d　虫垂根部周囲の巾着縫合
虫垂根部から8～10mm離して、漿膜筋層を運針して、巾着縫合する。結腸ヒモには縫合糸を確実にかける。
- 3-0バイクリル
- 巾着縫合糸は、運針ごとに十分糸を送っておく。
- 結腸ヒモ

e　根部断端の埋没
術者が虫垂根部断端をリスター鉗子で盲腸壁内に押し込む間に、助手が巾着縫合糸を結紮する。
- リスター鉗子
- 無鉤鑷子

f　止血の確認
閉創前に虫垂根部断端と虫垂間膜切離端の止血を確認してから、巾着縫合糸を切る。

「ひとたびこれらの手術操作の1つひとつが無意識のうちに行えるようになれば、簡単な虫垂切除術は、急ぐことなしに、半時間で気楽に行えることがわかるでしょう。最も簡単な症例の手術でさえ、大いなる満足を得ることができます」[1]

Once the details become automatic you will find that an uncomplicated appendectomy can easily be done in half an hour without rushing. Great satisfaction is derived from doing even the simplest case well.

図15 腹膜の連続縫合閉鎖

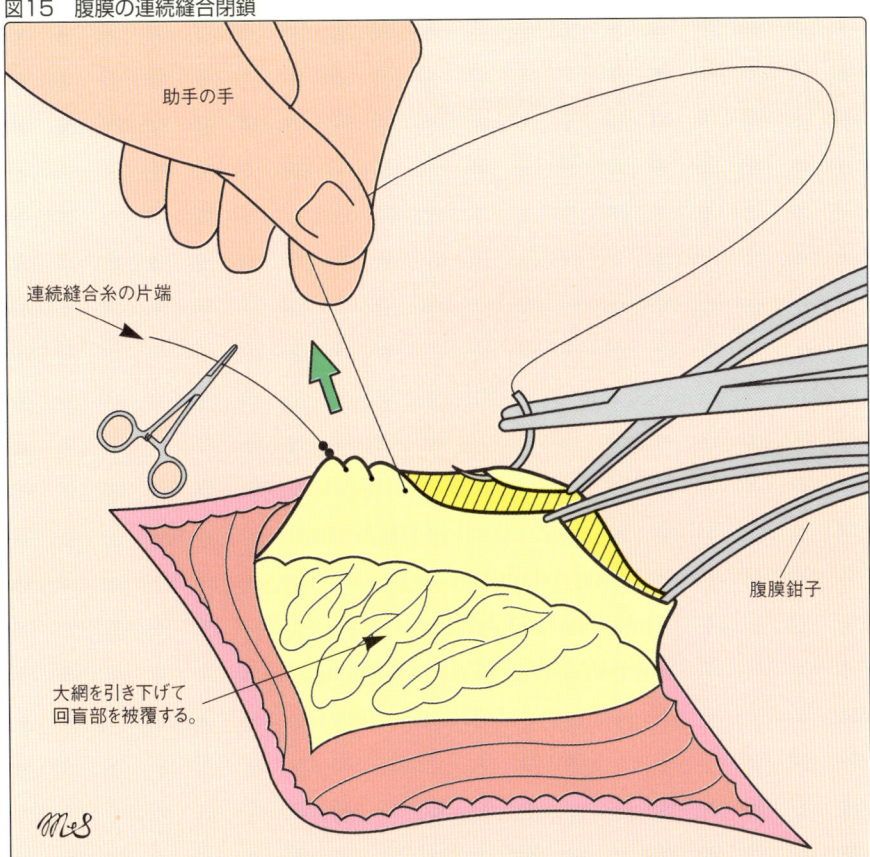

助手の手
連続縫合糸の片端
大網を引き下げて回盲部を被覆する。
腹膜鉗子

腹膜の縫合時に、大網などの腹腔内臓器を挟み込まないように、腹膜を鉗子で吊り上げた状態で運針する。
助手は、術者が運針しやすいように、糸を運針の方向と反対側に引く。

4. 皮膚縫合

二等分の原則（p64参照）で、皮膚縫合する。

創感染が危惧されるときは、皮下脂肪層を滅菌歯ブラシでブラッシングしながら、生理食塩液で洗浄する。場合によっては、創皮下にブレイクドレーンを留置して、J-Vacなどに連結して、閉鎖式持続吸引する。

逆行性虫垂切除術

癒着が強くて虫垂を腹壁外に牽出できない場合や、虫垂が高度に腫大しているために穿破する危険のある場合には、先に虫垂をその根部で切離した後に、虫垂間膜を処理して、虫垂切除する（Retrograde appendectomy）（図16）。

図16 逆行性虫垂切除術

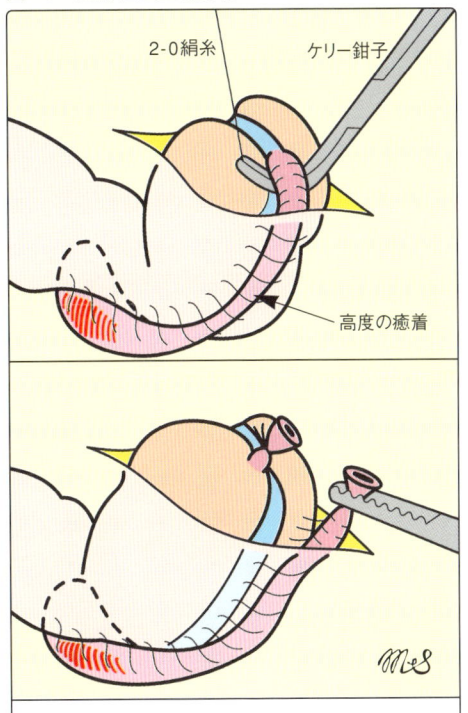

2-0絹糸
ケリー鉗子
高度の癒着

虫垂を術野に牽出できない場合は、先に虫垂をその根部で切離した後に、虫垂間膜を処理して、虫垂切除する。

引用・参考文献
1) Wind GG & Rich NM: Appendectomy, In; Principles of surgical technique, 2nd ed, Lippincott Williams & Wilkins, 1987, p201-211
2) Wakeley CP: The position of the vermiform appendix as ascertained by an analysis of 10,000 cases, J Anatomy, 1933,67:277
3) 下間正隆ほか：腸回転異常症に発症した急性虫垂炎の術後に発生した難治性腸瘻に対する手術の一例、手術、54(12)：1943-1946、2000
4) Etala E: Appendectomy,In; Atlas of gastrointestinal surgery, Lippincott Williams & Wilkins, 1997, p1943-1986.
5) 佐藤達夫ほか：盲腸と虫垂の局所解剖、消化器外科、19(4):465-479、1996
6) Thorek P: Vermiform appendix, In; Anatomy in Surgery, 3rd ed, Spring-Verlag New York,1985, p480-481
7) Wind GG: The colon, In; Applied laparoscopic anatomy: abdomen and pelvis, Lippincott Williams & Wilkins,1997, p217-248
8) 下間正隆：虫垂炎の手術＜まんがで見る術前・術後ケアのポイント、照林社、2000、p144-149＞
9) Schein M: Acute appendicitis, In; Schein's common sense emergency abdominal surgery, Springer-Verlag, 2000, p193-202
10) 下間正隆ほか：虫垂切除術＜まんがで見る手術と処置、照林社、1993、p88-89＞
11) 金澤暁太郎：虫垂への到達経路＜吉野肇一ほか編：最新アッペ・ヘモ・ヘルニア・下肢バリックスの手術、金原出版、2000、p20-25＞
12) Williamson RCN & Kirk RM: Appendix and abdominal abscess, In; General surgical operations, 4th ed, Kirk RM ed, Churchill Livingstone, 2000, p155-165
13) 門田俊夫：皮膚切開・縫合とその準備、実践の外科臨床、医学書院、1997、p3-11
14) Jones PF et al: Acute appendicitis, In;Emergency abdominal surgery, 3rd ed, Chapmann & Hall, 1998, p36-82
15) 村上忠重：虫垂切除術〈外科手術基本手技II、医歯薬出版、1973、p129-140〉
16) Mile AA & Bradbury AW: 'Residual' appendicitis following incomplete laparoscopic appendicectomy, British J Surgery, 83:217,1996
17) Maull KI: Complications of appendectomy, In; Complications in surgery and trauma, 2nd ed, Greenfield LJ ed, Lippincott Williams & Wilkins, p499-509, 1990
18) Berne TV et al: Appendicitis and appendiceal abscess, In; Mastery of Surgery, Nyhus LM et ed,Little Brown, 1997, p1407-1411

PART II 基本的な手術

Chapter 5

鼠径ヘルニアの手術
Inguinal Hernia Repair

プロリーン・ヘルニア・システム法（PHS法）

> There seems to be almost many techniques for repairing hernias as there are surgeons. If you watch two surgeons performing what they claim to be a particular method, you will observe numerous departures from the described technique, variously called, 'My little modification', 'A little trick, I learned' or, more assertively, 'My improvement on the method'.
> —— David F. L. Watkin & Raymond M. Kirk [1]

> ヘルニア修復術の数は外科医の数だけ存在するように思われる。
> 自分のやり方は特別な方法であると主張する2人の外科医の手術を見学したとすると、
> 「私のちょっとした変法」や「私の学んだちょっとしたコツ」、あるいはもっと主張する場合は
> 「この手術における私の改良点」などといった定型的手術からかけ離れた
> さまざまな手術方法を見ることでしょう。

鼠径部のヘルニアの分類

鼠径部のヘルニアには、ヘルニア門の部位により、①下腹壁動静脈（Inferior epigastric vessels）の外側の内鼠径輪から出現する外鼠径ヘルニア（間接鼠径ヘルニア：Indirect hernia）、②下腹壁動静脈の内側の鼠径管後壁から出現する内鼠径ヘルニア（直接鼠径ヘルニア：Direct hernia）、③鼠径靱帯の下方の大腿輪（外腸骨動静脈が腹壁を貫通して大腿動静脈となる部位）から出現する大腿ヘルニア（Femoral hernia）の3種類がある（図1）。

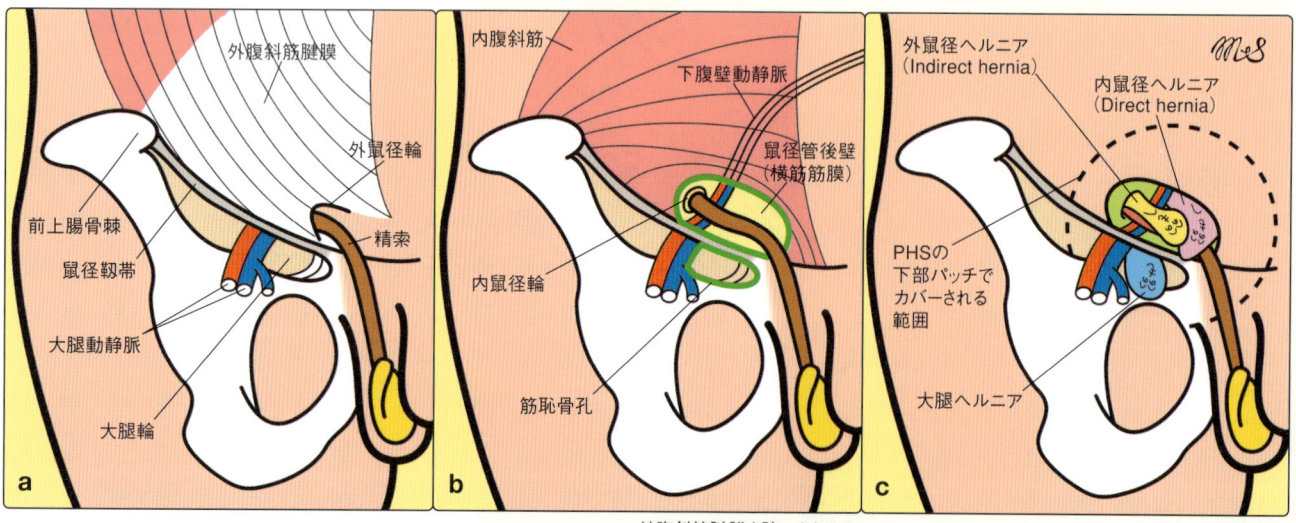

図1　鼠径部の解剖とヘルニア

外腹斜筋腱膜を除いたところ

図2 鼠径部ヘルニアの分類 (Gilbert & Rutkov)

	Type 1	Type 2	Type 3
外鼠径ヘルニア（間接ヘルニア）	内鼠径輪は小さくてしっかりしている。子どものヘルニアのタイプ。	内鼠径輪は直径4cm以下だが、緩んでいる。	内鼠径輪は直径4cm以上で、緩んでいる。

	Type 4	Type 5
内鼠径ヘルニア（直接ヘルニア）	鼠径管後壁全体がヘルニア門になっている。	ヘルニア門の大きさが1〜2cm程度。

	Type 6		Type 7
内外鼠径ヘルニア	下腹壁動静脈をまたぐような形から、パンタロンヘルニアとも呼ばれる。	大腿ヘルニア	大腿輪がヘルニア門になっている。

鼠径部のヘルニアには、ヘルニア門の部位により、
①下腹壁動静脈 (Inferior epigastric vessels) の外側の内鼠径輪から出現する外鼠径ヘルニア（間接鼠径ヘルニア、Indirect hernia）、
②下腹壁動静脈の内側の鼠径管後壁から出現する内鼠径ヘルニア（直接鼠径ヘルニア、Direct hernia）、
③鼠径靭帯の下方の大腿輪（外腸骨動静脈が腹壁を貫通して大腿動静脈となる部位）から出現する大腿ヘルニア（Femoral hernia）の3種類がある。
これらのヘルニアは、内鼠径輪の開大程度や鼠径管後壁の強度など、修復すべきヘルニア門の状態により7分類される。

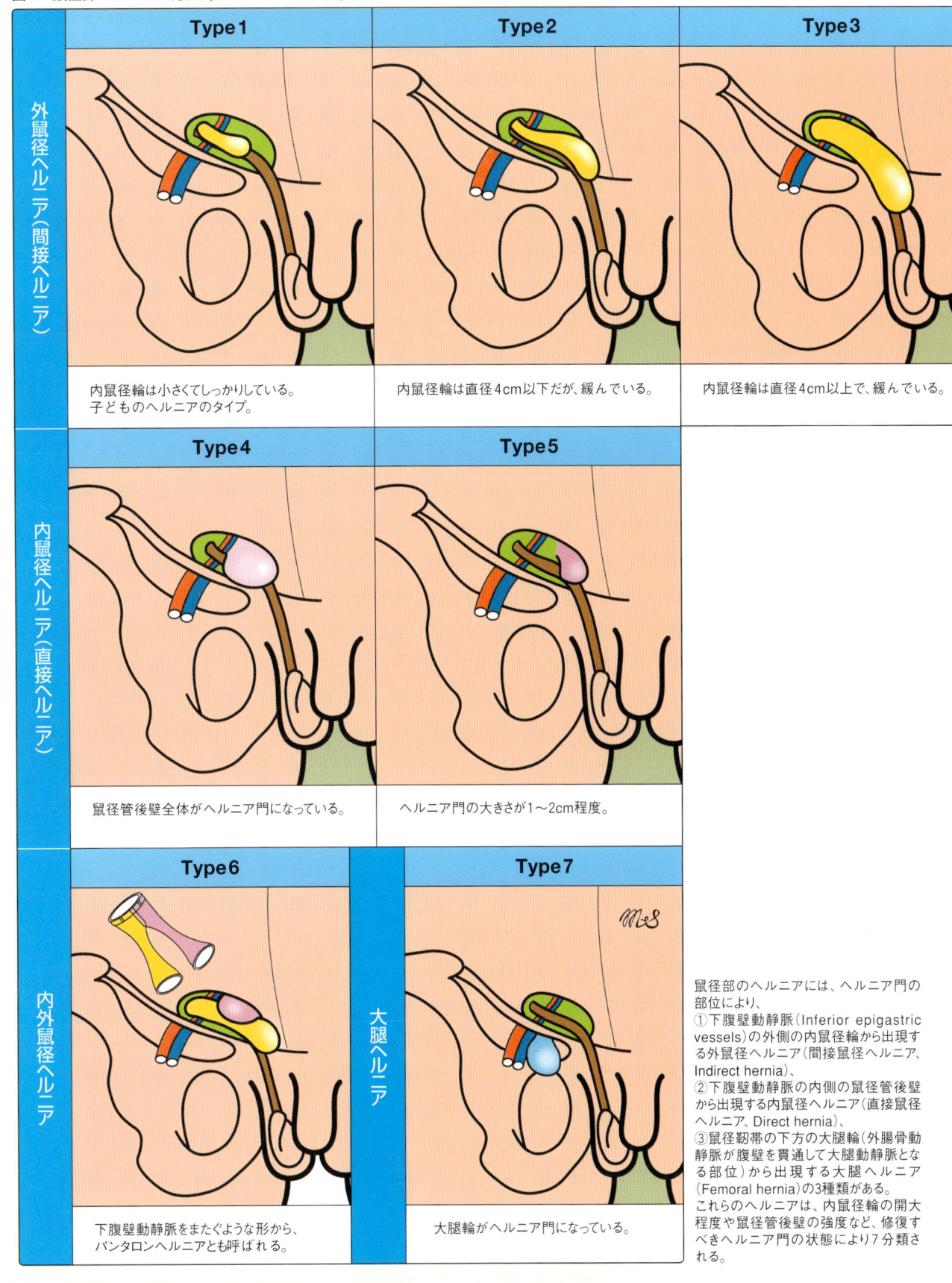

図3 腹腔側からみた筋恥骨孔

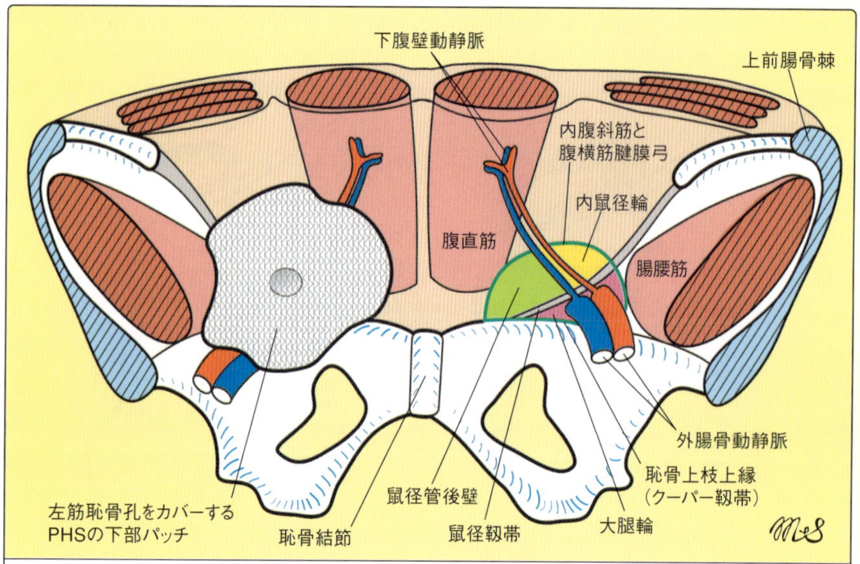

下腹壁動静脈／上前腸骨棘／内腹斜筋と腹横筋腱膜弓／内鼠径輪／腹直筋／腸腰筋／外腸骨動静脈／恥骨上枝上縁（クーパー靱帯）／鼠径管後壁／恥骨結節／鼠径靱帯／大腿輪／左筋恥骨孔をカバーするPHSの下部パッチ

筋恥骨孔とは、上縁は内腹斜筋と腹横筋腱膜弓、外縁は腸腰筋、内縁は腹直筋外縁、下縁は恥骨上枝上縁（クーパー靱帯）の筋と恥骨で囲まれた抵抗減弱部位で、ヘルニアが起こりやすい。

図4 鼠径部の3本の神経

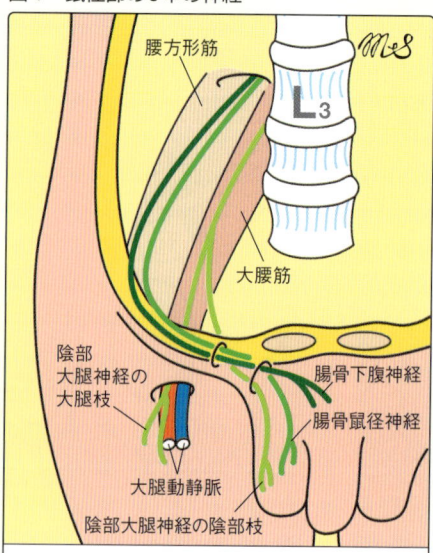

腰方形筋／L3／大腰筋／陰部大腿神経の大腿枝／腸骨下腹神経／腸骨鼠径神経／大腿動静脈／陰部大腿神経の陰部枝

鼠径ヘルニア手術に関係する知覚神経は、腸骨鼠径神経、腸骨下腹神経、陰部大腿神経陰部枝の3本である。

写真1 プロリーン・ヘルニア・システム（PHS）のLサイズ

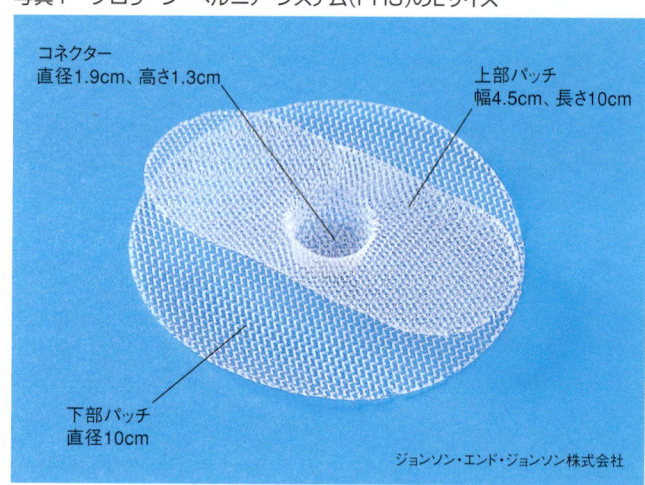

コネクター 直径1.9cm、高さ1.3cm
上部パッチ 幅4.5cm、長さ10cm
下部パッチ 直径10cm
ジョンソン・エンド・ジョンソン株式会社

これらのヘルニアは、内鼠径輪の開大程度や鼠径管後壁の強度など、修復すべきヘルニア門の状態により7分類される（図2）[2,3]。

> **Pure Tissue RepairとTension Free Repair**

イタリアのバッシニが19世紀に発表したバッシニ法をはじめとして、鼠径管後壁はこれまでさまざまな方法で、患者自身の組織を用いて補強されてきた（Pure tissue repair）。

しかし、これまでの方法は、解剖学的に離れた位置にある筋膜や靱帯を無理やり縫合するため、縫合部に過度の緊張が加わった（Tension on the suture line）。そのため術後に創部のつっぱり感や疼痛を生じ、再発率も高かった（10〜20％）。

近年は、メッシュなどの人工補強材を用いて後壁を補強することにより、組織に緊張のかからない修復術（Tension free repair）が可能となった[4,5]。

Tension free repairには、リヒテンシュタイン法、ラトコフ法（Mesh and plug法）[6]、PHS法（プロリーン・ヘルニア・システム：Prolene hernia system）、クーゲル法などがある。

人工補強材のうち、パッチは後壁の補強目的に、プラグはヘルニア門の閉鎖目的に用いられるので、両者を用いる修復法は"Belt and suspender" approach（ベルトとサスペンダーでズボンを吊るような方法）とも呼ばれる[7]。

> **プロリーン・ヘルニア・システム（PHS）について**

1. PHSの構造

PHSは上下2枚のパッチをコネクターで連結した一体型（All in

図5 右外鼠径ヘルニア修復術① 皮膚切開：Finding Skin Crease

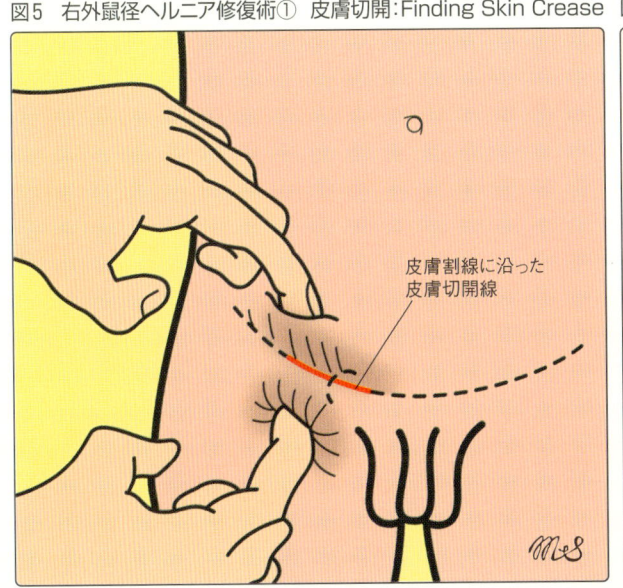

図6 右外鼠径ヘルニア修復術② 鼠径管の開放

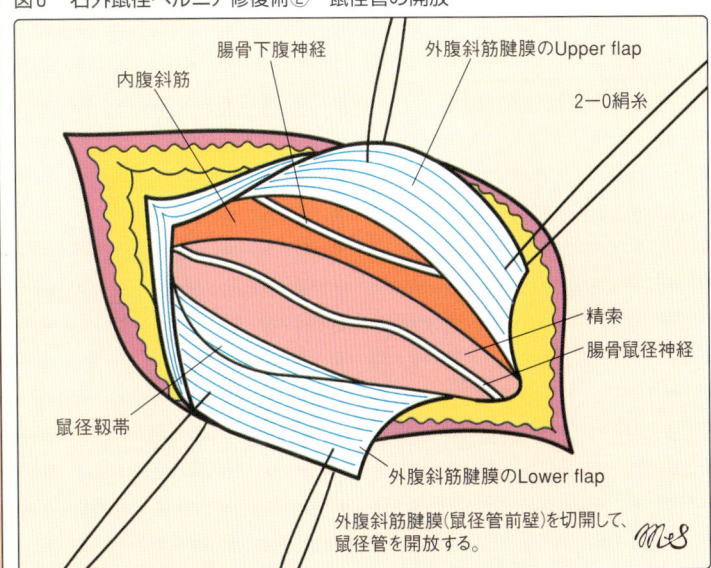

皮膚割線に沿った皮膚切開線

内腹斜筋　腸骨下腹神経　外腹斜筋腱膜のUpper flap
2-0絹糸
精索
腸骨鼠径神経
鼠径靱帯
外腹斜筋腱膜のLower flap
外腹斜筋腱膜(鼠径管前壁)を切開して、鼠径管を開放する。

図7 右外鼠径ヘルニア修復術③ 精索の剥離

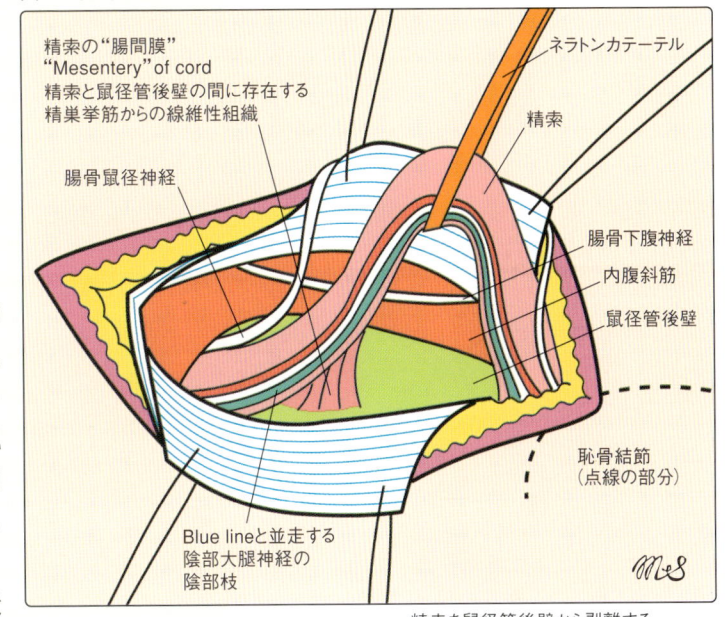

精索の"腸間膜"
"Mesentery" of cord
精索と鼠径管後壁の間に存在する精巣挙筋からの線維性組織
腸骨鼠径神経
Blue lineと並走する陰部大腿神経の陰部枝
ネラトンカテーテル
精索
腸骨下腹神経
内腹斜筋
鼠径管後壁
恥骨結節（点線の部分）

精索を鼠径管後壁から剥離する。精索から遊離した腸骨鼠径神経を外腹斜筋腱膜のupper flapの外側において、その損傷を防止する[11]。

one)の人工補強材で、ポリプロピレンを素材としている（**写真1**）。

コネクターはヘルニア門を閉鎖し、上下2枚のパッチは鼠径管後壁など再発の起こりやすい抵抗減弱部位を補強する。また、上部パッチを周囲組織に縫合することで、PHS全体が固定される。

鼠径管後壁よりも腹膜側に留置される下部パッチは、①鼠径管後壁、②内鼠径輪、③大腿輪を腹腔側からカバーする（**図1c、図3**）。腹圧が上昇すると、下部パッチが鼠径管後壁に密着して裏打ちすることにより補強する。

外腹斜筋腱膜と内腹斜筋の間に留置される上部パッチは、恥骨～鼠径管後壁～内鼠径輪～外側三角（Lateral triangle：筋恥骨孔のうち鼠径靱帯より上方で、かつ、下腹壁動静脈より外側の三角形の部分）を前方から補強する。

2. PHSの長所

人工補強材を用いない従来の方法（Pure tissue repair）での再発は、腹圧が最もかかる恥骨結節近傍からの直接ヘルニアが多い[8]。

一方、プラグとメッシュを用いた方法（ラトコフ法）では、恥骨結節近傍での再発以外にプラグで栓をしたはずの内鼠径輪とその外側の外側三角からの再発が多い[9]。

PHSは恥骨近傍での再発を上下2枚のパッチで防止して、さらに外側三角からの再発を上部パッチの外側翼（Lateral flap）で防止する。

PHS法において重要な鼠径部の解剖

1. 筋恥骨孔

腹腔側からみて、内側は腹直筋、上方は内腹斜筋と腹横筋腱膜弓、外側は腸腰筋、下方はクーパー靱帯と

図8 右外鼠径ヘルニア修復術④ ヘルニア嚢の同定、高位剥離

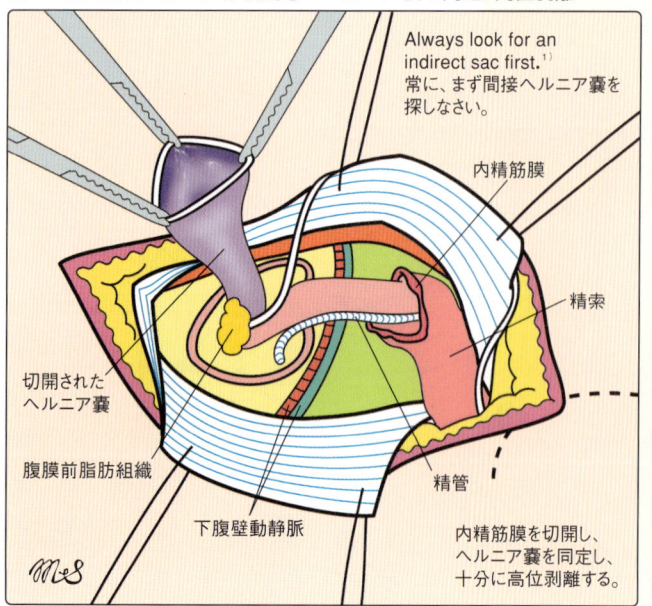

Always look for an indirect sac first.[1)]
常に、まず間接ヘルニア嚢を探しなさい。

内精筋膜
精索
切開されたヘルニア嚢
腹膜前脂肪組織
下腹壁動静脈
精管
内精筋膜を切開し、ヘルニア嚢を同定し、十分に高位剥離する。

図9 右外鼠径ヘルニア修復術⑤ 合併ヘルニアの有無の確認

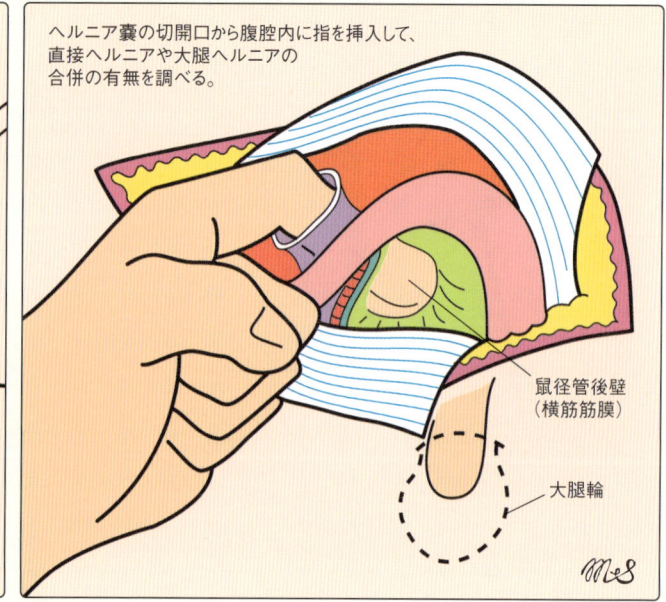

ヘルニア嚢の切開口から腹腔内に指を挿入して、直接ヘルニアや大腿ヘルニアの合併の有無を調べる。

鼠径管後壁（横筋筋膜）
大腿輪

図10 右外鼠径ヘルニア修復術⑥ ヘルニア嚢の巾着縫合閉鎖

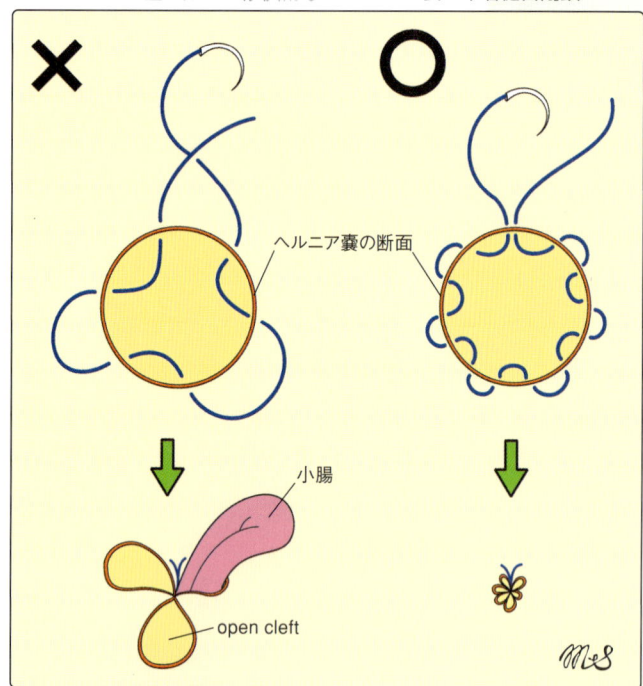

✗　○
ヘルニア嚢の断面
小腸
open cleft

大きなヘルニア嚢は、嚢の内面から細かく巾着縫合して嚢を閉鎖する[16)]。大きな間隔で縫合すると、腹膜のすき間（Open cleft）から腹腔内容が出現して再発する可能性がある。

恥骨で囲まれた部分の腹壁は横筋筋膜でのみ保護されているので、抵抗が減弱している。この部分は筋恥骨孔（Myopectineal orifice）と呼ばれ、直接・間接鼠径ヘルニア、大腿ヘルニアが起こりやすい（図3）。

PHSは筋恥骨孔の3つのヘルニア門を同時にカバーできる点が、ほかの人工補強材より優れている、とされる。

2. 腹膜前腔

腹膜と横筋筋膜の間には、深葉と浅葉の2枚の腹膜前筋膜が存在する。腹膜前筋膜深葉は腎筋膜（Gerota筋膜）の前葉から連続し、腹膜前筋膜浅葉は腎筋膜の後葉から連続している。この2葉の間が腹膜前腔（Preperitoneal space）で、ここには腹膜前脂肪組織が含まれ、精管・精巣動静脈が走行する。下腹壁動静脈は横筋筋膜と腹膜前筋膜浅葉の間を走行するので、腹膜前腔には含まれない。

PHSの下部パッチは腹膜前腔に留置する。腹膜前腔に到達するには、内鼠径輪の内側で腹膜前筋膜浅葉を切開して、下腹壁動静脈を剥離して、その裏側から到達する[10)]。

鼠径部の3本の神経

術後に、時に患者を悩ませる鼠径部痛を引き起こさないためには、術中に神経を確認し、損傷しないことが重要である。鼠径ヘルニアの手術に関係する知覚神経は3本あり、いずれも腰神経叢から分布している（図4）。

1. 腸骨鼠径神経

腸骨鼠径神経（Ilioinguinal nerve）は幅2mm程度で、鼠径管内で精索（女性では子宮円靱帯）の前面

図11 右外鼠径ヘルニア修復術⑦ 腹膜前腔へのアプローチ

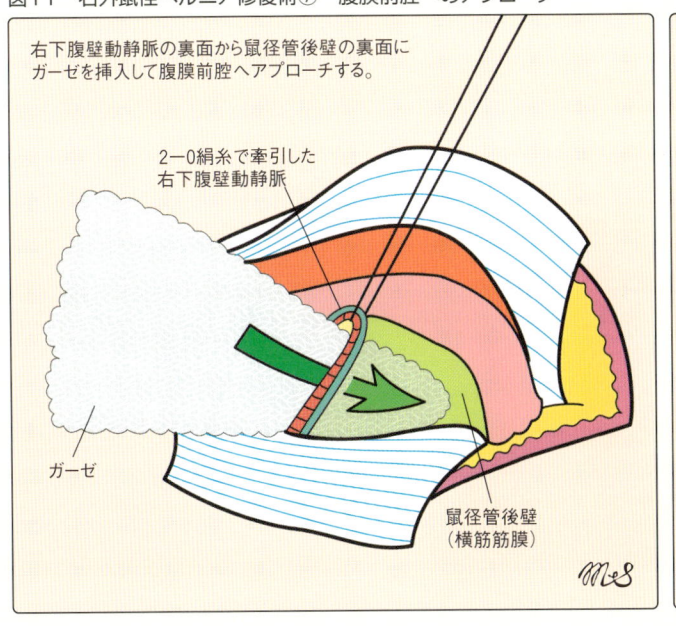

右下腹壁動静脈の裏面から鼠径管後壁の裏面にガーゼを挿入して腹膜前腔へアプローチする。

2-0絹糸で牽引した右下腹壁動静脈

ガーゼ

鼠径管後壁（横筋筋膜）

図12 右外鼠径ヘルニア修復術⑧
下部パッチ用の後方スペースの作成：Gause Dissection

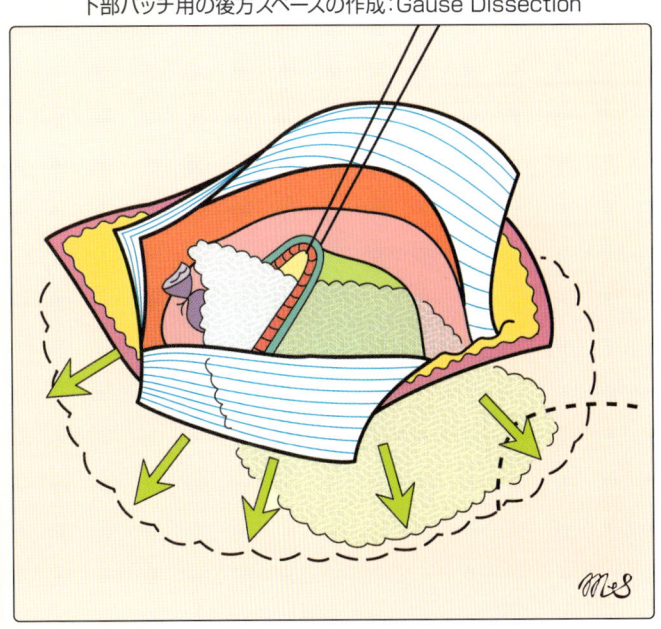

後方スペース剥離の目安(Anatomical Landmark)
上方：腹横筋腱膜弓の5cm上方まで
下方：恥骨結節後面〜大腿輪、クーパー靱帯下方まで
内側：腹直筋裏面まで
外側：外腸骨動静脈まで

を走行し、外鼠径輪から皮下に出現した後、陰嚢、恥骨、大腿の皮膚に分布する。

　腸骨鼠径神経は60％の症例において精索の前面を走行するので、外腹斜筋腱膜の切開時に損傷したり、外腹斜筋腱膜の縫合閉鎖時に縫い込まないように注意する。手術中は、腸骨鼠径神経を外腹斜筋腱膜のUpper flapの外側に一時的によけておく（図7）[11]。

　腸骨鼠径神経は35％の症例で精索の後面や精索内を走行し、残りの5％は精索の前・後面と精索内を走行する。したがって、腸骨鼠径神経が精索の前面に認められない場合には、精索を鼠径管後壁から剥離するときに損傷しないように注意する[12]。

2．腸骨下腹神経

　腸骨下腹神経（Iliohypogastric nerve）は内腹斜筋上を走行し、下腹部の前腹壁に分布する。

　PHSの上部パッチを内腹斜筋上面に縫着するときに、腸骨下腹神経を縫い込まないように注意する（図14）。

3．陰部大腿神経の陰部枝

　陰部大腿神経の陰部枝（Genital branch of genitofemoral nerve）は内鼠径輪から鼠径管内に入り、精索の後面で精巣動静脈（Blue line）と並走し、精巣挙筋に運動枝を分枝したのち、陰嚢の皮膚に分布する。女性では子宮円靱帯に沿って走行し、陰部の皮膚に分布する。鼠径管から精索を剥離するときや精巣挙筋を切離するときに損傷しないように注意する。

PHS法による右外（間接）鼠径ヘルニア修復術

　鼠径ヘルニアの手術は、1．ヘルニア嚢の同定・結紮・切離（Herniotomy）と、2．鼠径管後壁の補強（Herniorrhaphy）の2つからなる[13]。

1．ヘルニア嚢の同定・結紮・切離
1）皮膚切開（図5）

図13 右外鼠径ヘルニア修復術⑨　下部パッチの留置

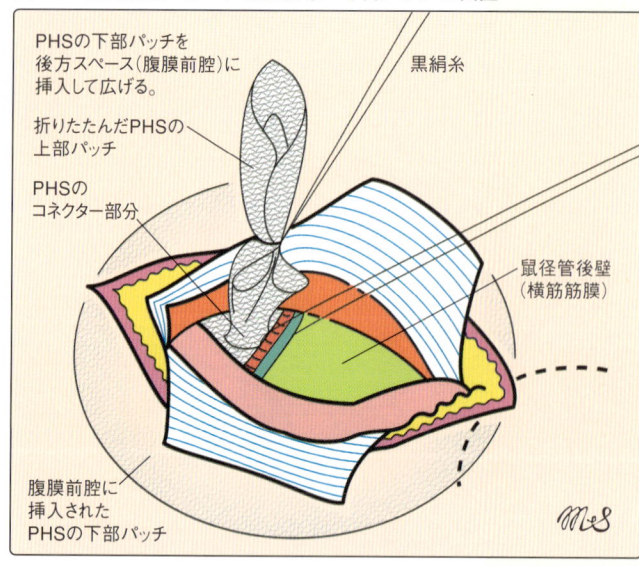

PHSの下部パッチを後方スペース（腹膜前腔）に挿入して広げる。
折りたたんだPHSの上部パッチ
PHSのコネクター部分
腹膜前腔に挿入されたPHSの下部パッチ
黒絹糸
鼠径管後壁（横筋筋膜）

写真2　PHSを傘を広げたキノコ状にする

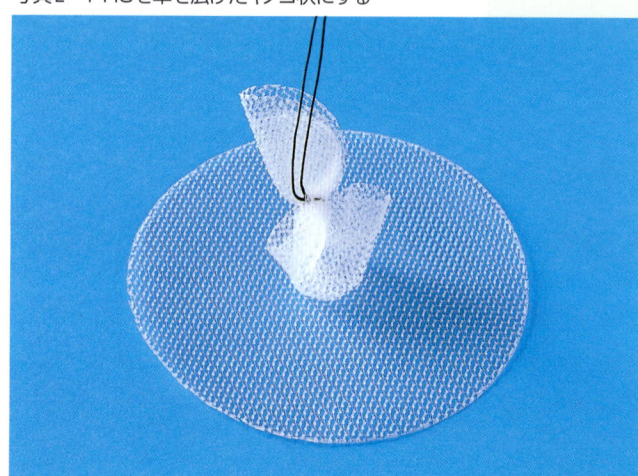

下部パッチを後方スペースに挿入しやすいように、上部パッチを黒絹糸で結紮して、PHSを傘を広げたキノコ状にする[17,18]。

外鼠径輪を中心に約4横指の皮膚切開を皮膚割線に沿っておく。

皮下を走行する浅腹壁静脈(Superficial epigastric vein、大腿静脈の枝)は結紮切離する。

「鼠径ヘルニアの手術で皮膚割線に沿って切開すればよいものを、わざわざ鼠径靭帯に平行に切開する外科医がいる。術野の展開に関しては大差がないのに、おそらく美的センスの欠如か、昔の教えをそのまま受け継いでいるせいとしか思えない。」[14]

2）鼠径管の開放(図6)

皮下組織、スカルパ筋膜を切開し、外腹斜筋腱膜に至る。外腹斜筋腱膜を切開し、鼠径管を開放する。スカルパ筋膜（皮下筋膜深葉）は皮下筋膜なので、鑷子でつまんで動かすと皮膚も動くが、外腹斜筋腱膜を動かしても皮膚は動かない[15]。外腹斜筋腱膜に2-0絹糸をかけ、頭・尾側方向に牽引展開する。

3）精索の剥離(図7)

精索（女性では子宮円靭帯）をまず恥骨結節の骨膜上で遊離して、ネラトンカテーテルをかける。次にネラトンカテーテルで精索を挙上しながら、精索を恥骨から内鼠径輪方向へ鼠径管後壁から剥離する。精索の剥離時に鼠径管後壁を損傷しないこの方法が、間接ヘルニア術後の直接ヘルニア再発防止の重要なポイントである[4]。

4）ヘルニア嚢の同定、高位剥離(図8)

精巣挙筋を切離し、内精筋膜を全周性に切開しヘルニア嚢を同定する。

ヘルニア嚢に接した層で内鼠径輪より2～3cm腹腔側までヘルニア嚢を十分に高位剥離する。

5）合併ヘルニアの有無の検索(図9)

術後早期の再発はテクニカルエラー(Poor repair)か、他のヘルニアの見落とし(Missed sac)が多い[8]。

ヘルニア嚢の切開口から腹腔内に指を挿入して、腹腔側から鼠径管後壁を押し上げて直接ヘルニアの有無や鼠径管後壁の強靭性を検索する。さらに、外腸骨動静脈の内側で大腿輪を触診して大腿ヘルニアの有無を検索する。女性では特に大腿ヘルニアの合併に注意する。

6）ヘルニア嚢の結紮・切離(図10)

小腸や大網などのヘルニア内容を腹腔内に還納する。小さなヘルニア嚢は、内容をしぼり出すようにヘルニア嚢を捻ってから、その基部を2-0絹糸で刺通結紮する。大きなヘルニア嚢は、嚢の内面から巾着縫合して閉鎖する[16]。

2. 鼠径管後壁の補強

1）上部パッチ用の前方スペースの作成

外腹斜筋腱膜下面と内腹斜筋上面の間に上部パッチを留置するための前方スペースを作成する。

2）下部パッチ用の後方スペース（腹膜前腔）の作成(図11、12)

腹膜前腔へアプローチするために、下腹壁動静脈に2-0絹糸をか

図14 右外鼠径ヘルニア修復術⑩ 上部パッチの縫合固定

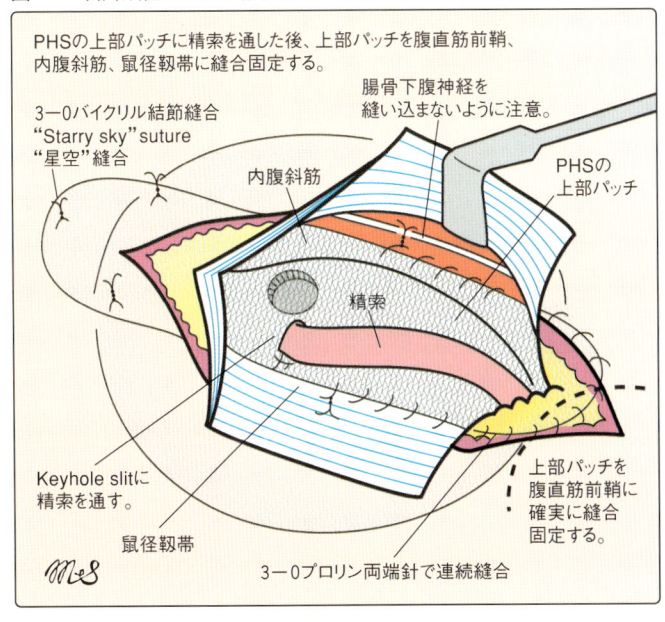

PHSの上部パッチに精索を通した後、上部パッチを腹直筋前鞘、内腹斜筋、鼠径靱帯に縫合固定する。
3-0バイクリル結節縫合 "Starry sky" suture "星空"縫合
内腹斜筋
腸骨下腹神経を縫い込まないように注意。
PHSの上部パッチ
精索
Keyhole slitに精索を通す。
鼠径靱帯
上部パッチを腹直筋前鞘に確実に縫合固定する。
3-0プロリン両端針で連続縫合

図15 右外鼠径ヘルニア修復術⑪ 外腹斜筋腱膜の連続縫合閉鎖

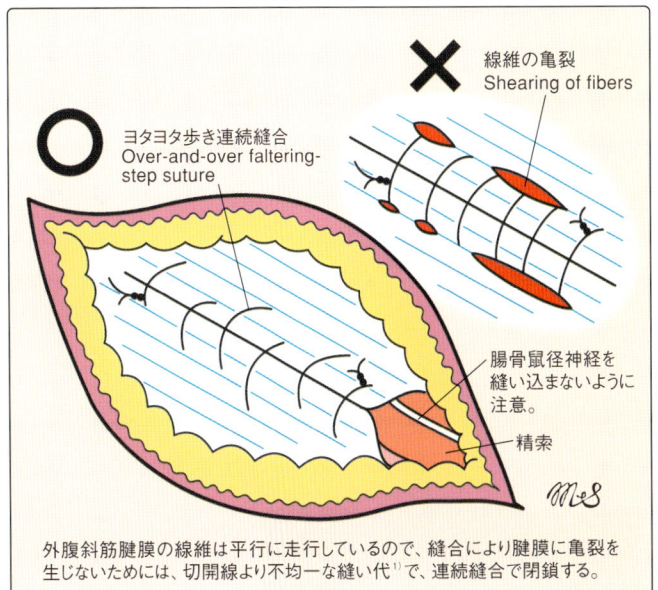

線維の亀裂 Shearing of fibers
ヨタヨタ歩き連続縫合 Over-and-over faltering-step suture
腸骨鼠径神経を縫い込まないように注意。
精索

外腹斜筋腱膜の線維は平行に走行しているので、縫合により腱膜に亀裂を生じないためには、切開線より不均一な縫い代[1]で、連続縫合で閉鎖する。

けて牽引する。下腹壁動静脈の裏面から鼠径管後壁の裏面にガーゼを少しずつ挿入して腹膜前腔を鈍的に剝離して後方スペースを作成する（Gause dissection）。

3）PHSを傘を広げたキノコ状にする（写真2）[17,18]

上部パッチの両翼を縦に折り、黒絹糸で結紮して、上部パッチを1本の軸のようにして下部パッチから立てる。これによりPHS全体は傘を広げたキノコ状になる。

4）下部パッチの留置（図13）

まずキノコの傘部分（下部パッチ）を後方スペースに挿入する。この際、上部パッチの長軸方向を十分に考慮して挿入する。下部パッチを後方スペースに広げた後、上部パッチの黒絹糸を除去してその両翼を左右に広げて前方スペースに留置する。

5）上部パッチの固定（図14）

上部パッチに鍵穴状のスリット（Keyhole slit）を作成して、精索を通す。

上部パッチの内側翼（Medial flap）を3-0プロリン両端針の糸の中央で、まず恥骨結節直上の腹直筋前鞘に確実に縫合固定する。続いて内側翼を内腹斜筋上面と鼠径靱帯に連続縫合する。上部パッチを内腹斜筋に縫着する際に腸骨下腹神経を縫い込まないように注意する。

上部パッチの外側翼（Lateral flap）を、3-0バイクリルで内腹斜筋上面に結節縫合で固定する（"Starry sky" suture：星空縫合）。

⑥外腹斜筋腱膜の縫合閉鎖、皮膚縫合（図15）

切開した外腹斜筋腱膜を連続縫合閉鎖する。この際、腸骨鼠径神経を縫い込まないように注意する。

男性では陰嚢を牽引して、術中操作で挙上した睾丸を陰嚢内に戻しておく。

皮膚を縫合して手術を終了する。

引用・参考文献
1) Watkin DFL and Kirk RM: Abdominal wall and groin, In; General surgical operations, 4th ed, Kirk RM ed, Churchill Livingstone, 2000, p117-140
2) Gilbert AI: An anatomic and functional classification for the diagnosis and treatment of inguinal hernia, American Surgery, 157:331-333, 1989
3) Rutkov IR et al: Classification systems and groin hernia, Surgical Clinics North America, 78(6), 1117-1127, 1998
4) Lichtenstein IL: Hernia repair without disability, 2nd ed, Ishiyaku Euroamerica, 1986
5) 下間正隆：鼠径ヘルニアの手術〈まんがで見る術前・術後ケアのポイント、照林社、2000、p180-185〉
6) 下間正隆ほか：プラグとメッシュを用いた鼠径ヘルニア根治術（Rutkow法）における工夫、手術、1997、p1821-1824
7) Nyhus LM et al: Inguinal hernia, Current Problems in Surgery, 28:407-450, 1991
8) Read RC: Recurrent and incisional hernia, In; Reoperative general surgery, 2nd ed, McQuarrie PG et al ed, Mosby, 1997, p558-567
9) Gilbert A: Lateral triangle of the groin, Hernia, 4:234-237, 2000
10) 柵瀬信太郎：成人鼠径ヘルニアの手術、メッシュを用いた鼠径ヘルニア手術、外科治療、84:393-404、2001
11) Beahrs, OH: Operative repair of hernia In; An atlas of the surgical techniques of Oliver H. Beahrs, Saunders, 1985, p127-153
12) Moosman DA: Prevention of accidental trauma to the ilioinguinal nerve during inguinal herniorrhaphy, American J Surgery, 133:146-148, 1977
13) Da Costa ML, et al: External hernias, In; Principles of surgical management, Quick CRG et al ed, Oxford, 2000, p597-615
14) 門田俊夫：皮膚切開・縫合とその準備、実践の外科臨床、医学書院、1997、p3-11
15) Griffith CA: Inguinal hernia: an anatomic-surgical correlation. Surgical Clinics North America, 39:531-556, 1959
16) Postlethwait RW: Recurrent inguinal hernias, American J Surgery, 107:739-743, 1964
17) 下間正隆ほか：鼠径ヘルニア修復術においてプロリン・ヘルニア・システムの上下2枚のパッチを各スペースに手際よく留置する方法、臨床外科、56:684-685, 2001
18) 下間正隆ほか：ヘルニアシステム法（外鼠径ヘルニアの場合）、臨床外科、58(10)：1361-1368, 2003

PART II 基本的な手術

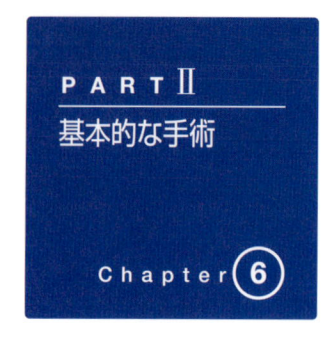

Chapter 6

腹腔鏡下胆嚢摘出術
Laparoscopic Cholecystectomy

Conversion to an open cholecystectomy is not a failure of surgical technique but safe practice. ── Jeremy N. Thompson & Shaun G. Appleton [1]

腹腔鏡下から開腹下の胆嚢摘出術への移行は、手術手技の失敗ではなく、安全な手術法への移行である。

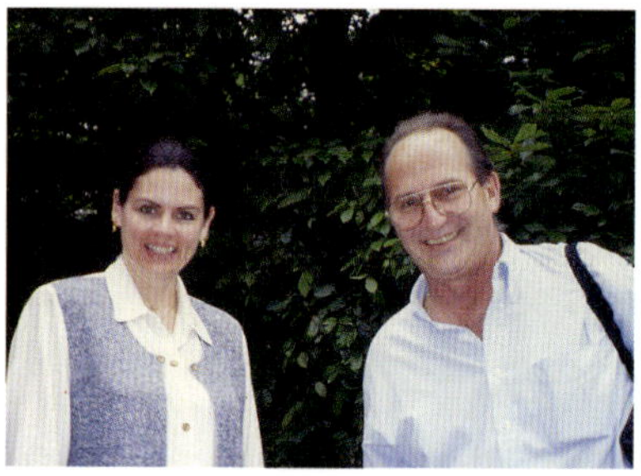

写真1　京都・金閣寺を散策中のムレー先生ご夫妻（1994年）
新潟県立加茂病院外科の中村茂樹先生より拝借。掲載をご許可戴きました中村先生に感謝申し上げます。

腹腔鏡下胆嚢摘出術

1987年にフランス・リヨンの外科医ムレー（Phillipe Mouret）（**写真1**）が、原因不明の下腹部痛と胆石痛を有する中年女性の腹腔鏡検査の際、同時に、腹腔鏡下で胆嚢を摘出したのが、腹腔鏡下胆嚢摘出術の最初とされる[2,3,4]。日本では、1990年に腹腔鏡下胆嚢摘出術が開始された。

日本内視鏡外科学会のアンケート調査（469施設）によると、1990年から2001年末までで、腹腔鏡下胆嚢摘出術は17万6249人に施行された[5]。2001年には、全胆嚢摘出術のうち84.3%が腹腔鏡下に行われていた。

このアンケート結果によると、腹腔鏡下胆嚢摘出術の偶発症・合併症のうち、
①術中に開腹止血を必要としたのは1023例、術後に開腹止血を必要としたのは130例で、総数1153例（0.65%）に開腹止血を必要とした。
②胆管損傷（肝管、総胆管）の総数は1166例（0.66%）で、術後の胆管狭窄は84例であった。

腹腔鏡

腹腔鏡には、①光学式の硬性鏡と、②胃カメラのように先端にCCDカメラを装着した電子式腹腔鏡がある。

1. 光学式の硬性鏡

光学式の硬性鏡では、術野の画像は腹腔鏡先端の対物レンズで結像し、細長い棒状のリレーレンズで伝達され、接眼レンズで拡大される（Hopkins rod lens system, 1969年イギリス）。CCDを内蔵したモニター装置からのアダプターを、腹腔鏡の接眼部に装着して、光学的画像を電気信号に変換する。

腹腔鏡（硬性鏡）には、直視型と斜視型がある。一般的には、視野の邪魔になる横行結腸や大網などを越えて、胆嚢周囲を俯瞰できる30°前方斜視型の腹腔鏡（斜視鏡）が使用される。

斜視鏡のライトケーブルの接続部は、腹腔鏡先端の斜面の対側に接続されるので、ライトケーブルが直立する状態で腹腔鏡を保持した場合に術野が正立象となる。

斜視鏡の光軸（鏡筒）を少し回転

すれば、カロー三角を正面視したり、胆嚢管の背側を観察することができる（図1）。

2. 電子式腹腔鏡

電子式腹腔鏡（オリンパスのENDOEYEなど）は、スコープ先端にCCDを搭載し、腹腔のテレビ観察に最適な光学設計が施されている。

電子式腹腔鏡の利点として、①リレーレンズを必要としないので、レンズ枚数が少なく、コントラストのよい明るい画像を得ることができる、②観察深度が深いのでピント合わせを必要としない、③スコープ先端を適度に加湿する構造のため、結露によるレンズの曇りが少ない、④スコープ先端がフレキシブルタイプのものがあり、硬性鏡では見えにくい部分も観察できる、などがあげられる。

● ホワイトバランス

色はRed, Green, Blueの3原色（RGB）で構成され、3色を混合すると白色になる。正確な色を再現し、血液と胆汁の色の区別、臓器の色調の判断を誤らないように、手術開始前にホワイトバランスを調節して、画像を自然の色に近づける。

Hand‐Eye CoordinationとMirror Image

術者の眼と腹腔鏡とモニター画面を一直線上において、両手の鉗子の先端が腹腔鏡の左右で、かつ前方にあれば、手と眼、カメラ軸が一直線となり、開腹手術と同様の感覚で腹腔鏡手術を行える[6]（図2、3）。

しかし例えば、心窩部の術者右手用のトロッカーから腹腔鏡を挿入して、臍下の腹腔鏡用ポート孔から胆嚢を腹腔外に摘出する場合などには、鉗子軸は頭側に向いているのに、腹腔鏡の光軸は尾側を向くので、両軸のなす角度が90°を超えて、実際の鉗子の動きとモニター画面上の鉗子の動きとが逆転（Mirror image、鏡像）して手術操作が難しくなる（図13）。

カメラマンの心構え[7, 8]

その1：常にモニター画面の中央に術野を据える。

その2：術野を常にまっすぐな状態（ライトケーブルが直立している状態）にして、天地を正しく保つ。もし、カメラ（腹腔鏡）が回転すれば、世界はまさにピサの斜塔のように傾き始める。

その3：術野を見渡すために、カメラを左右に振らない。術者の意図と関係なく、急にカメラを動かすと、術者をイライラさせ船酔いさせる。術野全体を見渡すときは、術者が操作している術野を画面の中心に保ちながら、カメラを引き戻すとよい。このようにすると、術野に焦点を当てながらも、腹腔内の情報を最大限に得ることができる。

その4：カメラワークは手術の流れに乗りながら行う。すなわち、胆嚢動脈の剥離のような繊細な操作の時は、術野をクローズアップする。肝床から胆嚢を剥離するようなときは、やや遠くから胆嚢の全景（Overview）を写しだす。クローズアップから全景、全景からクローズアップへ移行するときも、術野を画面の中心に保ちながらカメラを前後に動かす。

その5：鉗子を入れ替えるときは、カ

図1　斜視鏡の利点

Aの画像

カロー三角
総胆管
胆嚢管

鏡筒
ライトケーブル
A B

Bの画像

ルビエール溝は肝門（方形葉と尾状葉の間にある長いくぼみ）の右端にある2～5cmの溝で、右肝管・門脈・動脈がここより右肝内に流入する。

ルビエール溝
右肝管
ルビエール溝より胆嚢側（斜線部分）で手術操作を行うと安全である。

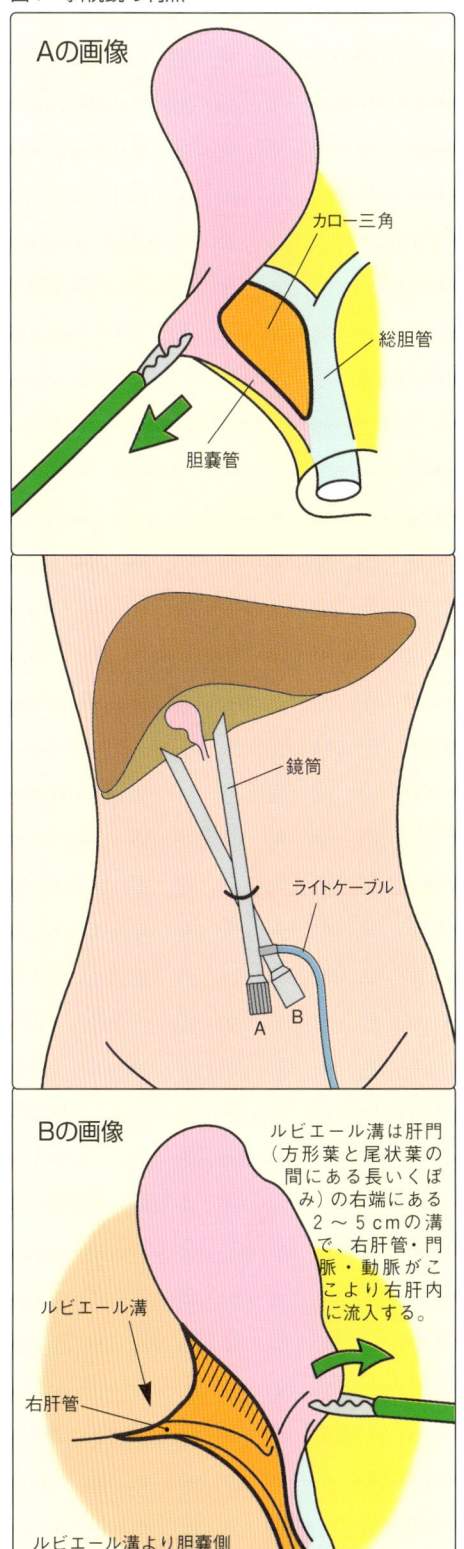

斜視鏡の光軸（鏡筒）を少し回転すれば、カロー三角を正面視（Aの画像）したり、胆嚢管の背側を観察（Bの画像）することができる。

図2　患者の体位、術者、器具の配置

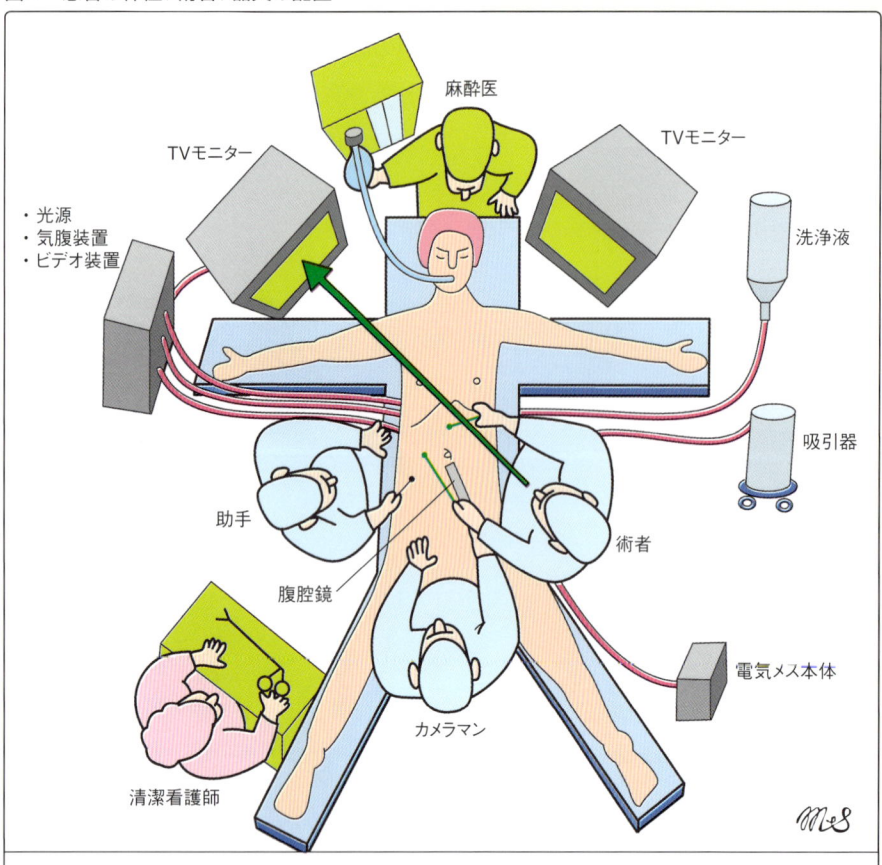

・光源
・気腹装置
・ビデオ装置

麻酔医
TVモニター
TVモニター
洗浄液
吸引器
助手
術者
腹腔鏡
電気メス本体
カメラマン
清潔看護師

術者は患者の左側に立って、両手で鉗子類を操作する。術者は患者の頭側右方に配置したTVモニター画面を見ることにより、手と眼の調整（Hand-eye coordination）をスムーズに行える。
カメラマンは開脚した患者の両脚の間に立ち、腹腔鏡を操作する（フランス式）。
清潔野には、一般に①ビデオケーブル、②光源コード（ライトケーブル）、③気腹チューブ、④電気メスコード、⑤吸引チューブ、⑥洗浄チューブの6本のコード・チューブ類がセットされる。

図3　トロッカー、ポートの位置と役割

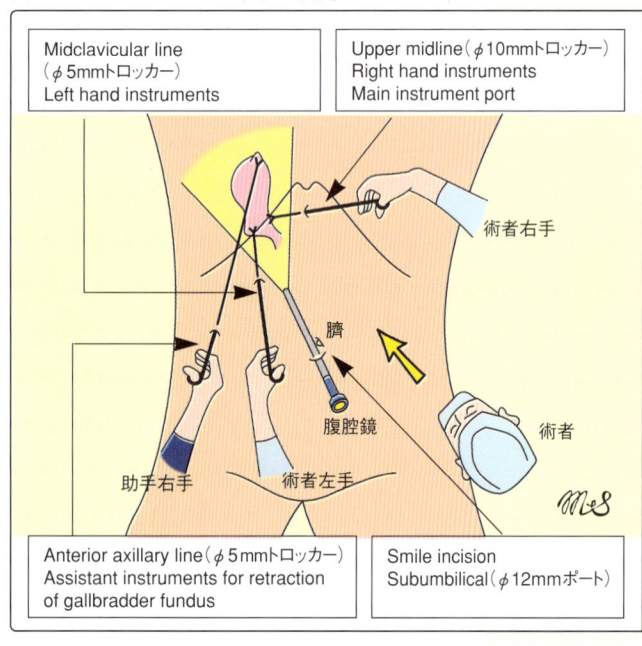

Midclavicular line（φ5mmトロッカー）
Left hand instruments

Upper midline（φ10mmトロッカー）
Right hand instruments
Main instrument port

術者右手
臍
腹腔鏡
術者
助手右手
術者左手

Anterior axillary line（φ5mmトロッカー）
Assistant instruments for retraction of gallbradder fundus

Smile incision
Subumbilical（φ12mmポート）

術者の眼と腹腔鏡とモニター画面を一直線上において、両手の鉗子の先端が、腹腔鏡の左右で、かつ前方にあれば、開腹手術と同様の感覚で、腹腔鏡手術を行える。
術中、術者が鉗子を入れ替える際に、助手は空いている左手で、術者のトロッカーを保持固定して、鉗子のスムーズな入れ替えを助ける。
鉗子は、腹腔鏡下に観察しているときに限り開閉操作を行い、視野の外にあるときは閉じておく。
"Don't open your mouth unless you have something to say"[1]

メラを少し引いて全景にする。鉗子が胆嚢からはずれたら、鉗子の先端が見えるところまでカメラを引く。

腹腔鏡下胆嚢摘出術に用いる装置・器具

1. 気腹装置

気腹ガスとしては、人体に無害無臭で不燃性で安価な炭酸ガス（CO_2）を用いる。炭酸ガスは血中に速やかに溶解し、体に重篤な影響を及ぼさないが、気腹圧を上げすぎると血中CO_2濃度が上昇する。

低流量（1ℓ／分）で気腹を開始後、1～2分してから流量を増加する。通常、気腹圧の上限を15mmHgに設定して、腹腔内圧8～10mmHg前後で手術を行う。

2. 電気メス（写真2）

フック型電気メスは、組織をかぎ状のフックでひっかけて、周囲組織から十分離したのちに切開・凝固する（Hook & Fire）。

電気メスの先端を組織に直接接触させて凝固止血することもできる。

● Hook, Look, Cook[9]

電気メスは、胆嚢管周囲の剥離や胆嚢を肝床から剥離するときに有用である。

まず、切離しようとする組織をフック型電気メスの先でひっかけて剥離して（Hook）、周囲組織から十分離して安全に通電できることを確認（Look）し、通電（Cook）する（図4）。

電気メスの先端を、肝動脈、総胆管、肝臓など損傷してはいけない重要な組織から離して、切離側に寄せてから通電する。

電気メスが周囲組織を熱損傷（Distant burn）しないためには、

写真2 鉗子、電気メス、剪刀

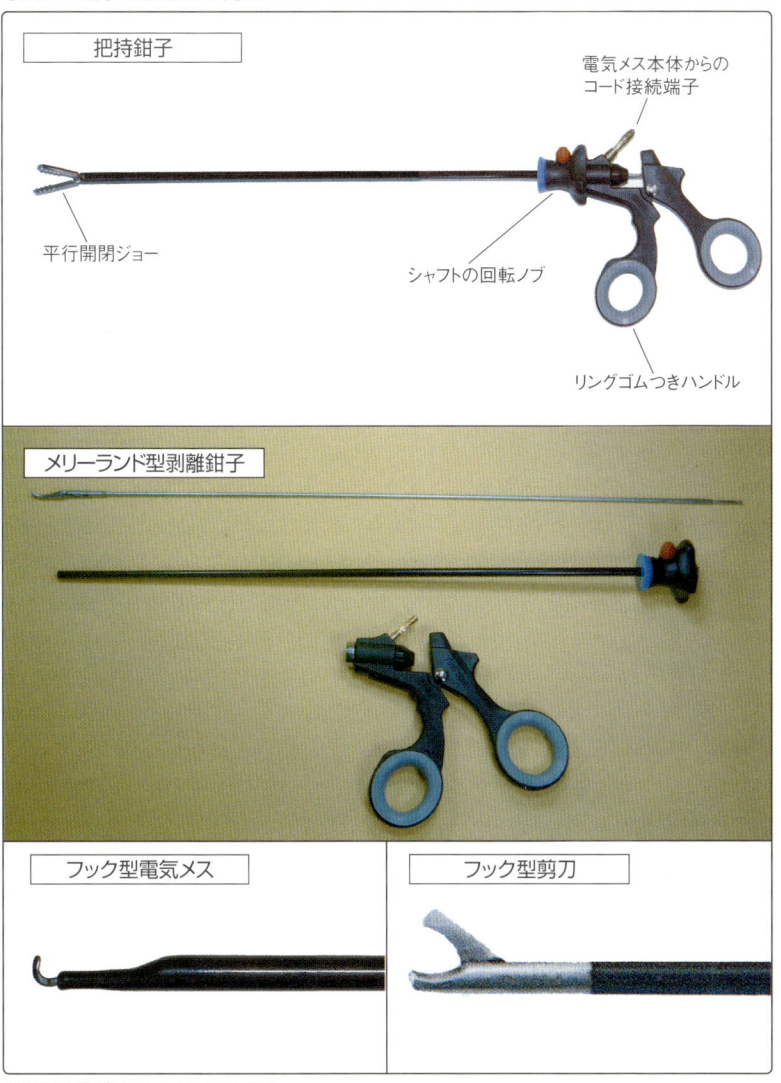

把持鉗子
- 電気メス本体からのコード接続端子
- 平行開閉ジョー
- シャフトの回転ノブ
- リングゴムつきハンドル

メリーランド型剥離鉗子

フック型電気メス

フック型剪刀

平和医療器械 (Tel. 03-5970-6353)

一度に長時間通電せずに、短時間ずつ繰り返し通電して切離する(Use repeated small burns)。

電気メスが組織を切開後、電気メスの先端が勢い余ってはねて、肝十二指腸間膜や十二指腸など重要な組織に接触して熱損傷しないように注意する。

3. エンドクリップ（写真3）

エンドクリップの形態には、直線型(Endoclip、タイコ)とバナナ型(Acuclip、タイコ)がある。

クリップは、挟もうとする組織の向こう側のクリップの先端が出ていることを確認してからファイヤーする(図11)。

クリップは、ファイヤーするとその先端がまず閉じて、クリップから組織が滑り落ちないような機構になっている。

クリップの上にクリップが掛かるClip on clipを避ける。クリップは磁性の弱いチタン製なので、術後にMRIを撮影しても危険はない。

4. 剪刀（写真2）

フック型剪刀の刃は凹状に彎曲

図4 電気メスの安全な使い方；Hook, Look, Cook

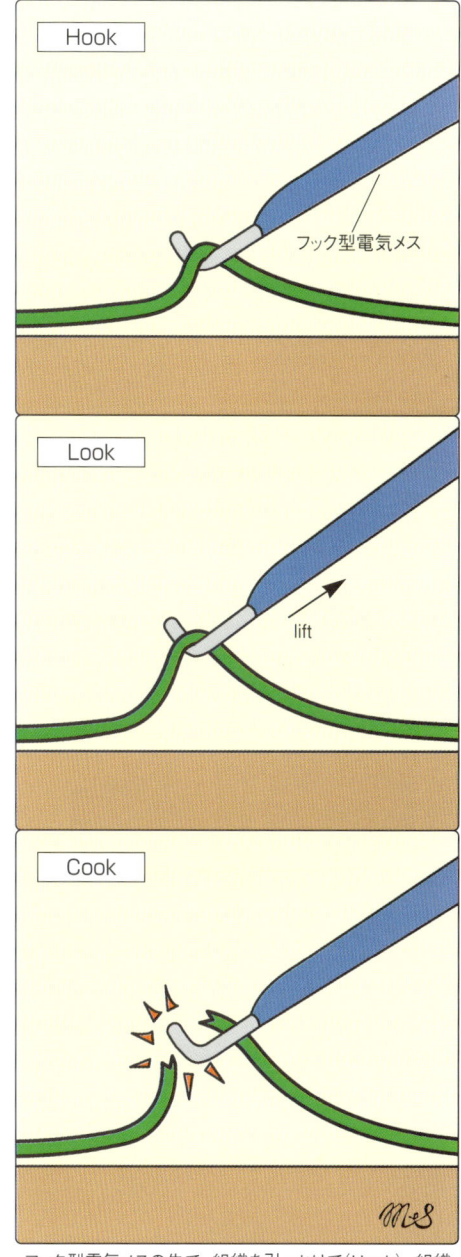

Hook
- フック型電気メス

Look
- lift

Cook

フック型電気メスの先で、組織を引っかけて(Hook)、組織を持ち上げてよく見て(Look)、通電して焼く(Cook)。

写真3　エンドクリップ

直線型
エンドクリップ（タイコ）

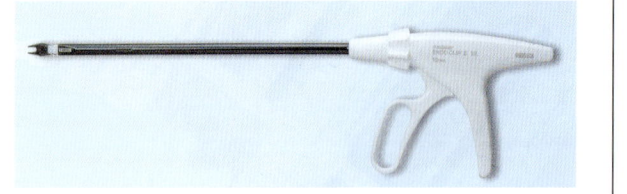

バナナ型
アキュクリップ（タイコ）

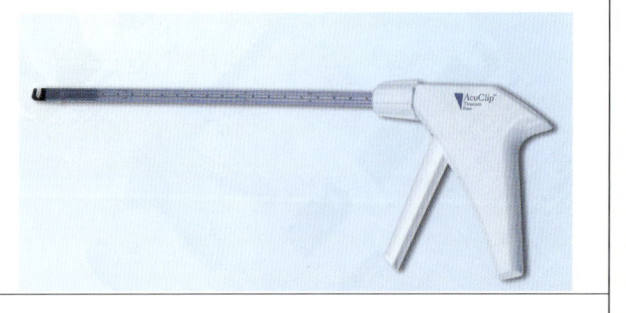

エンドクリップ

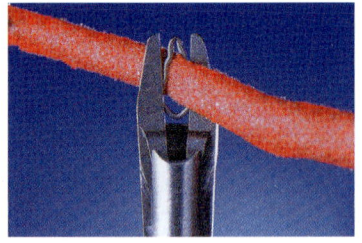

エンドクリップの長さには6mm（M）、9mm（ML）、11mm（L）がある。

アキュクリップ

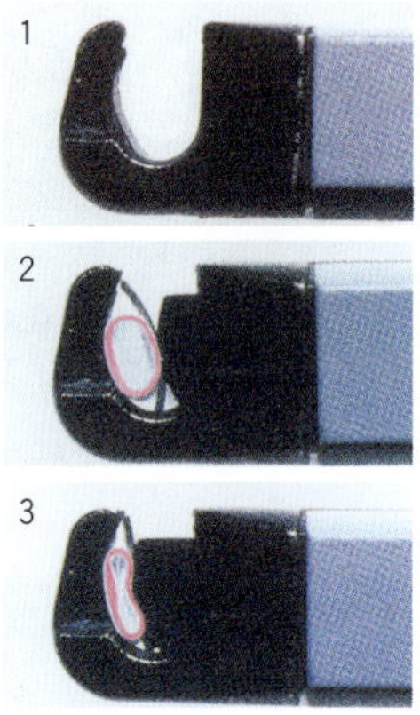

アキュクリップは本体のシャフト長軸に対して直角方向に開口しているので、クリップを脈管にひっかけやすく、先端も確認しやすい。アキュクリップの閉じた形状はバナナ型となる。

して、その先端が咬み合うようになっているので、脈管を確実にはさんで切離できる。

　胆嚢管や胆嚢動脈は、クリップを確実にかけた後に剪刀で切離する。このとき、剪刀の刃渡りで一回で切離できる場合でも、まず脈管の一部を切離して出血や胆汁の流出がないことを確認してから、完全に切離するのが原則である[10]。

5. 把持鉗子（写真2）

　無鉤の把持鉗子は、術者の左手用鉗子として多用される。術者の鉗子は、組織をつかんだり離したりする頻度が高いため、一般にラチェット機構のない鉗子を使用する。

　一方助手は、一度つかんだ組織をある程度剥離が進むまで同じ位置に固定して、視野を確保する操作が多いため、ハンドルを握る力を常にかける必要のないラチェット付きの無鉤鉗子を使用する[10]。

　把持鉗子や剥離鉗子の手元の端子に電気メスのコードを接続して、凝固止血することもできる。

腹腔鏡下胆嚢摘出術の手順

①皮膚切開、腹腔鏡用ポート、鉗子用トロッカーの挿入
②胆嚢管・胆嚢動脈の処理
③胆嚢の肝床からの剥離
④切除胆嚢の腹腔外への摘出
⑤腹腔内洗浄・ドレナージ・閉腹

皮膚切開、腹腔鏡用ポート、鉗子用トロッカーの挿入

1. 皮膚切開、腹腔鏡の挿入

　臍下部を約2cm弧状切開して開腹し、腹腔鏡用ポートを挿入する（図3）。
　腹腔鏡用の皮膚切開は、一般に臍下におく（Smile incision）。しかし、体格の大きい人や肥満患者では、臍上においたほうがよい場合もある[11]。
　冷たい腹腔鏡を暖かく湿度の高い腹腔内に挿入すると、レンズが結露して曇るので腹腔鏡はあらかじめ暖めておく（写真4）。

2. トロッカーの挿入

　3本のトロッカーを腹腔鏡で観察しながら腹腔内に挿入する（図3）。
　各鉗子が交差（Crossing the swards）して、お互いがじゃましな

写真4　腹腔鏡用ヒーター付カップ

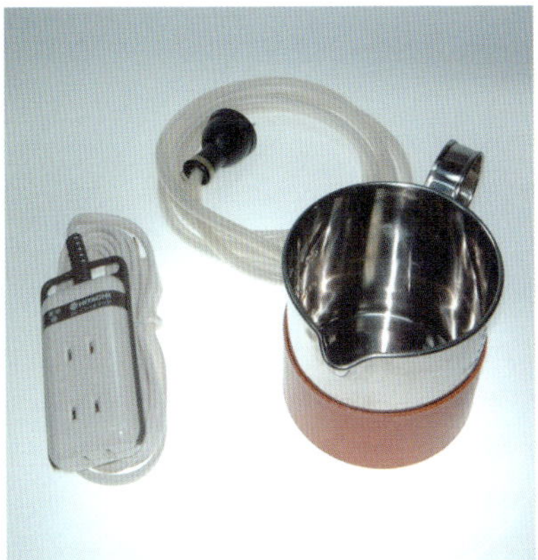

水温を47℃に保つカップでEOG滅菌可能。
(平和医療器械)

図5　カロー三角の展開法

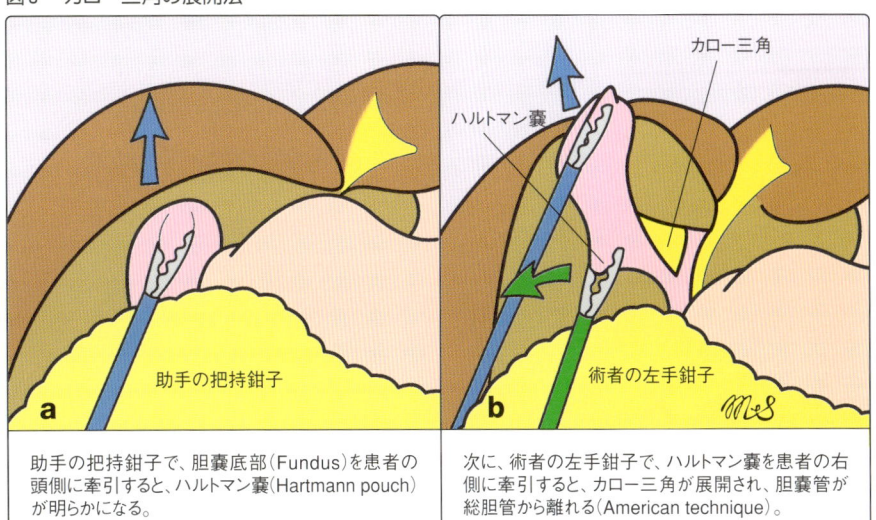

a　助手の把持鉗子で、胆嚢底部(Fundus)を患者の頭側に牽引すると、ハルトマン嚢(Hartmann pouch)が明らかになる。

b　次に、術者の左手鉗子で、ハルトマン嚢を患者の右側に牽引すると、カロー三角が展開され、胆嚢管が総胆管から離れる(American technique)。

図6　胆嚢管の剥離①　外堀(胆嚢頸部)を埋めてから、天守閣(胆嚢管、胆嚢動脈)を攻める。

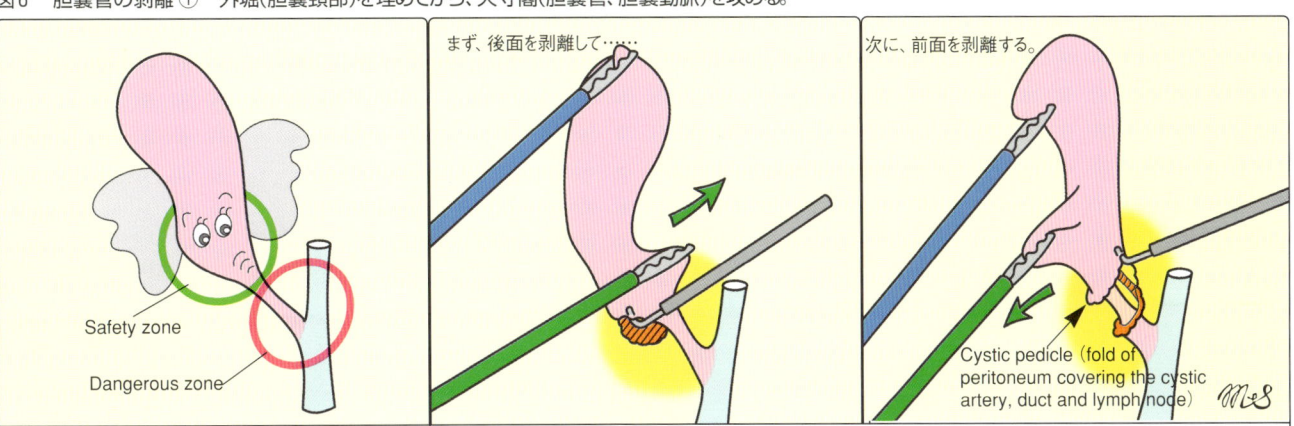

Safety zone
Dangerous zone

胆嚢頸部を象の顔に見立てて、安全な領域内で鼻の根元を全周性に剥離して、顔から鼻(胆嚢管)への連続性を明らかにする[15, 16]。

まず、後面を剥離して……

次に、前面を剥離する。

Cystic pedicle (fold of peritoneum covering the cystic artery, duct and lymph node)

いきなり天守閣(胆嚢管、胆嚢動脈)を攻めない。まずじっくり、外堀(胆嚢頸部)を埋めて、その日の術者の体調、電気メスの調子などをみて、手慣らしをしてから、慎重に天守閣を攻める。

最も視野のよいところ、解剖学的関係が最もはっきりしているところ、出血を最もよくコントロールできるところ、ちょっと切開するだけで次の剥離操作が最も容易になるところからアプローチするのが、すべての剥離操作の大原則である。

図7　胆嚢管の剥離②　Be flexible!

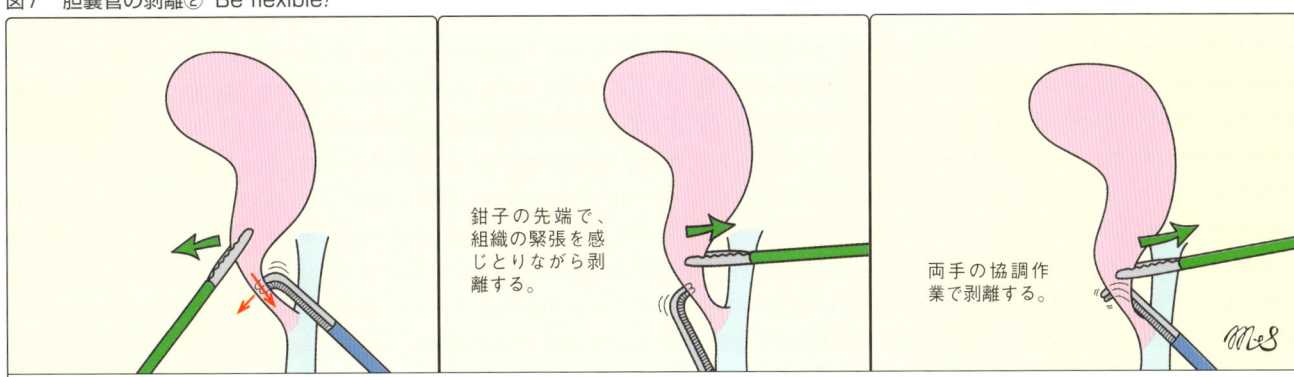

鉗子の先端で、組織の緊張を感じとりながら剥離する。

両手の協調作業で剥離する。

① 胆嚢管の長軸に直交(赤矢印)する方向で全周性に剥離する。
② 一方向のみから遮二無二進まない。時々、組織を引っ張る力を緩めて、胆嚢管を元の位置に戻し、斜視鏡でその前・後面を観察して、剥離の方向を再評価して過ちを避ける。

いように、トロッカーの挿入位置を考慮する[12]。

体位は頭側高位・右側高位とする。

胆嚢管・胆嚢動脈の処理

1. 胆嚢管の処理
1) 体位

2) カロー三角の展開

助手の把持鉗子で胆嚢底部を患者の頭側右方へ挙上し、術者の左手鉗子で胆嚢頚部を右側へ牽引する（American technique）。または、肝下面を挙上（助手）し、胆嚢頚部を右側へ牽引（術者左手）して、カロー三角を展開する（French technique）（図5）[13]。

● カロー三角（Callot triangle）

肝下面、胆嚢管、総胆管（総肝管）からなる三角形（Hepatocystic triangle）の区域。胆嚢動脈の多くが、この三角形内で右肝動脈から分岐する[4, 14]。

3) 胆嚢管の剥離

胆嚢頚部を「象の顔」に見立てて、安全な領域（Safety zone）内で、鼻の根元を全周性に十分剥離して、顔から鼻（胆嚢管）への連続性を明らかにする[15, 16]。

多くの場合、まず胆嚢管が剥離され、次に胆嚢動脈が現われる。

図8 胆管損傷の2大原因

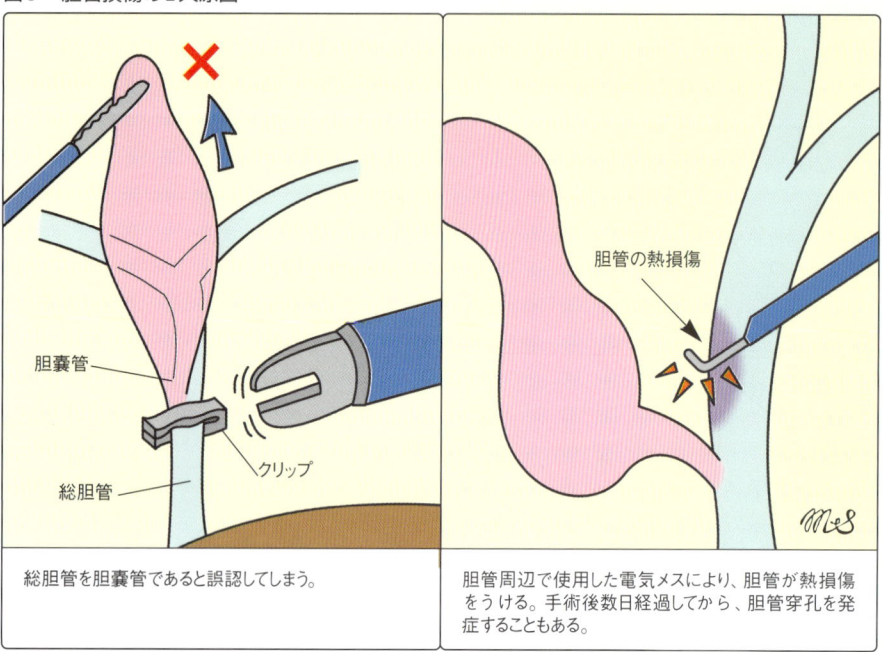

胆嚢管
総胆管
クリップ

総胆管を胆嚢管であると誤認してしまう。

胆管の熱損傷

胆管周辺で使用した電気メスにより、胆管が熱損傷をうける。手術後数日経過してから、胆管穿孔を発症することもある。

図9 右副肝管の損傷

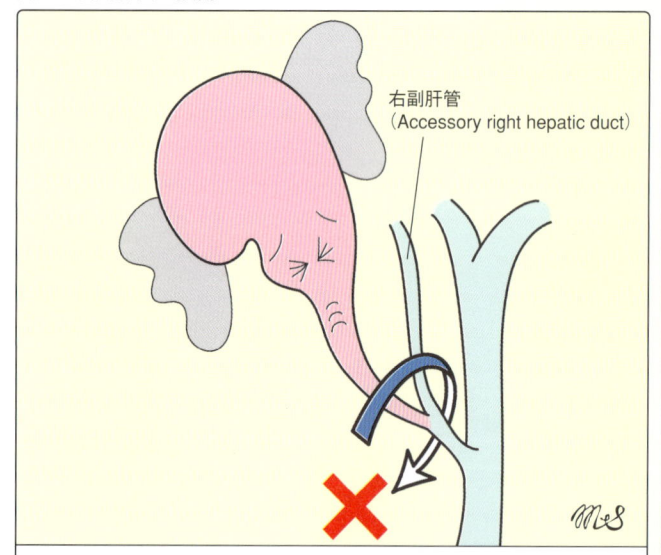

右副肝管
（Accessory right hepatic duct）

ゾウさんの鼻が確かに顔だけにつながっていることを確認する。

図10 Caterpillar Hump型の右肝動脈に注意

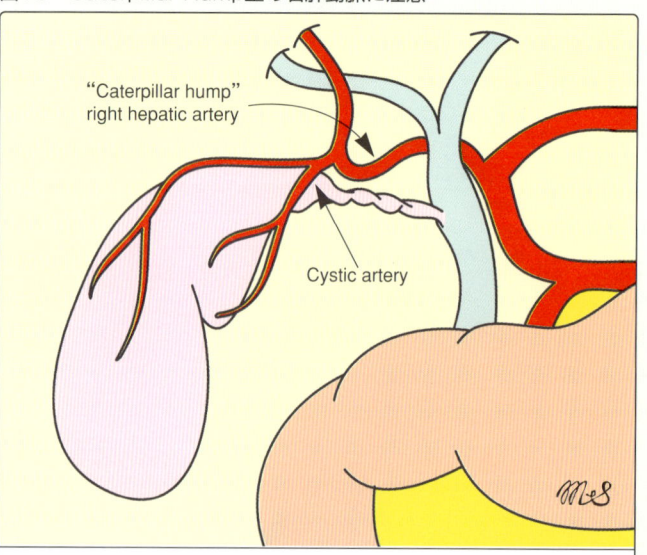

"Caterpillar hump" right hepatic artery

Cystic artery

The presence of a "caterpillar hump" right hepatic artery should be suspected when an unusually large "cystic artery" is viewed through the laparoscope[23].

胆嚢管は、その前面よりも後面のほうが剥離しやすい場合が多い。

胆嚢管の同定が難しい場合は、より安全なハルトマン嚢の後面から剥離を開始して、胆嚢管にアプローチする（図6、7）[6,9]。

胆嚢管が細い場合は、もう一本胆嚢管があるかもしれないと注意する。

2．胆道損傷

胆道損傷の2大原因は、①総胆管を胆嚢管であると誤認する、②胆管周辺での電気メス使用による胆管の熱損傷である（図8）[4,17,18]。手術後数日経過してから、胆管穿孔を発症することもある（Late perforation）。

胆道損傷を起こしやすい部位は、三管合流部と右肝管である[18,19]。

胆嚢管が右肝管（または右副肝管）に流入する症例では、右（副）肝管を胆嚢管と誤認しやすい。特に、胆嚢管が短い症例では、右（副）肝管を胆嚢管と誤認しやすい（図9）[19,20]。

3．胆嚢動脈の処理

胆嚢動脈の72％は右肝動脈から分岐する[21]。太い血管は"イモ虫の背中状走行"をするCaterpillar hump型の右肝動脈ではないかと注意する（図10）[6,22,23]。細い血管の場合は胆嚢動脈の分枝がまだあるかもしれないと注意する。

胆嚢、胆嚢動脈の周囲を全周性に十分剥離して、確かに胆嚢にだけ連なっている景色（Critical view）を確認した後にクリップする（図11）[19]。

胆嚢の肝床からの剥離

助手の鉗子で胆嚢頸部を把持して、胆嚢を肝上面に反転挙上（Flip up）する。

胆嚢外縁の漿膜を切開してから、漿膜下層で胆嚢を剥離する。肝床部の肝実質表層近くには、中肝静脈の末梢枝が存在するので、肝床深く切り込まないように注意する（図12）。

切除胆嚢の腹腔外への摘出

胆嚢を臍下部の腹腔鏡用ポートから腹腔外に摘出する。このとき、心窩部のトロッカーから腹腔鏡で観察すると、鉗子操作は鏡像となる（図13）。

腹腔内洗浄・ドレナージ・閉腹

体位を水平位に戻して、肝床・肝下面・右横隔膜下腔・モリソン窩を、温生理食塩液で洗浄する。洗浄液を吸引するときは、炭酸ガスの吸い込みを避けるために、吸引管の側孔を液面下に沈めて吸引する。

助手用のトロッカー孔からモリソン窩に、ドレーンを1本挿入留置

図11 胆嚢管・胆嚢動脈の処理 "Critical View of Safety" Technique

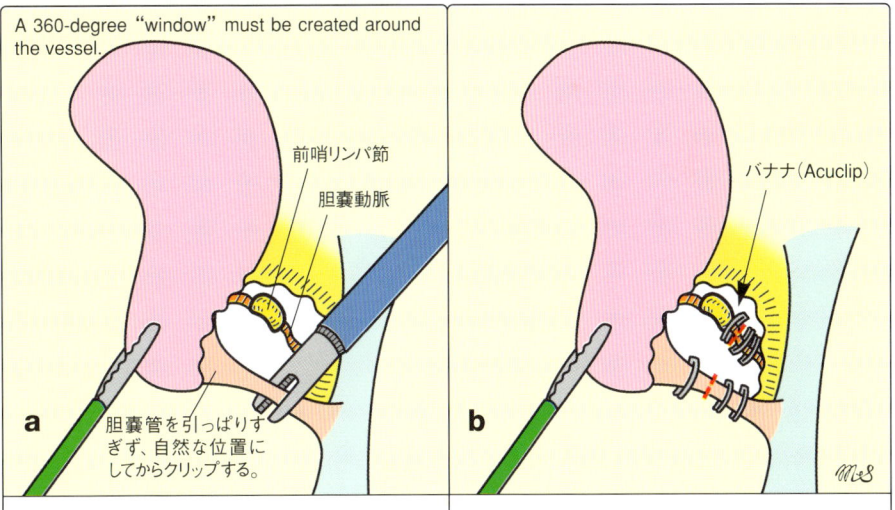

a: A 360-degree "window" must be created around the vessel.
前哨リンパ節
胆嚢動脈
胆嚢管を引っぱりすぎず、自然な位置にしてからクリップする。
①胆嚢管、胆嚢動脈の周囲を十分剥離して、確かに胆嚢だけにつながっている景色（Critical view）を確認した後にクリップする。
②クリップは、はさもうとする組織の向こう側のクリップの先端を確認してからファイヤーする。

b: バナナ（Acuclip）
①クリップは、切除側に1つ、残存側に最低2つかける。残存側のクリップのうち、まず中枢側をやや弱めにクリップし、次にその末梢側を強めにクリップする。
②クリップ後、まず脈管の一部を切離して、出血や胆汁の漏出がないことを確認してから、完全に切離する。

図12 胆嚢の肝床からの剥離

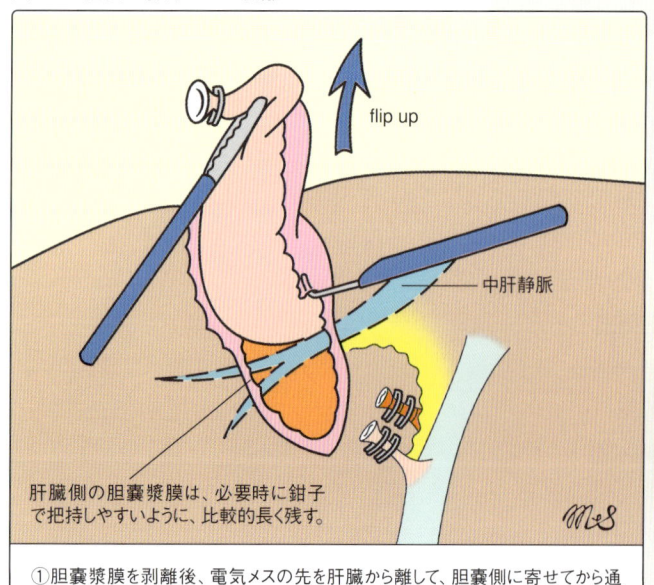

flip up

中肝静脈

肝臓側の胆嚢漿膜は、必要時に鉗子で把持しやすいように、比較的長く残す。

①胆嚢漿膜を剥離後、電気メスの先を肝臓から離して、胆嚢側に寄せてから通電する。
②肝床深く切りこんで、中肝静脈の末梢枝を損傷しないように注意する。

図13 臍下部の切開創からの胆嚢摘出

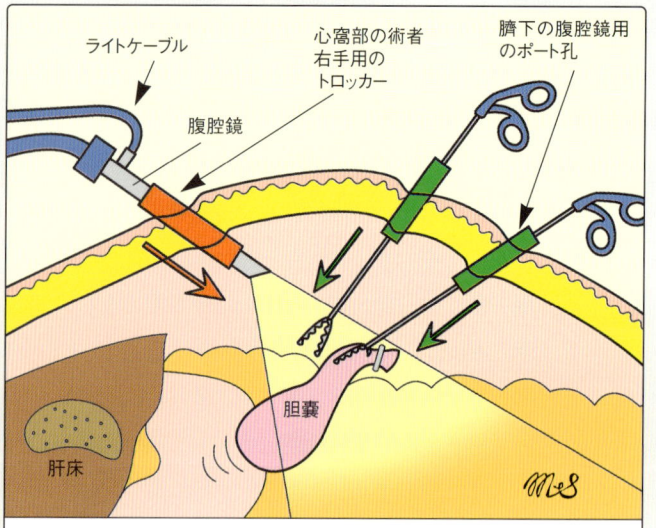

ライトケーブル
心窩部の術者右手用のトロッカー
腹腔鏡
臍下の腹腔鏡用のポート孔
肝床
胆嚢

心窩部の術者右手用のトロッカーから腹腔鏡を挿入して、臍下の腹腔鏡用ポート孔から胆嚢を腹腔外に摘出する場合、鉗子軸（緑色矢印）は頭側に向いているのに、腹腔鏡の光軸（赤色矢印）は尾側を向くので、モニター画面上の鉗子の動きと実際の鉗子の動きが逆転（鏡像）して、手術操作が困難になる。

する。

閉腹前に、術後肩痛を予防するために、腹腔内の炭酸ガスをできるだけ吸引する。

1cm以上切開した筋膜（臍下部と心窩部の切開創）を、吸収糸で縫合閉鎖して瘢痕ヘルニアを予防した後に、皮膚縫合して手術を終了する。

●ドレーンを挿入する2つの理由[9]

1) インフォメーション・ドレーンとして挿入する

出血、胆汁漏の早期発見のための情報ドレーンとして挿入する。

2) ガス・ドレーンとして挿入する

炭酸ガスが横隔膜神経を刺激して発生する術後肩痛を予防するために、腹腔内の炭酸ガスができるだけ排出するように、ドレーンを挿入する[4, 24]。

開腹への移行；引き際の決断

①腹腔鏡下手術が3時間を超えると予想される場合
②腹腔鏡下手術開始後1時間を経過しても、胆嚢管や胆嚢動脈の処理に目処の立たない場合
③三管合流部の炎症が高度で、胆管損傷、血管損傷の危険が高い場合、あるいは損傷が発生した場合
④輸血が必要となりそうな出血が予想される場合

など、腹腔鏡下手術に固執したために胆管損傷や輸血を必要とする出血をきたすことがないように引き際（開腹手術への移行）を考えるべきである。[25]

引用・参考文献

1) Thompson JN & Appleton SG: Laparoscopic biliary surgery, In; General Surgical Operations, 4th ed, Kirk RM ed, Churchill Livingstone, 2000 p397-409,
2) フィリップ・ムレー、中村茂樹（訳）：ある奇妙な手術敢行から五年；内視鏡下胆嚢摘出術、一九八七年三月からの年譜、日本医事新報、平成五年十二月十八日、No.36、p46-49
3) 中村茂樹：私のラパコレ物語（その二）幻の外科医 P.ムレー先生をリヨンに訪ねて、ミクロスコピア、10(4):257-260、1993
4) 下間正隆：胆嚢結石症の手術(腹腔鏡下胆嚢摘出術)＜まんがで見る術前・術後ケアのポイント、照林社、2000、p168-173＞
5) 内視鏡外科手術に関するアンケート調査第6回集計結果報告；腹腔鏡下胆嚢摘出術 について、日本内視鏡外科学会誌、7(5):481-488、2002
6) Wind GG: The biliary system, In; Applied laparoscopic anatomy: abdomen and pelvis, Lippincott Williams & Wilkins, 1997, p13-83
7) Deitch EA: Laparoscopic surgery: The first assistant's story, In; Tools of the trade and rules of the road, Lippincott Williams & Wilkins, 1997, p215-222
8) 早川直和ほか：腹腔鏡下胆嚢摘出術、前立ちからみた消化器外科手術、医学書院、1995、p312-340
9) Dunn DC & Watson CJE: Laparoscopic cholecystectomy; Problems and Solutions, Blackwell Scientific Publications, 1992
10) 万代恭嗣：鉗子、手術に使用する機械マニュアル、消化器外科、23(5)：705-712、2000
11) Jaffe V & Taylor OI: Surgical access to the abdomen, In; Surgical principles, Taylor I et al ed, Arnold, 1996, p138-146
12) Soper NJ et al: Essentials of laparoscopy, Quality Medical Publishing, 1994
13) Perissat J:Laparoscopic cholecystectomy;The European Experience, American J Surgery, 165:444-449, 1992
14) 下間正隆ほか：腹腔鏡下胆嚢摘出術＜まんがで見る手術と処置、照林社、1993、p106-111＞
15) 井戸健一ほか："Safety zone"をアプローチするコツ、手術、47(11):1889-1895、1993
16) 若林剛ほか：腹腔鏡下胆嚢摘出術における術中胆管損傷に対する処置と対策、手術、47(11)：1915-1921、1993
17) Graber JN: Complications of laparoscopic cholecystectomy, In; Laparoscopic Abdominal Surgery, Graber JN et al ed, McGraw-Hill,1993, p217-232
18) 吉田和彦ほか：腹腔鏡下手術up date、メジカルビュー社、1998、p112-127
19) Strasberg SM et al: An analysis of the problem of biliary injury during laparoscopic cholecystectomy, J American College Surgeons, 180:101-125, 1995
20) 大上正裕ほか：腹腔鏡下胆嚢摘出術のコツ、安全・容易に行うコツ、手術、46(9):1203-1215、1992
21) Moosman DA: Where and how to find the cystic artery during cholecystectomy, Surgery Gynecology & Obstetrics, 141:769-772, 1975
22) Crist DW & Gadacz TR: Laparoscopic anatomy of the biliary tree, Surgical Clinics North America , 73(4):785-798, 1993
23) Scott-Conner CEH, Hall T: Variant arterial anatomy in laparoscopic cholecystectomy, American J Surgery, 163:590-592, 1992
24) Alexander JI & Hull MGR: Abdominal pain after laparoscopy; The value of a gas drain, British J Obstetrics Gynecology, 94:267-269,1987
25) 早川直和：急性胆嚢炎手術のコツ、引き際の決断＜二村雄次編：胆道外科の要点と盲点、文光堂、2002、p89-91＞

参考図書

参考図書	コメント

外科解剖学

Anatomy in Surgery, 3rd ed.
　Philip Thorek
　Clinical Professor of Surgery, University of Illinois College of Medicine
　Springer - Verlag New York, 1985年（初版1951年）

イリノイ大学のトーレック教授とリンデン画伯のコンビによる一目瞭然の立体的解剖図が、手術中の実際の外科解剖の理解を助けてくれる。

Anson & McVay Surgical Anatomy, 6th ed.
　Chester B. McVay
　Emeritus Professor and Chairman of the Department of Surgery, University of South Dakota School of Medicine
　W.B.Saunders, 1984年（初版1933年）

解剖学者のアンソン教授と外科医のマックベイ教授による外科解剖学の百科事典。

外科学

Davis-Christopher Textbook of Surgery, The Biological Basis of Modern Surgical Practice, 12th ed.
　David C. Sabiston, Jr.（編集）
　James B. Duke Professor and Chairman, Department of Surgery, Duke University Medical Center
　W.B.Saunders, 1981年（初版1936年）

世界中で最も読まれている外科学の教科書。

Surgical Diagnosis, 3rd ed.
　Philip Thorek
　Clinical Professor of Surgery, University of Illinois College of Medicine
　Lippincott, 1977年（初版1956年）

イリノイ大学のトーレック教授とリンデン画伯のコンビによる外科診断学の名著。

消化器外科学

Shackelford's Surgery of the Alimentary Tract, 4th ed.（全5巻）
　George D. Zuidema（編集）
　Professor of Surgery, Emeritus, The University of Michigan
　W.B.Saunders, 1996年（初版1955年）

解剖・発生、生理、診断、手術、術後合併症など消化器外科のあらゆるエッセンスを全5巻に分けて詳述している。

手術書

Atlas of Surgical Operations, 7th ed.
　Robert M. Zollinger & Robert M. Zollinger, Jr.* Emeritus Regents Professor and Chairman of the Department of Surgery, The Ohio State University College of Medicine
　*Associate Professor of Surgery, Case Western Reserve University School of Medicine
　McGraw-Hill Professional, 1992年（初版1939年）

精緻な線画で80種類の手術を正確に描写したゾーリンジャー親子による大型手術本。

The Art of Surgery:Exceptional Cases–Unique Solutions:100 Case Studies
　Michael Trede
　Professor and Director Emeritus, Surgical University Clinic, University of Heidelberg, Germany
　Georg Thieme Verlag, 1999年

40年間に執刀した症例のうち、厳選した100例の手術所見を著者自身が見事にカラフルに描いて、見ているだけで楽しい手術書。

手術手技

手術基本手技
　秋山　洋
　虎ノ門病院消化器外科部長（現、同病院顧問）
　医学書院、1975年

手術基本手技の原則を説明した後、幽門側胃切除術を例にとって、体位の取り方から閉腹まで、手術の各場面における基本手技の展開について解説し、さらに、外科医としての心得・心構えを説く宮本武蔵の「五輪書」のような外科医のバイブル。

参考図書

Basic Surgical Techniques, 5th ed.
Raymond M. Kirk
Honorary Consultant Surgeon, Royal Free Hospital, London
Churchill Livingstone, 2002年（初版1973年）

The Art of Surgical Technique
Milton T. Edgerton
Professor and Chairman, Department of Plastic and Maxillofacial Surgery, The University of Virginia Medical Center
Lippincott Williams & Wilkins, 1988年

Principles of Surgical Technique: The Art of Surgery, 2nd ed.
Gary G. Wind & Norman M. Rich*
Associate Professor of Surgery, Assistant Professor of Anatomy, Uniformed Services University of the Health Sciences
*Professor And Chairman, Department of Surgery, Uniformed Services University of the Health Sciences
Lippincott Williams & Wilkins, 1987年（初版1983年）

Surgical Technique and Principles of Operative Surgery, 6th ed.
Anthony V. Partipilo
Clinical Professor of Surgery, The Stritch School of Medicine of Loyola University, Chicago
Lea & Febiger, 1957年

Fundamental Skills in Surgery, 4th ed.
Thomas F. Nealon, Jr. & William H. Nealon*
Chairman Emeritus, Department of Surgery, St.Vincent's Hospital and Medical Center of New York
*Professor of Surgery, Department of Surgery, University of Texas Medical Branch at Galveston
W.B.Saunders, 1994年（初版1962年）

Basic Surgical Skills (Book with CD-ROM for Windows & Macintosh)
David A. Sherris & Eugene B. Kern
Department of Otorhinolaryngology, Division of Facial Plastic Surgery, Mayo Clinic
Mayo Clinic Scientific Press, 1999年

Tools of the Trade and Rules of the Road: A Surgical Guide
Edwin A. Deitch（編集）
Professor and Chairman, Department of Surgery, New Jersey Medical School, University of Medicine and Dentistry of New Jersey
Lippincott Williams & Wilkins, 1997年

手術手技の基本とその勘どころ、改訂第3版
関　州二
岡山大学助教授
金原出版、1995年（初版1985年）

外科の格言

A Surgeon's Little Instruction Book
Daniel J. Waters
North Iowa Mercy Health Center
Quality Medical Publishing, 1998年

コメント

手術のあらゆる場面での基本原則を、シンプルで平明なイラストで解説している。

形成外科医としての長年の経験から編み出した「巧みの技」をソフトタッチの絵とともに解説した美術書のような本。

組織をどのように扱えば適切に治癒するかとういうことに重点をおいて、手術の流れをなじみやすい線画で解説している。

手術の「技」の裏に潜む理論を要領よく巧みな絵で解説している。

外科研修に必要な知識がクロッキータッチの絵とともに、ニーロン親子によってコンパクトに網羅されている。

基本的な外科テクニックを立体的な絵と写真で、初心者にもわかりやすく説明している（CD-ROM付き）。

手術室と外科病棟での実地診療において、実践的でかつエッセンシャルな要点について、その科学的根拠を説明した外科研修入門書。

運針の基礎を理論的に解説し、ヘガール型持針器のパームグリップ法（手掌把持法）による運針を推奨している。

535のウイットに富んだ外科にまつわる格言を集めている。

索引

あ
悪循環　125
アクティブ電極　42
圧挫法　35
アドソン鑷子　49
アドソン開創器　51
アドソン有鉤鑷子　131
アドラークロイッツの9双鑷子　49
アリス鉗子　50
アリス–レンベルト縫合　73
アルゴン・ビーム凝固　42
アルベルト縫合　73、78、79
アルベルト–レンベルト縫合　73

い
胃空腸吻合口の大きさ　124
胃空腸吻合術　122
一括縫合　120
一層断端縫合法　74
糸切り時の左手　15
糸結び　18
陰部大腿神経の陰部枝　141

う
ウェイトラナー開創器　51

え
腋窩枕　108
円刃刀　9
エンドクリップ　147

お
横行結腸　123
横切開法・斜切開法　113
押し切り　15
女結び　20

か
回外　105
外鼠径ヘルニア　136
回腸結腸端々吻合　82
回内　105
外腹斜筋腱膜切開　130
開腹術　112
開腹方法の種類　113

カウンタートラクション　9
鉤手　105
角針　57
下垂足　105
下垂手　104
片手結び　19
カートリッジサイズ　91
下腹部正中切開　115
下腹壁動静脈　133
下部パッチの留置　143
カメラマンの心構え　145
カロー三角　145
カロー三角の展開　150
環状吻合器　89
間置法　92

き
器械縫合のメカニズム　86
器械縫合・吻合　86
器械結び　19、62
機能的端々吻合術　95
気腹装置　146
逆行性虫垂切除術　135
逆三角針　58
逆蠕動性吻合　122
ギャンビー縫合　73、82
吸収性ステープル　87
鳩頭　17
球頭剪刀　17
仰臥位　102、105
仰臥位での神経麻痺　104
凝固モード　38
強弯針　58
金属製ステープル　87
筋恥骨孔　139
巾着絞り縫い　89
巾着縫合　21、89、133
巾着縫合器　89

く
空気枕　108
空置的胃空腸吻合術　127
空置的胃空腸吻合術（梶谷法）　127
空腸第1ループのみつけ方　122
クッシング　36

クーパー剪刀　12
グラニー・ノット　20

け
外科結紮　21
外科鑷子　48
血管の「仮づまみ」　31
結紮止血法　30
結紮張力　65
結節縫合　60、116
結腸後経路　122
結腸後吻合　122
結腸前経路　122
結腸前吻合　122
結腸直腸端々吻合　85
結腸ヒモ　128
ケリー鉗子　28
絹糸　75
剣状突起　115

こ
鉤　51
光学式の硬性鏡（腹腔鏡）　144
口径差の大きい腸管の吻合　82
交差切開創の開大方法　130
交差切開法　129、130
高周波分流　46
鋼製小物　26
後腹膜下膿瘍　132
コッヘル鉗子　27
こま結び　20
混合切開作用　39

さ
臍部の皮膚切開　115
サージフィッシュ　118
三点縫合　61

し
シアトル切開　82
死腔　65
止血鉗子　26
持針器　54
持針器の咬合面　55
持針器の手渡し方　56、100

刺創管化膿　75
刺通結紮法　31
自動縫合器・吻合器　86
弱弯針　58
ジャックナイフ体位　102、107
ジャックナイフ体位での神経麻痺　105
尺骨神経麻痺　104
周刺結紮法　32
集束結紮の糸の締め方　35
集束結紮法　33
十二指腸提筋　123
手術台　103
手術体位　102
手術台の高さ　10
順蠕動性吻合　122
「出血のない切開作用」　39
ジュール熱　36
消化管再建法　71
消化管の手縫い吻合　70
消化管の縫合法の種類　74
消化管吻合の原則　71
焼灼法　35
小腸の側々吻合術　75
小腸の腹腔外排除法　81
小腸バッグ　81
上腹部正中切開　115
上腹部正中切開創の閉鎖　119
上部パッチの固定　143
漿膜筋層内翻縫合　72
漿膜筋層縫合　73
食道空腸端側吻合　90
食道空腸吻合　94
ジョベール－レンベルト法　73
真皮縫合　66
深部結紮　32

す
垂直マットレス縫合　61
水平マットレス縫合　61
スキンステープラー　67
スクエア・ノット　20
スクエア・ノットの3要素　24
ストラッテ型持針器　55
スピッツメス　6
スプレー凝固　41

スライディング・ループ　20
スリップ・ノット　20

せ
清潔看護師の役割　101
精索の剥離　142
生体内崩壊性吻合リング　91
正中切開　113
切開モード　38
鑷子　48
接触凝固による止血　40
切石位　102、106
切石位での神経麻痺　105
Z縫合　32
穿孔性虫垂炎　133
線状瘢痕　62
線状吻合器　88
線状縫合器　87
尖刃刀　7
全層一層縫合　76
全層一層外翻縫合　86
全層縫合　73
尖足　105
剪刀　12
浅腹壁静脈　142
前腹筋　112

そ
側臥位　102、107
側臥位での神経麻痺　105
側端吻合　82
側腹筋　113
鼠径管後壁の補強　142
鼠径管の開放　142
鼠径ヘルニアの手術　136

た
第1結紮　23
対極板　45
大腿ヘルニア　136
大網腫瘤　33
ダイヤモンド持針器　55
縦切開法　113
タバコ縫合　21
ダーマボンド　68

弾機孔針　59
弾機孔針への糸の付け方　59
単結紮　20
単純結節縫合　61
端側吻合　82
胆道損傷　151
胆嚢位　105
胆嚢管の剥離　150
胆嚢動脈　151

ち
虫垂間膜　132
虫垂根部断端　133
虫垂切除術　128
虫垂切除術の開腹法　129
虫垂切除の手順　134
虫垂の解剖　128
虫垂の術野への牽出　131
腸鉗子　70
腸鉗子をかける方向　123
腸管の腹腔内圧排法　81
腸骨下腹神経　141
腸骨鼠径神経　140

て
てこの原理　35
デバイン手術　127
テーブルトップ　103
手持ち式の鉤　51
電気メス　36
電気メスによる切開　38
電気メスによる凝固　38
電気メスの原理　36
電気メスのスイッチ　37
電子式腹腔鏡　145

と
橈骨神経麻痺　104
ドベーキー鑷子　49
トライツ靱帯　123
トレベスの下回盲ヒダ　128
ドワイヤン型腸鉗子　70
鈍針　58
鈍的剥離　15

な

内鼠径ヘルニア　136
内腹斜筋・外腹斜筋腱膜の縫合　134
内腹斜筋のスプリット　130

に

日光浴体位　107
二等分の原則　64
ニワトリ歩行　105

ね

ねじ止め型関節部　17
熱損傷　146

は

バイクリル　75
バイパス手術　122
バイポーラーシザーズ　43
バイポーラー鑷子　44
バイポーラー（双極式電気メス）　36
バウフメス　6
箱型関節部　17
把持鉗子　50、147
パースリング　89
8の字縫合　32
バッシニ法　138
華岡青洲　21
バブコック鉗子　50
パラシュート吻合　76、80
針　54
ハルステッドのモスキート鉗子　28
バルトラック　91
"場"をつくる　81
半月線（腹直筋外縁）　132
半側臥位　108
ハンドシグナル　98
　　—止血鉗子　99
　　—持針器　100
　　—鑷子　99
　　—剪刀　100
　　—メス　98
ハンドピース　44
汎用手術台　103

ひ

皮下剥離　15

皮下連続埋没縫合　61
ビキニ切開　129
B字型ステープル　86
左胸腹連続切開　108
左手の使い方　114
皮膚接着剤　68
皮膚縫合　60
ビルロートⅡ法　125
ピンポイント凝固　41

ふ

ファンニンスティール切開　115
腹腔鏡　144
腹腔鏡下胆嚢摘出術　144
腹腔鏡用ヒーター付カップ　149
腹腔鏡用ポート　148
腹膜切開　130
腹膜前腔　140
腹膜ヒダ　128
腹膜縫合　134
フック型剪刀　147
フック型電気メス　147
ブラウン吻合　75、125
ブレイクドレーン　66
プロリーン・ヘルニア・システム（PHS）　138
吻合器　86
吻合部の口径　80
吻合法　71
噴門側・幽門側両胃空腸吻合術　127
分離結紮法　30

へ

ペアン鉗子　27
閉腹術　116
閉腹の条件　116
ヘガール型持針器　55、56
ペッツ型縫合器　88
ヘルニア嚢の同定・結紮・切離　141
ベンツ切開　115

ほ

縫合器　86
縫合結紮法　31
縫合糸　54
縫合法　71
放電凝固　38

傍腹直筋切開法　129、130
ボビー　36
ボビーナイフ　36

ま

巻き縫い　89
マジックベッド　108
マチュー型持針器　54
マックバーニー切開　129
マットレス縫合　61
まつり縫い　89
真結び　20
丸太転がしテクニック　107
丸針　57

み

右副肝管　150
右肋骨弓下切開　113
峯式吻合器　86、89
峯勝　89

む

むかでの足　65
無傷針　59
無結紮止血法　35
無鉤鑷子　48
ムレー　144

め

メイヨー剪刀　12
メス　6
メス先電極　42
メスの替刃交換　11
メスの手渡し方　99
メッツェンバウム　13
メリーランド型剥離鉗子　147

も

盲嚢症候群　82
モノポーラー（単極式電気メス）　36

や

山形横切開　114

ゆ

有鉤鑷子　48

欧文索引

輸入脚　124
輸入脚が長すぎる場合　125
輸入脚が短すぎる場合　125
輸入脚症候群　126

よ
腰部高位　106
横はずし型関節部　17

ら
ラチェット　29、71
ラトコフ法　138
ラプラスの法則　33

り
リガシュア　43
リスター鉗子　28
リヒテンシュタイン法　138
両手結び　19

る
ルビエール溝　145
ループ針による連続縫合　116
ルーワイ空腸脚　93
ルーワイ再建法　92

れ
レトラクターパッド　81
連続かがり縫合　61
連続反復縫合　61
連続縫合　60
連続縫合の弱点　118
レンベルト縫合　73、79

ろ
ロシアン鑷子　50
肋間動静脈・神経　133

わ
わし手　104
弯曲針　58
腕神経叢の損傷　104
弯刃刀　7

A
assistant's knot tying　25

B
BAR　92
"belt and suspender" approach　138
blind loop syndrome　82
buttonhole technique　93

C
caterpillar hump型の右肝動脈　150、151
celiotomy　115
checking patency　80
clip and cut technique　84
closed technique　95
"critical view of safety "technique　151
crush　33

D
digital mobilization　131
dog ear　65、67
dog earの修正法　66

E
EEA　89
end-to-end anastomosis　91

F
finger grip　56
flip up　151、152

G
GIA　88

H
half-burried suture　61
hand-eye coordination　145
hook, look, cook　146

I
instrument tie　19
interposition　92

K
knot slipping　118

L
laparotomy　115
late perforation　151
lily-white appendix　128
lithotomy　106

M
mass closure　120
McBurneyの圧痛点　129
Merkmal Fett（目印の脂肪）　128
mirror image　145
mucosa to mucosa　86

O
open lumen technique　95
open scissors pushing technique　15

P
palm grip　56
PCEEA（白色）のアンビル　95
PDS Ⅱ　75
PDS Ⅱループ針　116
PHS法　138
principles of halving　64

Q
Quetsche　33
Quetschen　34

R
reversed grip　13
Roux-Y法　92

S
self-emptying end　82
side-to-side swinging motion　131
standard surgeon's grip　13
suture breaking　118

T
tension free repair　138
tie-over dressing　24
tissue cutting　118
transfixing suture　31
two-hand tie　19

ILLUSTRATED BASIC SURGERY
カラーイラストでみる外科手術の基本

2004年 5月10日　第1版第1刷発行	著　者　下間　正隆
2021年 3月10日　第1版第14刷発行	発行者　有賀　洋文
	発行所　株式会社　照林社
	〒112-0002
	東京都文京区小石川2丁目3-23
	電　話　03-3815-4921（編集）
	03-5689-7377（営業）
	http://www.shorinsha.co.jp/
	印刷所　共同印刷株式会社

- 本書に掲載された著作物（記事・写真・イラスト等）の翻訳・複写・転載・データベースへの取り込み、および送信に関する許諾権は、照林社が保有します。
- 本書の無断複写は、著作権法上での例外を除き禁じられています。本書を複写される場合は、事前に許諾を受けて下さい。また、本書をスキャンしてPDF化するなどの電子化は、私的使用に限り著作権法上認められていますが、代行業者等の第三者による電子データ化および書籍化は、いかなる場合も認められていません。
- 万一、落丁・乱丁などの不良品がございましたら、「制作部」あてにお送りください。送料小社負担にて良品とお取り替えいたします。（制作部☎0120-87-1174）

検印省略（定価はカバーに表示してあります）
ISBN4-7965-8002-6
©Masataka Shimotsuma / 2004 / Printed in Japan